SHENQI CULIAOFANG

神奇醋疗方

主　编　郭玉兰　郭洪波

编　者（以姓氏笔画为序）

于　涛　王红微　王丽娟

付那仁图雅　　　白海军

白雅君　刘志伟　刘艳君

齐丽娜　孙石春　孙丽娜

李　瑞　何　影　张　楠

张黎黎　董　慧

河南科学技术出版社

·郑州·

内容提要

食醋是一种历史悠久的食疗保健佳品，很多医疗典籍均有记载。本书系统、完整地介绍了简、便、验、廉且疗效确切的醋疗方，对中医内科、外科、妇科、儿科、五官科、皮肤科等常见病症提供了相应的醋疗方法。本书内容深入浅出，适合广大基层医生、中医爱好者及家庭自疗者阅读参考。

图书在版编目（CIP）数据

神奇醋疗方/郭玉兰，郭洪波主编. —郑州：河南科学技术出版社，2018.1（2018.11重印）
ISBN 978-7-5349-9011-3

Ⅰ.①神⋯　Ⅱ.①郭⋯②郭⋯　Ⅲ.①食用醋－食物疗法－验方　Ⅳ.①R247.1

中国版本图书馆CIP数据核字（2017）第239886号

出版发行：河南科学技术出版社
　　　　　北京名医世纪文化传媒有限公司
　　　　　地址：北京市丰台区丰台北路18号院3号楼511室　邮编：100073
　　　　　电话：010-53556511　010-53556508
策划编辑：欣　逸
文字编辑：李　娜
责任校对：龚利霞
责任审读：周晓洲
封面设计：中通世奥
版式设计：王新红
责任印制：陈震财
印　　刷：北京盛通印刷股份有限公司
经　　销：全国新华书店、医学书店、网店
开　　本：850 mm×1168 mm　1/32　印张：17.25　字数：425千字
版　　次：2018年1月第1版　　2018年11月第2次印刷
定　　价：59.00元

前　言

　　食醋,简称醋,含有丰富的氨基酸、有机酸、维生素等营养物质,经常食用可以软化血管,降低血压,预防动脉硬化,降低血糖,同时还有美容、杀菌、减肥等独特作用,所以长期饮用有利于防治多种疾病。早在公元前 3 世纪,醋的保健功效与药用价值就已被我们的祖先广泛应用,许多医疗典籍均有记载。《黄帝内经》记载,水肿病忌盐时,可用醋代替。三国华佗已知用醋治疗由蛔虫引起的腹痛。东汉张仲景所著《伤寒论》记载,醋可治疗少阴病之咽喉痛。《本草纲目》记载,醋能消肿,散水气,杀邪毒,理诸药。

　　醋在现代临床主要用于高血压、高脂血症等,多获良效,如苹果醋、醋泡花生米、醋渍黄豆等,适于心脑血管病患者食用,既能软化血管,又可降低胆固醇。近年来,随着生活水平的提高,人们的保健意识不断增强,食醋的保健功能也日益受到重视,现已成为效果显著的保健佳品。为使读者更好、更多地了解食醋的保健作用,我们本着疗效可靠、家庭实用的原则,编写了这本《神奇醋疗方》。

　　本书系统、完整地精选简、便、验、廉且疗效确切的醋疗方,对中医内科、外科、妇科、儿科、五官科、皮肤科等常见病症提供了相应的醋疗方法。每种疾病的醋疗方都从组成、制法用法、功效等几个方面进行了阐述。

　　本书内容深入浅出，适于广大基层医生、中医爱好者及家庭自疗者参考阅读。

　　本书在编写过程中参阅了大量的文献资料，在此向有关作者表示谢意。由于作者水平有限，书中可能有疏漏和错误之处，敬请广大读者批评指正。

编　　者

目　录

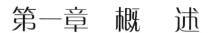

第一章 概　述

一、醋的类别

我国食醋的品种较多。由于酿制原料和工艺的不同,醋的风味也各异,迄今尚无统一的分类方法。若按制醋的工艺流程来分,可分为酿造醋和人工合成醋两大类。

酿造醋又可分为米醋(用粮食制成),糖醋(用饴糖渣类等原料制成),酒醋(以白酒、米酒或酒糟类等原料制成)。米醋又因加工方法不同可再分为熏醋、香醋、麸醋等。酿造醋的品种因选料和制法的不同,其性质特点略有差异,而总的来说,以酸味纯正、香味浓郁、色泽鲜明者为佳。

1.酿造醋　酿造醋若按原料处理方法分类,粮食原料不经过蒸煮糊化处理,直接用来制醋,称之为生料醋,经过蒸煮糊化处理后酿制的醋称为熟料醋。若按制醋用糖化曲分类,则有麸曲醋、老法醋之分。若按醋酸发酵方式分类,则有固态发酵醋、液态发酵醋和固稀发酵醋。若按食醋的颜色分类,则有浓色醋、淡色醋和白(米)醋。若按风味来分,则有陈醋、熏醋、甜醋。此外,有些风味醋中还添加有中药材、植物性香料等。

我国历史上制醋的方法很多,大致有如下三类。

(1)酿陈醋:先将曲和软化后的高粱、小米拌和,发酵制成醋糟,然后移至淋缸,用开水反复过淋,再将成品新醋放在室外进行"夏天日晒夜露"或"冬天捞冰陈酿"的后发酵,使水分越来越少,醋的浓度越来越大,最后密封于瓮中存放,时间越久,醋味越好。

(2)酿米醋:米醋是以糯米为原料,其头道工序是糖化、酒化。为了使发酵微生物繁殖得更好,温度不得超过30℃。饭粒要熟透,不能太软或太硬,在酿造过程中,为了提供足够的氧气,促进醋酸菌的繁殖,多采用中途多次添加酒化液和"中途加糟"的办法。我国的镇江香醋就是一种典型的米醋。

(3)酿药醋:以麸皮、中草药及少量的大米或小麦等为原料,经过制曲、酒化、醋化、淋醋和熬煎而制成药醋。在众多的配药醋中,四川保宁醋以其独特的清香醇厚之味而蜚声海内外。

我国酿醋工业随着酿造技术的不断发展,酿造出了一批名优产品,如山西老陈醋、镇江香醋、浙江玫瑰醋、四川保宁麸醋、天津独流老醋等。其历史长者逾千年,短者亦有数百年。食醋发展到现代,已从主要用于调味、佐餐,转变为保健和作饮料。近年新开发的品种有保健醋、礼品醋、鲜醋、饮料醋、花粉醋、麦饭石醋、特效生发醋、高浓度泡蛋醋、抗癌醋等。目前,国外特别是欧、美、日各地刮起了一阵"喝醋风",琳琅满目的醋饮料遍及市场,具有防病治病作用的药醋及其饮料,受到各国消费者的普遍欢迎。

2. 人工合成醋　人工合成醋也称醋精、白醋,是用可食用的冰醋酸稀释而成。其酸味大,无香味。冰醋酸对人体有一定的腐蚀作用,使用时应进行稀释,一般规定冰醋酸含量不得超过3%～4%,这种醋不含有食醋的各种营养素,没有营养价值,只能起到调味作用,不容易发霉变质。所以若无特殊需要,还是食用酿造醋为好。

二、食醋的选择

在选择食醋时,首先要辨别质量和真伪。鉴别质量要看颜色、闻香味、尝味道。①颜色:食醋有红、白两种。优质红醋呈琥珀色、红棕色、黑紫色;白米醋清亮、透明、无杂质。②香味:优质醋酸味芳香,没有杂味。③味道:优质醋酸味虽高却无刺激感,酸味柔和,稍有甜味,不涩,无异味。此外,优质醋清澈透亮,浓度适中,无悬浮物和沉淀物,无霉花浮膜。瓶装醋出厂3个月内不得有霉花浮膜等变质现象;散装醋出厂1个月内不应有霉花浮膜。劣质醋没有上述特点。

假米醋是用工业冰醋酸直接加水制成,颜色浅淡发乌,开瓶酸气冲鼻刺眼,无香味,有苦涩味,有沉淀物和悬浮物。只要稍加观察,不难辨别真假。

购入食醋可根据个人口味及烹饪需要,选择适用类型。食醋的类型主要有如下几种。

1. 烹调型食醋　酸度为5%左右,味浓醇香,具有解腥去膻助鲜的作用,适于烹调鱼、肉类及海味等。若用酿造的白米醋,不会影响菜肴的原有色调。

2. 佐餐型食醋　酸度为4%左右,味较甜,适合拌凉菜、蘸吃。如凉拌黄瓜及做点心、油炸食品等,有较强的助鲜作用。这类醋有玫瑰米醋、纯粮米醋等。

3. 保健型食醋　酸度较低,一般为3%左右。口味较好,以每天早晚或饭后服10毫升(1匙)为佳,可起到防治疾病的作用。这类醋有康乐醋、99龄醋、独流保健醋、红果醋、红糖醋等。制醋蛋液的醋也属保健型食醋的一种,酸度较浓,为9%左右,其保健作用更为明显。

4. 饮料型食醋　酸度只有1%左右,在发酵过程中加入了蔗糖、水果等,形成新型的、被称为第四代饮料的醋酸饮料(第一代为柠檬酸饮料,第二代为可乐饮料,第三代为乳酸饮料)。具有清凉祛暑、生津止渴、增进食欲和消除疲劳的作用。此型米醋具有甜酸适中、爽口不黏等特点,为消费者所喜爱。这类饮料醋中含有山楂、苹果、蜜梨、刺梨等浓汁,如冲入冰水后就可成为口感更佳的饮料。

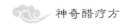

三、食醋的保存

食醋放置一段时间后,有时会长出一层俗称"醭"的霉花。开始时只有稀疏的小白点,渐渐连成一片,在整个液面形成一层被膜。被膜由薄变厚,出现褶皱,颜色也由白变黄,至黄褐色或灰褐色。经振动或摇晃后,被膜下沉,这时表面又会重新出现白膜,以此发展醋即完全变质,丧失食用价值。

食醋长醭是产膜酵母菌和其他真菌作用的结果。因为真菌和酵母菌能在酸性和含盐分较高的环境中生长,因而能使醋发生霉变。

食醋除含有大量适宜细菌生长的水分外,还有较丰富的营养素。酵母菌和其他真菌在适宜温度下,借助醋中的糖、蛋白质、氨基酸、有机酸等营养物质大量繁殖,形成了菌膜,破坏食醋的固有营养和风味。

轻度长醭的醋,只要及时撇去霉花,再经加热杀菌(80℃左右持续5分钟)处理后仍可食用;严重发霉的醋,气味变苦、发臭,已有毒素产生,就不能再食用了。

防止食醋长醭的方法之一,是在装醋前先用开水冲洗瓶子,把菌清洗掉;在醋中加点精盐,也能增强防腐能力。产膜菌是好气性细菌,只能在醋的表面生长,如果在醋中加少许香油或烧熟的花生油,使醋上形成油面,也可防止产膜菌生长。若在醋瓶中放入几瓣大蒜或一段葱白,亦可起到防霉作用。为避免醋保存过久发生霉变,最好不要一次购买太多,购买后应放置于阴凉通风处。

四、食醋的注意事项

食醋不仅对人体有很好的保健功效,而且能预防和治疗多种疾病。但是,食醋如使用不当,也会产生一些不良反应。日常使用食醋时应注意以下几点。

1. 烹制菜肴时应使用铁锅,不要用铝锅、铜锅。用铁锅烹饪时,铁元素可随之进入食品和汤料中,如再加食醋为佐料,铁元素的浸出量将会增加。食用在铁锅中烹制的菜肴,有利于防治缺铁性贫血。用铝锅烹饪,则不可加食醋。因为食醋会破坏铝锅表面的氧化铝薄膜,使铝的浸出量增加,食入过多的铝会抑制肠道对磷的吸收,影响骨骼里的磷代谢,使骨中磷的含量下降,易导致骨质疏松、骨折等病症;过多的铝蓄积在脑中,可引起大脑神经细胞退化,使人出现特有的神经元纤维病变,引起记忆力损害、智力减退和性格改变等;铝还能降低胃蛋白酶的活性,使胃液和胃酸的分泌量减少,出现腹胀、消化不良、食欲减退,甚至会导致厌食等现象的发生。

此外,需要加食醋的菜肴中,也不能放在铜锅、铜勺内烹调。因食醋也能溶解铜。过多的铜被人体吸收,会引起铜中毒。因此,在烹饪菜肴时,最好用铁锅。

2. 食醋的保健功能很多,但用量要适宜。在正常情况下食醋的食用量,成人每天摄入 20～40 毫升为宜,最多不要超过 100 毫升。老弱妇孺患者则应根据体质情况减少食醋用量。为了治病,每天大量饮醋或服用醋蛋液是不可取的。用食醋治病应持科学态度,食醋的摄入量要适度,不要急于求成。最初应该少量试服,不适应者可减少食醋用量或停止服食。此外,服用食醋后,应随时漱口,以免损伤牙齿。

3. 食醋虽然对人体有多种保健功能,但对少部分人来说,则不宜食用。例如,对醋过敏者、胃溃疡患者和低血压患者,则不要服用食醋和醋蛋液,以免引起其他疾病或加重病情。如对食醋过敏者服食醋时,有可能引起过敏症状;胃溃疡患者食醋过多会使溃疡病加重。服用食醋和醋蛋液对人体虽有保健作用,但低血压患者则要慎食,尤其对患有低血压的老年患者,在服用醋蛋液时不要强饮,以免引起不适。肾炎患者在发病期间、胆囊切除手术的患者在手术后半年内,均应慎用食醋。

　　另外，胆石症患者宜少食醋，过多地服用食醋，会诱发胆绞痛。因酸度过高的食醋进入十二指肠后，可刺激其分泌肠激素，引起胆囊收缩，进而引发胆绞痛。服用一些药物后也不宜食醋。如磺胺类药物在酸性环境中容易形成结晶，从而损害肾；服用碳酸氢钠、氧化镁、复方氢氧化铝、氢氧化铝等碱性药物时，若服用食醋，会使药物作用被抵消。服用庆大霉素、红霉素等抗生素时，也最好不要食用醋，以免降低药效。

第二章 内科疾病醋疗方

一、感 冒

感冒俗称"伤风",是一种上呼吸道感染,是指自鼻腔至喉部之间的感染,一年四季均可发病,以春、冬季节更为多见。感冒因病原体不同,可分为病毒性及细菌性两大类。常见的病毒有流感病毒、副流感病毒、鼻病毒、腺病毒、呼吸道合胞病毒、柯萨奇病毒等。细菌感染以甲型溶血性链球菌最多见,其次为流感嗜血杆菌、肺炎链球菌、葡萄球菌。病理改变主要为上呼吸道急性卡他性炎症,包括黏膜水肿、充血、渗出与炎症浸润。临床上以鼻塞、流涕、喷嚏、咽干、头痛、咳嗽,伴有发热为主要表现。

中医学认为,本病是由于六淫之邪乘人抵抗力下降时,袭于肌表而犯肺卫所致。

【临床表现】

1. 风寒型感冒　年老体衰或平素体质羸弱者患感冒,大多为风寒感冒。主要表现为发热头痛、恶寒无汗、口淡不渴、咳嗽痰稀、鼻流清涕和大便溏泻等。

2.风热型感冒　主要表现为发热重,轻微发冷、头胀痛、鼻涕黏稠或黄涕、咽喉肿痛、咳嗽、痰黄稠、口渴、舌苔薄白。

3.流行性感冒　主要表现为恶寒发热,颜面潮红,头身重痛,肢节酸痛,恶心呕吐,咽喉疼痛,咳嗽气促,烦躁口渴,舌红,舌苔黄燥,多由病毒和细菌引起。

4.暑湿型感冒　多发于夏季,因受暑湿引起。表现为头晕、烦躁口渴、呕吐或腹泻,可伴有发热、恶寒、头痛或全身疼痛。

【醋疗方】

葱白姜醋汤

[组　　成]　葱白3克,生姜5克,米醋100毫升。

[制法用法]　将米醋煮沸后放葱、姜,先口鼻吸闻其气味,3分钟后,加少许开水服之。

[功　　效]　开通肺气,发汗解表。适用于一切感冒。

醋液滴鼻方

[组　　成]　10%醋溶液、香料、糖精各适量。

[制法用法]　将香料、糖精放入醋液中,调匀即成。于流行性感冒季节或感冒后,用醋液滴鼻,每次每侧鼻孔滴2～3滴,每日2～3次,连滴3天。

[功　　效]　杀菌,抗病毒。适用于预防感冒。

姜蒜醋方

[组　　成]　生姜100克,大蒜100克,食醋500毫升。

[制法用法]　将生姜、大蒜洗净,切片,同浸于食醋中,加盖密封30天以上。在流行性感冒期间取出,食用姜、蒜,亦可于饭后饮醋10毫升左右,每日2次。

［功　　效］　温中散寒,止痛,杀菌,抗病毒。适用于预防流行性感冒及其他呼吸道传染病。

姜茶醋方

［组　　成］　生姜 3 克,红糖 10 克,茶叶 3 克,食醋 3 毫升。

［制法用法］　以上 4 味,放入茶杯中,用沸水冲泡,加盖闷 5 分钟。代茶饮用,每日 3 次。

［功　　效］　辛温解表。适用于风寒感冒初起之头痛、鼻塞和流清涕。

萝卜米醋方

［组　　成］　生萝卜 250 克,米醋适量。

［制法用法］　将萝卜洗净切片,放入米醋中浸泡 2 小时即可食用。每日服 2～3 次。

［功　　效］　清热解毒,健脾化湿。适用于流行性感冒、普通感冒等。

食醋蒸馏液

［组　　成］　食醋 1000 毫升。

［制法用法］　用小型蒸馏器或土法蒸馏设施蒸馏,收集食醋蒸馏液 500 毫升备用。使用时,用喉头喷雾器向喉部挤压 3～5 下,每日 1 次,连用 7 天。

［功　　效］　杀菌、抗病毒。适用于流行性感冒。

神仙粥方

［组　　成］　糯米 50 克,生姜 10 克,连须葱白 7～8 根,食醋 10 毫升。

［制法用法］　先将葱、姜洗净捣碎,与淘洗干净的糯米同置锅中,加水 1000 毫升,煮至米熟烂,加醋和匀即成。趁热食粥,或

只喝粥汤。吃完粥后盖被入睡,以微微出汗为佳。每日2次。

[功　　效]　解表散寒,扶正祛邪,开胃养肝。适用于感冒初起,头痛发热,畏寒,全身酸痛,鼻塞流涕,也适用于年老体虚感冒。

治流感醋方

[组　　成]　米醋适量。

[制法用法]　先将瓦片用火烧红,取出置于室内,将醋洒于瓦片上蒸发,用鼻嗅闻热气,数分钟后再往瓦片上洒醋,反复多次。

[功　　效]　杀菌,抗病毒。适用于流行性感冒,症见鼻塞、咳嗽。

【注意事项】

1.加强体育锻炼,注意保暖,随季节增减衣服。

2.患病期间注意休息,保证充足睡眠,少食油腻食物,多喝水,吃清淡食物。

3.治疗期间,避风寒、调情志,防止风感外邪。

4.老年人要多吃些禽蛋、鱼类、瘦肉、豆制品等富含蛋白质的食物,以及含纤维、维生素较多的食品。

5.室内应经常开窗通风换气,保持适宜的温度。经常进行户外耐寒锻炼。

二、慢性支气管炎

慢性支气管炎简称慢支,是由细菌和病毒感染或环境刺激引起的气管和支气管炎症。以咳嗽、咯痰或伴有喘息以及反复发作为主要特点。

中医学认为,本病与肺、脾、肾三脏功能失调有关,咳嗽气喘,肺气上逆,为肺气失降所致,急性期迁延致慢性则易转为虚证。

【临床表现】

主要症状为反复性慢性咳嗽、咯痰、伴有气喘等。且早、晚咳嗽加重，痰多呈白色，稀薄或黏稠痰。若经久不愈，可变生他病。中医常见的临床分型包括以下几种。

1. 风邪袭肺型　表现为风寒束肺者咳嗽，鼻塞，流涕，头痛，身困，恶寒发热，咯痰稀薄色白，舌苔薄白，脉浮紧；风热犯肺者头痛鼻塞，咳嗽流涕，身热，口渴，咽痛，咯痰黏稠不畅，色黄，舌苔薄黄，脉浮数；风燥伤肺者干咳无痰，或痰少粘连成丝，或痰中带血丝，唇鼻干燥，口渴，舌红干而少津，脉浮数。

2. 痰湿蕴肺型　表现为连声咳嗽，反复发作，咳声重浊，痰多白黏稠或多吐白沫痰，夜重日轻，胸闷脘痞，食少体倦，面容虚肿，舌苔白腻，脉濡滑。

3. 痰热郁肺型　表现为咳嗽痰多，质黏或稠黄，气粗，胸胁胀满，咳时引痛，口干舌燥，喜饮，舌红，苔薄黄腻，脉滑数。

4. 肾虚喘促型　表现为稍微活动则气喘越发严重，气短，或咳而气怯，多为阵咳，痰多喉鸣，食少，怯寒肢冷，小便不利，足背浮肿，苔白润或灰腻，舌体胖大，脉沉细而滑。

【醋疗方】

冰糖陈醋方

〔组　　成〕　冰糖 500 克，陈醋 500 毫升。

〔制法用法〕　将冰糖置于锅内，再把陈醋倒入，加热煮沸后，待糖全部溶解，候凉装瓶备用。每次服 10 毫升，每日 2 次。

〔功　　效〕　补中益气，润肺平咳。适用于慢性支气管引起的咳嗽、痰涎、哮喘。

醋炖母鸡

〔组　　成〕　黑母鸡 1 只，食醋 1500 毫升。

〔制法用法〕　将黑母鸡宰杀洗净，切碎后加食醋，用小火炖蒸 2 小时。分 6 次服用,病轻者 1 只即可,重者 2～3 只。

[功　　效]　温中益气,补精填髓,止咳。适用于慢性支气管炎、支气管哮喘、咳嗽、身体久虚者。

醋炖鸡蛋

[组　　成]　鸡蛋 2 个,食醋 50 毫升。

[制法用法]　将鸡蛋打破,放入碗中,加食醋炖服。每日服 1 剂。

[功　　效]　润肺止咳。适用于慢性支气管炎、支气管哮喘久咳不愈者。

甘草蜜醋饮方

[组　　成]　甘草 6 克,蜂蜜 30 克,食醋 10 毫升。

[制法用法]　上 3 味放入杯中,用沸水冲泡,每日早晚代茶饮。

[功　　效]　润肺止咳,化痰。适用于外感引起的慢性支气管炎、咳嗽、痰黏稠等。

固本正气水

[组　　成]　冰糖 500 克,冬虫夏草(磨粉)100 克,陈醋 500 毫升。

[制法用法]　将 3 味放在锅内用小火炖,待冰糖溶化后再加热 10 分钟,冷却后倒入瓶内封存,每日早晚空腹各饮 10 毫升。1 个月为 1 个疗程。

[功　　效]　开胃健脾,清肺,补血益肾。适用于慢性支气管炎。

化痰止嗽丸

[组　　成]　明矾 60 克,生晒参末 30 克,食醋 250 毫升。

[制法用法] 将前2味放入醋内,置于火上熬成膏,稍干做成丸如豌豆大。每次取1丸,放在舌下含化。

[功 效] 化痰,止咳,平喘。适用于慢性支气管炎、咳喘。

蛤 蚧 丸

[组 成] 蛤蚧1对,诃子(煨,去核)15克,阿胶(炒)15克,熟地黄15克,麦冬(去心)15克,细辛(去苗)15克,甘草(炙)15克,醋适量。

[制法用法] 将蛤蚧去头、足,温水浸,去膜,收拾干净,用醋炙后,同余药共研细末,蜜丸如皂子大。每次服1丸,含化,不拘时候服。

[功 效] 温阳益肾,润肺止嗽。适用于积劳、久咳、失音。

鲤鱼醋方

[组 成] 鲤鱼250克,食醋200毫升。

[制法用法] 将鲤鱼剖杀洗净,加入食醋和适量的水,同煮至鲤鱼熟,不加盐。每日服食1次,不限量。

[功 效] 祛痰止咳,散瘀解毒。适用于慢性支气管炎。

萝卜醋饮

[组 成] 生萝卜250克,白糖、米醋各适量。

[制法用法] 将生萝卜洗净,削去表皮,用凉开水冲洗后切成薄片,加入米醋和白糖拌匀。佐餐食用,每日2次。

[功 效] 开胃消食,止咳化痰,杀虫止痢。适用于慢性支气管炎。

麻油鸡蛋醋方

[组　　成]　麻油 50 克,鸡蛋 2 个,食醋适量。

[制法用法]　将鸡蛋打破,放入油锅中炸熟,加食醋再煮。早晚各服 1 个,用药时禁烟酒。

[功　　效]　益肺养阴,止咳。适用于慢性支气管炎、支气管哮喘。

乌梅黄精醋方

[组　　成]　乌梅 60 克,黄精 60 克,芙蓉叶 120 克,制半夏 50 克,白糖 50 克,食醋 250 毫升。

[制法用法]　将制半夏浸泡于米醋中 24 小时,再与其他 3 味药同煎,去渣取汁,浓缩后加糖溶化,使成 500 毫升,装瓶贮存备用。日服 3～5 次,每次 5 毫升,缓缓咽下。

[功　　效]　止咳。适用于慢性支气管炎。

止咳平喘膏

[组　　成]　白芥子 30 克,延胡索 21 克,细辛 12 克,甘遂(醋制)12 克,姜汁、蜂蜜、陈醋各适量。

[制法用法]　将前 4 味药研为细末,用鲜姜汁、蜂蜜、陈醋调成糊膏。每年选夏季三伏天末敷贴为最佳季节,每剂贴 1 次,相隔 10 天,3 次为 1 个疗程。选背部肺俞、心俞、膈俞穴,先用鲜姜反复揩擦穴位,使局部发红为度,将药膏做成直径 2.0～2.5 厘米的药饼,直接贴在穴位上,盖以塑料薄膜,用胶布固定,4 小时后去掉。

[功　　效]　止咳化痰,平喘。适用于慢性支气管炎、肺气肿。

治痰嗽方

[组　　成]　黄熟瓜蒌 1 个,杏仁、醋各适量。

［制法用法］　黄熟瓜蒌取出子若干枚，去皮杏仁置于内，火烧存性，研极细末，醋糊为丸，如梧子大。每次服 20 丸，临睡时，用白萝卜汤送下。

［功　　效］　清肺化痰，止嗽平喘。适用于慢性支气管炎引起的痰嗽。

猪胰醋方

［组　　成］　猪胰 1 个，食醋 200 毫升。

［制法用法］　将猪胰洗净切成薄片，以醋煮食之。

［功　　效］　清热生津。适用于慢性支气管炎。

【注意事项】

1. 注意防寒保暖，尤其注意保护足部和下肢，冷暖适宜，预防感冒。

2. 加强体育锻炼，增强体质，提高身体免疫力。适当进行体育锻炼并尽量选择不太剧烈的运动项目，以利改善呼吸系统的功能，增强对寒冷和疾病的抵抗力。

3. 戒烟，戒酒，少食辛辣油腻食物。

4. 避免吸入有害气体、尘埃。

三、支气管哮喘

支气管哮喘简称为哮喘，是支气管在高反应状态下由于变应原或其他因素引起的广泛气道痉挛狭窄的疾病。其特点为间歇性、发作性呼气性呼吸困难、咳嗽、哮鸣。往往经治疗或自行缓解。

哮喘分型目前沿用外源性、内源性、混合性三型。外源性哮喘常因过敏性体质，吸入变应原如药粉、灰尘等，引起支气管平滑肌痉挛、收缩，黏膜充血、水肿、分泌增加,广泛性小气管狭窄,哮喘发作;内源性哮喘常由于呼吸道感染,寒冷空气,刺激性气体,生物、物理、化学或精神刺激等因素所诱发。

哮喘就性质而言有寒热之分,寒痰多由外感寒邪,失于表散,深入肺经,气滞痰生,或食生冷,寒饮内停,素体阳虚,气不化津,痰浊凝结,内伏于肺,复遇寒一触即发;热痰形成,多由饮食肥甘、辛辣太过,蕴热内盛,烁津成痰,肺有火则不清,痰热气阻而易聚,外感寒邪,气郁痰壅,哮喘即发。亦有操劳过度而引发者。

中医学认为,哮喘的发生是内有伏饮,继感外邪,内外合邪,痰气交阻,肺气失于宣降而发病。

【临床表现】

哮喘常发病突然,先有咳嗽、喷嚏、鼻痒、胸闷等先兆症状,继而干咳,喉间哮喘,端坐呼吸。中医学分为以下几种类型。

1. 实证

(1)外寒内饮:多发于秋冬寒冷季节,呼吸困难,喉中痰鸣,痰稀色白,咯吐不易,恶寒无汗,头身疼痛,苔白滑,脉浮紧。

(2)痰热阻肺:咳喘气粗,鼻翼扇动,痰稠色黄,咯吐不爽,面红身热,汗出恶风,口渴烦躁,咳引胸痛,苔黄腻,脉浮数或滑数。

2. 虚证

(1)肺虚:喘促,短气乏力,咳声低弱,自汗恶风,或鼻塞喷嚏,咽喉不利,舌淡,脉弱无力。

(2)脾虚:咳喘痰多,面白食少,脘痞倦怠,便溏泄泻,舌胖苔厚,脉缓滑或濡。

(3)肾虚:喘促日久,动则喘甚,呼多吸少,气不得续,形瘦自汗,神疲畏冷,舌淡,脉沉细。

【醋疗方】

八仙丸

〔组　　成〕　大枣(去核,纸裹巴豆,慢火烧烟尽)3个,天南星(炮)30克,半夏15克,小皂角(炙黄,去皮,子)15克,甘草(炒)15克,款冬花15克,白矾(枯)15克,巴豆7枚,杏仁(去皮,炒)35个,醋适量。

〔制法用法〕　将上药依法炮制,共研细末,醋糊为丸,如梧桐子大。每次服20～30丸,温菜汁送下,喘咳细嚼,烧萝卜、栗子、生姜汤送下。

〔功　　效〕　燥湿化痰,止咳平喘。适用于喘嗽。

冰糖萝卜醋方

〔组　　成〕　冰糖500克,青萝卜250克,食醋500毫升。

〔制法用法〕　将冰糖置于锅内,再倒入醋煮沸,待冰糖全部溶化,加入洗净切成片的萝卜,浸泡2～3小时。每次食萝卜2～3片,饮糖醋10毫升,每日2次。

〔功　　效〕　润肺止咳,平喘。适用于支气管哮喘咳嗽、痰喘。

陈小麦粉醋膏方

〔组　　成〕　陈小麦粉500克,食醋适量。

〔制法用法〕　取陈小麦加水浸没为度,夏季浸泡3～4天,冬季浸泡6～7天,以拇指和示(食)指轻轻一捻,粉与皮分离,即可捣烂过滤、去渣,静置沉淀后,弃上清液,将沉淀物晒干(即成小粉浆),置锅内小火炒。炒时会泛泡,要不时搅动,待至焦黄色呈块时,取出隔纸放在地上冷却,研细末过筛,装瓶备用。用时取陈小麦粉、食醋各适量,调成糊,将药糊从天突穴一直贴到膻中穴,从定喘穴一直贴到肺俞穴。每日换药1次。成人一般3～6次,儿

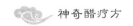

童及少年 2～5 次。

[功　　效]　补中益气,宣肺平喘。适用于支气管哮喘。

醋煮蜂房方

[组　　成]　露蜂房 30 克,食醋 60 毫升。

[制法用法]　将露蜂房加醋及适量水共煮,取汁。每次服 5 毫升,每日 2 次,连服 14 天。

[功　　效]　祛风解毒,散瘀杀虫。适用于支气管哮喘。

醋煮猪肚方

[组　　成]　雄猪肚 1 具,杏仁 150 克,食醋 1000 毫升。

[制法用法]　先将猪肚洗净,塞入杏仁,线缝其口,入锅内加醋及水,同煮至水干、猪肚熟烂。先食猪肚,再将杏仁置新瓦上焙干,捻去皮,分 2 次服食。

[功　　效]　益肺养阴,理气止喘。适用于支气管哮喘。

降逆平喘方

[组　　成]　赭石 60 克,食醋适量。

[制法用法]　将赭石研为极细末,每次取药末 3 克,用米醋送下,每日 2 次。

[功　　效]　降逆平喘。适用于支气管哮喘不能平卧者。

降逆平喘膏方

[组　　成]　白矾 30 克,吴茱萸 20 克,白芥子 20 克,栀子 20 克,面粉 30 克,食醋适量。

[制法用法]　前 4 味研为细末,加面粉、食醋调匀做成 3 个饼,分别敷于气海及双涌泉穴。

[功　　效]　降逆平喘,理气化痰。适用于支气管哮喘。

米醋煮鸡蛋方

〔组　　成〕　鸡蛋、米醋各适量。

〔制法用法〕　用米醋煮鸡蛋,蛋熟后去壳再煮5分钟。只吃鸡蛋,每次1个,每日2次。

〔功　　效〕　益肺养阴。适用于支气管哮喘。

麦 花 散

〔组　　成〕　大麦曲、芫花各等分,醋适量。

〔制法用法〕　前2味,醋浸一宿,共研为末。每服60克,食后柳枝煎汤调下。

〔功　　效〕　消食下气,敛肺平喘。适用于肺气胀实、喘急胸满。

琼 珠 散

〔组　　成〕　桑白皮120克,五味子60克,甘草(炙)60克,陈皮60克,罂粟壳(去蒂、膜)500克,醋1000毫升。

〔制法用法〕　先将罂粟壳用醋浸三宿,晒干,再入醋浸,再晒干,随后同余药共研细末,用冷蜜汤调服,每日服2次,每次6～9克。

〔功　　效〕　收酸敛肺,平喘止咳。适用于咳嗽、支气管哮喘。

热喘丸方

〔组　　成〕　麻黄15克,生石膏15克,白芥子10克,甘遂10克,杏仁10克,明矾10克,米醋50毫升。

〔制法用法〕　上药共研为细末,瓶贮密封备用。用时每次取药末适量,以米醋调如稠泥糊,软硬适度,捏成如桂圆大小的药丸。取1丸填入患者脐孔中,按压紧,外用胶布固定。填药4～6

小时后可除去药丸,每日换药1次,1周为1个疗程。

[功　　效]　清热宣肺,化痰,降气平喘。适用于支气管哮喘(属实热者)。

香油醋蛋方

[组　　成]　鸡蛋2个,香油50毫升,米醋适量。

[制法用法]　将鸡蛋打破,放入油锅内炸熟,加醋再煮。早晚各食鸡蛋1个。

[功　　效]　益肺养阴,止咳。适用于慢性支气管炎、咳嗽、季节性哮喘。

哮喘糊方

[组　　成]　金沸草50克,赭石50克,米醋适量。

[制法用法]　将上2药研为细末,加醋调成糊,取药糊分别涂在风门、定喘、膻中、上脘穴上,或将药糊敷于脐中。每日3～5次。

[功　　效]　降逆平喘。适用于支气管哮喘、喉间有痰鸣音者。

【注意事项】

1.注意保护自己的呼吸道(鼻、气管、咽喉),避免感染、感冒和受凉。

2.冬天应注意防寒,治疗期间如感风寒则效果差,疗程会延长。

3.寒喘者不宜吃生梨、芹菜、荸荠等寒冷之品。热喘者不宜食羊肉、鹅肉、辣椒、胡椒、姜、桂、八角、茴香等辛辣燥热食物。戒烟酒,断绝痰热之源。

4.根据患者身体状态,应做适当运动,以增强体质。

5.对过敏引起的哮喘,应防止与变应原接触。

6.发作严重或哮喘持续状态,应配合药物治疗。

四、肺　炎

肺炎是由多种病原体(如细菌、病毒、真菌、寄生虫等)引起的肺实质的炎症,其他如放射线、化学、过敏因素等亦能引起肺炎。临床主要症状为寒战、高热、咳嗽、咯痰、胸痛等。肺炎四季皆可发病,而多发于冬春两季。青壮年多见,男多于女。本病若及时诊治,预后良好。肺炎属中医学"风温""咳嗽""肺热病"等范畴。

【临床表现】

1.风热袭肺型　表现为发热畏寒,头痛咽痛,咳嗽痰黄黏,胸痛不适。舌边尖红,苔黄,脉浮数。

2.邪热壅肺型　表现为高热不退,汗出而不解,咳嗽气急,鼻扇气粗,咯痰黄稠或咯铁锈色痰,胸痛,口渴烦躁,小便黄赤,大便干燥。舌红苔黄,脉滑数或洪数。

3.热毒内陷型　表现为高热不退,咳嗽气促,痰中带血,烦躁不安,神昏谵语,口渴。舌质红绛,苔焦黄而干,脉细数。

4.阳气欲脱型　表现为体温骤降,冷汗如油,面色苍白,肢冷唇青,气急鼻扇。舌质黯,脉微细欲绝。

5.正虚邪恋型　表现为咳嗽无力,低热自汗或盗汗,手足心热,神疲乏力。舌淡,苔白,或暗红少苔,脉濡细或细数。

【醋疗方】

二黄泽兰醋敷方

[组　　成]　大黄100克,黄柏100克,泽兰150克,芒硝200克,冰片10克,米醋适量。

[制法用法]　将前3味烘干研末,然后与芒硝、冰片共研,装

瓶密封备用。用时加醋调成膏状,然后将药膏敷于胸部,外用消毒纱布覆盖,再用胶布固定。白天每次敷 3 小时,夜间睡时敷至次日起床,每日换药 2 次。

[功　　效]　清热解毒,消肿散结。适用于急性肺炎、肺脓肿、急性胸膜炎、急慢性阑尾炎、急性乳腺炎、急慢性盆腔炎、肝脓肿、髂窝脓肿等感染者。

【注意事项】

1.应注意年老体弱、免疫缺陷者的治疗,防止传变及并发症的出现。

2.避免淋雨受寒、疲劳、酗酒等诱发因素,禁止吸烟。

3.积极锻炼身体,提高身体免疫力。

五、肺脓肿(肺痈)

　　肺脓肿是由多种病因所引起的肺组织化脓性病变。早期为化脓性炎症,继而坏死形成脓肿。临床以高热、咳嗽,咯大量脓性或臭味痰为特征。可分为原发性肺脓肿和继发性肺脓肿,前者多与吸入有关,好发于肺下叶背段及上叶后段,右侧比左侧更为常见,亦称吸入性肺脓肿;继发性肺脓肿以败血症引起的血液性肺脓肿较多见,也可来源于邻近脏器的直接侵入,如肝阿米巴或膈下脓肿可侵入肺部,引起肺脓肿。病程超过 3 个月,迁延不愈者为慢性肺脓肿。本病多发生于壮年,男性多于女性。肺脓肿早期须积极彻底治疗,一般预后良好。

　　中医学称本病为"肺痈",主要因热邪犯肺,内蕴不解,壅滞肺络,以致血败肉腐而化脓成痈。

【临床表现】

1. 初期　表现为恶寒发热,咳嗽,咯白色黏沫痰,痰量日渐增多,胸痛,咳则痛甚,呼吸不利,口干鼻燥。舌红,苔薄黄,脉浮滑数。

2. 成痈期　表现为壮热不退,时时振寒,汗出,咳嗽气急,咯吐黄稠脓痰,气味腥臭,胸胁疼痛,转侧不利,口干烦躁。舌红,苔黄腻,脉滑数。

3. 溃脓期　表现为咯吐大量脓痰,或痰液黏稠,或痰血相兼,腥臭异常,胸中烦闷疼痛,甚则气喘不能平卧,身热面赤,口渴喜饮。舌红,苔黄腻,脉滑数。

4. 恢复期　表现为身热渐退,咳嗽减轻,咯吐脓血渐少,臭味亦减,痰液转为清稀,或有胸胁隐痛,乏力气短,自汗盗汗,心烦口干。舌红,苔薄黄,脉细数无力。

【醋疗方】

腊八蒜醋方

〔组　　成〕　大蒜 250 克,老陈醋 500 毫升。

〔制法用法〕　大蒜去外皮,把大蒜瓣浸泡在老陈醋中。在农历腊月初八,民间有用醋泡"腊八蒜"之习俗,用这种浸过蒜头的多年陈醋,每日佐餐或早晚饮用 5 毫升,可连续服用。

〔功　　效〕　宣窍通闭,解毒排脓。适用于肺脓肿。

苡仁醋疗方

〔组　　成〕　薏苡仁 120 克,食醋 240 毫升。

〔制法用法〕　薏苡仁放入盛醋的锅内,用小火炖成浓汁备用。分数次服用。

〔功　　效〕　健脾利湿,清热解毒,排脓。适用于肺脓肿。

紫皮蒜醋煎方

〔组　　成〕　紫皮大蒜 50 克,食醋 100 毫升。

〔制法用法〕　大蒜去外皮,捣烂,用醋煎约 10 分钟,饭后服,每日 2 次。

〔功　　效〕　消炎,杀菌,排脓。适用于肺脓肿、咳唾脓血及肺癌。

【注意事项】

1. 根治上呼吸道、口腔的感染,以防止污染分泌物误吸入肺部而诱发本病。

2. 积极治疗皮肤疖痈或肺外化脓性病灶,以预防血液性肺脓肿的发生。

六、呕　吐

　　呕吐,又名吐逆,是指食物或痰涎等由胃中上逆而出的病症。古人谓:有声有物谓之"吐";有声无物谓之"哕"(干呕);只吐涎沫谓之"吐涎"。由于临床呕与吐常兼见,难以截然分开,故合称呕吐。该病是消化道疾病中的常见症状,可见于现代医学的急慢性胃炎、神经性呕吐、幽门痉挛、肝炎、胆囊炎、胰腺炎等多种疾病。

　　中医学认为,呕吐主要是由胃失和降、气逆于上所致,可因外感、饮食、情志及脾胃虚弱等多种病因形成。

【临床表现】

1. 外邪犯胃型　表现为突然呕吐,兼有发热恶寒,头痛身痛,胸腹满闷,苔白脉浮。

2. 饮食停积型　表现为呕吐酸腐、脘腹胀满,嗳气厌食,吐后则舒,苔厚腻,脉弦滑。

3.肝气犯胃型 表现为呕吐吞酸,嗳气频作,胸胁满闷,胀痛不舒,苔薄,脉弦。

4.脾胃虚弱型 表现为饮食稍有不慎即吐,或稍觉劳倦,即因怠乏力,眩晕呕吐,喜暖恶寒,面白肢冷,便溏,舌淡,脉虚弱。

5.胃阴不足型 表现为呕吐,时作干呕,口燥咽干,嘈杂似饥,不欲饮食,舌红无苔少津,脉细数。

【醋疗方】

葱姜醋粥方

[组　　成] 连须葱白5~7根,生姜3~5克,糯米50~100克,食醋10~15毫升。

[制法用法] 将糯米淘洗干净,然后与生姜同入砂锅内煮一二沸,加葱白,待粥将熟时再加醋稍煮。顿服,每日1剂。

[功　　效] 补中益气,和胃止呕,发表散寒。适用于脾胃虚寒或体虚外感风寒之呕吐。

醋椒丸方

[组　　成] 胡椒、食醋各适量。

[制法用法] 将胡椒放在醋中浸泡,3天后取出晒干,再浸泡晒干,反复7次后研为细末,加醋调糊为丸,如梧桐子大,每服30~40丸,每日1次,醋汤送下。

[功　　效] 温中散寒,止呕。适用于外感风寒所致胃痛、呕吐。

醋炙牛喉管方

[组　　成] 水牛喉管1根,食醋适量。

[制法用法] 将水牛喉管两头及筋膜脂肉去掉,煎如阿胶黑片,等干时用米醋浸泡,取出用微火炙干,淬之再炙淬,醋尽为度。

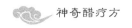

研为细末,备用。遇有呕吐,每服 3 克,用醋汤调服。

〔功　　效〕　止呕,润肠。适用于反胃吐食、食物不下及便秘。

鸡子百合醋饮方

〔组　　成〕　鸡蛋 1 个,百合 45 克,食醋少许。

〔制法用法〕　百合洗净,用水浸泡一昼夜,去除白沫后去其水,再用水煎,加醋及鸡蛋黄,搅匀再煎。温服。

〔功　　效〕　养阴润燥,止呕。适用于胃阴不足所致反胃、呕吐。

姜汁醋蛤饮方

〔组　　成〕　生姜汁 50 毫升,蛤粉 6 克,食醋适量。

〔制法用法〕　将蛤粉加入醋、姜汁内调匀,顿服,每日 1 次。

〔功　　效〕　温胃化痰,下气止呕。适用于反胃呕吐。

面醋丸方

〔组　　成〕　醋、面各适量。

〔制法用法〕　醋和面做弹丸二三十枚,以沸汤煮熟,滤出投浆水中,待温吞三两枚。哕定,即不用再吞。未定,至晚再吞。

〔功　　效〕　和中除热,降逆止呕。适用于呕哕不止。

呕吐糊方

〔组　　成〕　金沸草、赭石各等分,米醋适量。

〔制法用法〕　前 2 味研为细末,加醋调成糊。取药糊分别涂在中脘、胃俞穴;或将药糊敷在肚脐孔中,以纱布包扎,每日 3～5次。

〔功　　效〕　降逆止呕。适用于呕吐嗳气。

呕 停 方

〔组　　成〕　半夏18克,玄明粉18克,炒吴茱萸30克,食醋适量。

〔制法用法〕　将上药研为细末,食醋调成糊,填于脐中及脐周,然后外用胶布固定。每日换药1次,5次为1个疗程,一般可用2～3个疗程。

〔功　　效〕　理气调中,降逆和胃。适用于神经性呕吐。

生姜醋蛋饮方

〔组　　成〕　生姜30克,鸡蛋1个,白糖、食醋各适量。

〔制法用法〕　将生姜洗净捣烂挤汁,加入白糖、醋,兑入开水顿服,每日1次。

〔功　　效〕　健胃止呕。适用于干呕、吐逆不止。

生姜醋浆方

〔组　　成〕　生姜30克,醋浆700毫升。

〔制法用法〕　将生姜切绿豆大小,放在盛醋浆的银器中煎取400毫升,空腹和滓呷之。

〔功　　效〕　温中祛湿,和胃止呕。适用于呕吐不止、百药不瘥。又杀腹内蛔虫。

紫沉丸

〔组　　成〕　半夏曲9克,乌梅(去核)6克,赭石9克,杏仁(去皮、尖)3克,丁香6克,缩砂仁9克,沉香3克,槟榔6克,木香3克,橘皮15克,豆蔻1.5克,白术3克,巴豆霜(另研)1.5克,醋适量。

〔制法用法〕　上药,研为细末,入巴豆霜令匀,醋糊为丸,如黍米大。每服50丸,食后用生姜汤送下。

［功　　效］　降逆和胃，消积健脾。适用于食积与寒气相格，阻于中焦，或先脘痛而后吐食，或先吐食而后脘痛者。

【注意事项】

1.注意饮食卫生，食物应冷热适宜，不暴饮暴食，忌烟酒及辛辣、刺激性的食物。

2.当患者呕吐时家属应轻拍其后背，以免把呕吐物咽下。

3.用温开水漱口，并且吐后不能立即进食。

4.某些对胃有刺激作用的药物也应避免应用。

七、消化不良

消化不良是指具有上腹痛、上腹胀、早饱、嗳气、食欲缺乏、恶心、呕吐等不适症状，经检查排除引起上述症状的器质性疾病的一组临床综合征。症状可持续或反复发作，病程超过1个月或在过去的12个月中累计超过12周。

中医学认为，消化不良病在胃，涉及肝脾，病机主要为脾胃虚弱、气机不利、胃失和降。

【临床表现】

1.脾胃虚弱证　症见胃部痞满，餐后早饱，食后腹胀，呃逆嗳气，大便溏黏，胸脘胀闷，疲乏无力，痰涎量多，舌苔白腻，脉象细滑。

2.肝郁气滞证　症见胃饱胀痛，胸胁痞满，气窜胁背，嗳气呃逆，不思饮食，喜善叹息，烦躁易怒，气怒怔忡，舌质暗红，脉细弦涩。

3.饮食积滞证　症见暴饮暴食，胃部痞满，厌恶饮食，胃胀拒按，恶心呕吐，吐后症轻，嗳气酸臭，矢气臭秽，舌苔垢腻，脉细弦滑。

【醋疗方】

阿 魏 丸

〔组　　成〕　连翘30克,山楂60克,黄连36克,阿魏60克,醋适量。

〔制法用法〕　将前3味研为细末,醋煮阿魏糊为丸,如梧桐子大。每服30丸,用白汤送下。脾虚者,须以补脾药佐之,切不可独用。

〔功　　效〕　消食导滞,清热散结。适用于肉积不化所致的痞满。

荜澄茄丸

〔组　　成〕　荜澄茄15克,高良姜60克,神曲(炒)30克,青皮(去白)30克,官桂(去皮)30克,阿魏(醋、面裹煨熟)15克,醋适量。

〔制法用法〕　前6味共为细末,醋煮面糊为丸,如桐子大。每服20丸,生姜汤下,不计时候。

〔功　　效〕　温中下气,健胃消食。适用于中焦痞塞、气逆上攻,心腹痛。

醋 茶 方

〔组　　成〕　茶叶1~3克,食醋15毫升。

〔制法用法〕　将细茶叶、醋置于杯中,加开水冲泡,闷5分钟,分3次饮用。

〔功　　效〕　健胃消食。适用于食积消化不良。

醋煮葡萄方

〔组　　成〕　葡萄、白醋各适量。

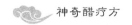

［制法用法］ 以上 2 味共煮至熟。佐餐食用。

［功　　效］ 助消化,止呕吐。适用于消化不良。

豆腐米醋方

［组　　成］ 豆腐 200 克,米醋 50 毫升,花生油、精盐各适量。

［制法用法］ 用花生油将豆腐煎香,加少许精盐调味,再倒入米醋稍煮片刻。温热空腹食用,每日服 2 次,连服 5～7 天为 1 个疗程。

［功　　效］ 解毒,收敛,止泻。适用于消化不良。

大蒜芒硝陈醋方

［组　　成］ 大蒜 30 克,芒硝 30 克,陈醋适量。

［制法用法］ 将大蒜、芒硝混合捣细,加入陈醋调为糊状,涂于腹壁,用纱布包扎,外加热水袋敷数次,每日换药 1 次。

［制法用法］ 消食导滞,行气散结。适用于宿食不化、脘腹胀满等症。

分 气 丸

［组　　成］ 附子 30 克,吴茱萸 30 克,当归 30 克,川芎 30 克,陈皮 30 克,莪术 30 克,延胡索 30 克,桂心 30 克,五味子 30 克,白芷 30 克,白及 30 克,益智仁 30 克,白术 30 克,醋适量。

［制法用法］ 上为细末,醋煮面糊为丸,如梧桐子大。每服 20～30 丸,空腹时用生姜汤送下。

［功　　效］ 温中散寒,逐瘀除满。适用于脾胃虚弱、气不升降、中脘痞塞、四肢倦怠、无力多困、饮食不消;或妇人荣卫俱虚、经候不调、两胁刺痛、脐腹胀满、肢节疼痛、时发寒热、面色萎黄、日渐消瘦、不思饮食。

姜醋方

[组　　成] 姜末 3 克,食醋适量。

[制法用法] 把姜末放入水中煎煮,然后加醋,趁热服下,每日 2 次。

[功　　效] 健胃消食。适用于过食鱼腥、生冷瓜果、蔬菜所致的消化不良。

鸡内金醋方

[组　　成] 鸡内金 3 克,醋 15 毫升。

[制法用法] 将鸡内金研细粉,醋调,温开水送服。成人每日 3 次,小儿用量酌减。

[功　　效] 消食导滞,除胀消积。适用于食欲缺乏、消化不良、腹胀消瘦。

快膈汤

[组　　成] 青橘皮 500 克,盐、醋、酒各适量。

[制法用法] 用青橘皮 500 克,分为 4 份:125 克用盐汤浸,125 克用百沸汤浸,125 克用醋浸,125 克用酒浸。各 3 天后取出,去白切丝,以盐 30 克炒微焦,研末。每用 6 克,以茶末 1.5 克,水煎温服。亦可点服。

[功　　效] 疏肝破气,散结除满。适用于冷膈气及酒食后饱闷胀满。

千金消食丸方

[组　　成] 硝石 60 克,大黄 80 克,甘草 30 克,人参 30 克,老陈醋 1000 毫升。

[制法用法] 前 4 味分别研为细末,将老陈醋置毛竹筒中,隔水蒸煮,先纳大黄,搅使微沸,煮约 30 分钟,乃下余药。续煮

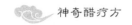

之,小火熬膏成丸如梧桐子大。每服 15～30 粒。

[功　　效]　通腑消食,健中益气。适用于食积、消化不良、大便秘结。

糖醋萝卜方

[组　　成]　白萝卜、白糖、食醋各适量。

[制法用法]　将鲜白萝卜洗净切成丁,拍碎,加入白糖及醋腌 30 分钟后即可食用。

[功　　效]　消积导滞。适用于肉食积滞。

消积散方

[组　　成]　麦芽 10 克,大黄 10 克,莱菔子 10 克,木香 6 克,藿香 6 克,芒硝 10 克,食醋适量。

[制法用法]　将上药共研为细末,每次取 6 克用温醋调成糊,贴敷脐部,外用纱布固定,24 小时更换 1 次。

[功　　效]　破积滞,行瘀血,行气止痛。适用于饮食不节、停滞中焦、积而不化、脾胃受损。

羊肉萝卜醋汤

[组　　成]　羊肉 1000 克,豌豆 100 克,萝卜 300 克,草果 5 克,生姜 5 克,香菜、胡椒粉各少许,精盐、醋各适量。

[制法用法]　按常法做汤。佐餐食用。

[功　　效]　益气补虚,温中暖下。适用于积食不消、胃嗝胃逆。

酸辣鸭血汤

[组　　成]　鸭血 500 克,豆腐 50 克,青蒜 1 根,精盐、香油、味精、淀粉、黄酒、醋各适量。

[制法用法]　在锅内放清水适量,水沸后放入切成丁的鸭血

和豆腐丁,加入适量的精盐和黄酒,待水沸几沸后加入少许湿淀粉,再沸后急投入适量的醋、胡椒粉、味精,撒上青蒜花,离火起锅,即成。饭前食用。

〔功　　效〕　开胃消食。适用于消化不良、食欲缺乏。

胜 红 丸

〔组　　成〕　三棱(醋炙)30克,莪术(醋炙)30克,青皮(去瓤,炒)30克,陈皮(去白)30克,干姜(炮)30克,高良姜30克,枳实(去瓤,麸炒)30克,白术(煨)30克,莱菔子(炒,别研)30克,香附子(炒去毛)60克,醋适量。

〔制法用法〕　前10味共研细末,醋糊为丸,如梧桐子大,每服50～70丸,姜汤或木香汤、陈皮煎汤送下,不拘时候。

〔功　　效〕　温中散寒,逐瘀消食。适用于心腹痞满少食。

糖醋白菜方

〔组　　成〕　白菜100克,辣椒100克,精盐、白糖、酱油、生姜各适量,香油少许,醋50毫升。

〔制法用法〕　取白菜嫩心洗净,切成6毫米宽、15毫米长的条状,加少许盐腌渍,待菜心出水后,用清水漂洗掉盐分,再用布挤出水分。辣椒切斜丝,均撒在白菜心上。白糖、醋、酱油加入碗内搅拌后倒在菜心上。锅内加少许香油烧热,将1个辣椒炸成老黄色,将油浇到白菜心上,盖上盖使香辣味渗透到菜条中,拌匀装盘即成。佐餐食用。

〔功　　效〕　开胃消食。适用于消化不良、腹胀、食欲缺乏等。

【注意事项】

1.生活规律,定时入睡,作好自我心理调适,消除思想顾虑,注意控制情绪,心胸开阔。

2.养成良好的生活习惯。不暴饮暴食,避免吃不易消化的食物及饮用各种易产气的饮料。

3.戒烟酒,避免食用有刺激性的辛辣食物及生冷食物。

4.选安全、有效且价廉的药物。除使用胃肠动力药物,如多潘立酮(吗丁啉),还要补充消化酶及促胆汁分泌的药物。

八、胃、十二指肠溃疡

胃、十二指肠溃疡又称消化性溃疡,是胃溃疡(GU)和十二指肠溃疡(DU)的总称,是指胃和十二指肠黏膜的局限性圆形或椭圆形的全层黏膜缺损,是一种慢性常见病。溃疡病的主要症状是上腹部疼痛,可无明显症状或出现隐匿症状。疼痛与饮食有关,可因进食、饥饿、服药、酸性食物或饮料而诱发,也可以因进食、饮水、服用碱性食物而缓解。

消化性溃疡属中医学的"胃脘痛""呕吐""吐酸"等范畴。本病病位在胃,与肝、脾、胃等脏腑关系密切。其发生可因忧思恼怒,气郁伤肝,肝失疏泄,横逆犯胃,胃失和降,气机阻塞,导致胃痛。

【临床表现】

1.肝气犯胃型 表现为胃脘胀满,攻撑作痛,脘痛连胁,嗳气则舒,情志不舒时加重,泛吐酸水,胸闷喜太息,食少。舌苔薄白,脉弦。

2.肝胃郁热型 表现为胃脘灼痛,痛势急迫,食入即痛,泛酸嘈杂,口干口音,烦躁易怒,大便秘结。舌红苔黄,脉弦数。

3.胃阴不足型 表现为胃痛隐隐,饥饿时加重,口燥咽干,渴不欲饮,五心烦热,似饥而不欲食,或纳呆,时作干呕,大便干燥。舌红少津有裂纹,苔少或花剥,脉细数。

4.胃络瘀血型 表现为胃脘疼痛,痛有定处而拒按,痛如针刺或刀割,甚者呕血、便血。舌紫黯,有瘀斑、瘀点,脉涩。

5.中焦虚寒型 表现为胃痛隐隐,喜按喜暖,纳食减少,呕吐清涎,大便稀薄,倦怠乏力,神疲懒言,畏寒肢冷。舌淡胖,脉沉细或迟。

【醋疗方】

荔枝核醋方

〔组　　成〕 荔枝核1份,广木香1份,五灵脂1份,当归尾1份,醋1份。

〔制法用法〕 将前4味共研细末,再与醋和匀。每次服3～6克药末,每日服1～2次。

〔功　　效〕 健脾和胃,疏肝化瘀。适用于胃、十二指肠溃疡。

木瓜姜醋煎

〔组　　成〕 木瓜500克,生姜30克,食醋500毫升。

〔制法用法〕 将上3味一同放入砂锅内,用小火炖熟即成。每日1剂,分3次服,连服3～4剂。

〔功　　效〕 健脾化瘀,平肝和胃,通络催乳。适用于胃及十二指肠溃疡、脾胃虚寒性呃逆、慢性胃炎、乳汁不下等。

糖醋卷心菜

〔组　　成〕 卷心菜250克,白糖15克,酱油10毫升,精盐5克,花椒5粒,醋15毫升。

〔制法用法〕 将卷心菜洗净切成方块,油锅烧热后先煸花椒,然后将卷心菜倒入锅中,炒至半熟,再将白糖、醋、酱油调好,倒入再急炒几下。佐餐食用。

〔功　　效〕 解毒和胃,散结消积,补肾壮骨,利关节,明耳

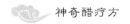

目。适用于胃、十二指肠溃疡。

【注意事项】

1. 避免精神刺激、过度劳累、生活无规律、吸烟和酗酒等不良生活习惯。

2. 宜食富有营养易消化的食物；少食多餐，细嚼慢咽，定时进食；不宜饱食、暴食；忌食生冷粗硬、冷饮沸汤、辛辣酸甜之品；避免咖啡、浓茶等刺激性饮料。

九、呃　逆

呃逆是以胸膈间气逆上冲，喉间呃呃连声，声短而频，不能自制，甚则影响谈话、饮食、睡眠为主症的病症。现代医学认为，呃逆是因膈肌的不自主间歇性收缩所致，常见于胃肠神经官能症及某些胃肠道、纵隔疾病。

中医学认为，呃逆的发生主要是由胃气上逆所致。因胃处中焦，上连胸膈，其气以通降为顺。不论寒热虚实，某种因素影响到胃气的和降，即会导致胃气上逆而发为呃逆。常将呃逆分为虚、实两大类型。

【临床表现】

1. 实证

(1) 胃中寒冷：呃逆声音沉缓有力，胸脘不舒，得热则减，遇寒更甚，食少便溏，苔白润，脉迟缓。

(2) 胃火上冲：呃逆声音响亮有力，烦渴口臭，喜冷饮，面赤，便秘尿黄，苔黄，脉滑数。

(3) 肝气犯胃：呃逆因情志抑郁恼怒而发作，情绪愉快时缓解，伴见胸闷胁胀，苔薄白，脉弦。

2.虚证

(1)脾胃阳虚:呃逆声音低弱无力,气不接续,面白肢冷,乏力食少,腹胀便溏,舌淡苔白,脉细弱无力。

(2)胃阴不足:呃逆声音急促断续,口干舌燥,烦渴不安,消瘦颧红,舌红而干,少苔或有裂纹,脉细数。

【醋疗方】

川椒丸方

〔组　　成〕 川椒 120 克,面粉、食醋各适量。

〔制法用法〕 将川椒炒焦,研为细末,与面糊做丸如梧桐子大,每服 10 丸,用醋汤送下。

〔功　　效〕 温中散寒,止呃。适用于因寒邪、气郁及中焦虚寒所致之呃逆。

米醋止呃方

〔组　　成〕 米醋适量。

〔制法用法〕 将米醋慢慢吞服。每日 1 次。

〔功　　效〕 散寒,止呃。适用于寒邪、气郁引起的呃逆。

米醋红糖方

〔组　　成〕 红糖 9 克,米醋 100 毫升。

〔制法用法〕 醋与红糖搅匀,徐徐服下。每日 1 剂,连服数天。

〔功　　效〕 温中散寒,止呃逆。适用于受寒所致之呃逆。

赭 石 散

〔组　　成〕 赭石、醋各适量。

〔制法用法〕 将赭石用火烧红,取出用醋淋湿,阴干后研极细末,筛过备用。必要时服 6～10 克,热水送下。

〔功　　效〕 平肝清火,重镇降逆。适用于新病呃逆。

【注意事项】

1.忌食生冷食品,包括生拌凉菜、水果,煎炸等难以消化的食品也不宜多吃。

2.呃逆有时会作为其他疾病的并发症发生,如出现大汗淋漓、面色苍白、脉搏细速等症状时,应立即送往医院就医。

3.对患有脏腑重症或危症者,不宜捶击。

十、便　秘

便秘是指排便次数明显减少,每2~3天或更长时间排便一次,无规律,粪质干硬,常伴有排便困难感的病理现象。便秘是人们常有的一种症状。一般说来,排便后8小时内所进食物在40小时未能排出,即为便秘。临床上分为器质性便秘和功能性便秘两种。器质性疾病所致大多为结肠性便秘,功能性便秘则大多为直肠性便秘,即习惯性便秘。尤以中年或中年以上经产妇女为多。

中医学认为,便秘主要由燥热内结、气机郁滞、津液不足和脾肾虚寒所引起。由于现代人饮食过于精细,嗜食辛辣,饮食失调,运动量减少,生活无规律,疲劳过度等原因影响肠胃功能而引发便秘。

【临床表现】

1.燥热型便秘　临床症状表现大便干结,同时伴有小便短赤,身热,口干、口臭,口渴喜冷饮,腹胀、腹痛等。

2.气滞型便秘　临床表现为大便秘结,欲便不得,胁腹胀痛,嗳气频作,情志不畅,心烦易怒,舌苔薄腻。

3.气虚型便秘　临床症状表现为大便干结,虽有便意感,却难以排出,常伴气短、疲乏,面色无华,舌色淡苔白。

4.血虚型便秘 临床表现为大便秘结,面色无华,头晕目眩,心悸,唇甲色淡。舌淡。

【醋疗方】

柏仁醋调方

[组　　成]　柏子仁 10 克,火麻仁 10 克,食醋适量。

[制法用法]　将柏子仁、火麻仁微炒研细,装入纱布袋内,水煎 20 分钟,弃药袋加醋调匀。每日 1 剂,便通为度。

[功　　效]　润肠通便。适用于老年性便秘及习惯性便秘。

葱醋敷脐方

[组　　成]　大葱白 2000 克,食醋适量。

[制法用法]　将大葱白洗净切丝,放入锅内加醋炒至很热,分 2 包,趁热敷脐上,凉则互换,不可间断,6 小时后大便可通。

[功　　效]　消积散寒,通便。适用于宿食结于肠间,不能下行,大便多日不通,其证因饮食过度,或恣食生冷,或寒邪凝结,或呕吐既久,胃气上冲,上逆不降。

蜂蜜醋蛋液方

[组　　成]　蜂蜜适量,鸡蛋 1 个,9°食醋 150～180 毫升。

[制法用法]　先将鸡蛋洗净,放入广口玻璃瓶中,倒入醋,密封 48 小时,待蛋壳软化,仅剩下薄皮包着胀大的鸡蛋时,启封。将鸡蛋清、鸡蛋黄与醋搅匀,再放置 24 小时后即可食用。每剂分 5～7 天服完,每日 1 次,每次约 30 毫升,加温开水 2～3 倍及蜂蜜调匀,于清晨空腹时服用。软蛋皮可 1 次食完。胃溃疡、胃酸过多者慎服此液。

[功　　效]　开胃消食,润肠通便。适用于各种便秘。

马铃薯醋汤方

[组　　成]　马铃薯、食醋各适量。

[制法用法]　将马铃薯洗净,去皮,切碎,绞汁与醋混匀共服。每日清晨或午饭前后各服半杯。

[功　　效]　润肠通便。适用于便秘。

山楂萝卜醋方

[组　　成]　生山楂 10 个,萝卜 1 个,食醋适量。

[制法用法]　将上 3 味加水共煎,每日 1 剂,分 3 次服用,可同时吃山楂。

[功　　效]　理气宽肠,消食开胃。适用于习惯性便秘。

调中丸方

[组　　成]　大黄(锉)120 克,鳖甲(醋炙)120 克,朴硝 120 克,桃仁(麸炒)120 克,皂荚(去皮,捶碎,用水一大碗浸,滤过取汁)5 挺,萝卜(刨丝绞汁)500 毫升,陈醋 200 毫升。

[制法用法]　将前 4 味研细末,陈醋、皂荚汁、萝卜汁煎沸 2~3 分钟后,入药末熬成膏,做成梧桐子大丸,每次服 20 丸,米汤送下。

[功　　效]　清热涤肠,润肠通便。适用于大肠风热秘涩不通。

【注意事项】

1.避免久坐久卧,多进行体育运动,增强体质。

2.加强腹肌锻炼,按摩腹部,促进胃肠蠕动,有助于促进排便。

3.每日至少喝 8 杯水,尤其在食用高纤维食品时,更应注意保证饮水。

4.多吃富含膳食纤维的食物,青年人要多吃绿叶蔬菜,老年人适量增加粗纤维食品。

5.养成每天定时排便的习惯,以逐步恢复或重新建立排便反射。

6.便秘多发生在高血压、脑动脉硬化、冠心病及年老体弱者等高危人群中。治疗时应特别注意患者的反应,疗效不明显时应采用其他疗法,以免发生意外。

十一、腹泻(泄泻)

腹泻主要表现为大便次数增多,粪便稀薄或呈水样,或带黏液腥血。可由多种原因引起,如各种肠道感染、食物中毒、胃肠神经官能症、肠道肿瘤。

中医学称本病为"泄泻",认为六淫外邪入侵,脾胃气机受阻,饮食不节,肝气郁结,脾胃虚弱均可导致本病。

【临床表现】

1.寒湿困脾型 表现为粪便清稀如水样,色白无臭,腹痛肠鸣,畏寒食少,伴鼻寒头重,肢体酸痛,舌淡红,苔薄白或白腻,脉濡迟。

2.肠道湿热型 表现为腹痛即泻,泻下急迫,或泻而不爽,粪便黄褐而臭,肛门灼热,小便短赤,伴发热,苔黄腻,脉濡数。

3.食滞肠胃型 表现为肠鸣腹痛,泻下粪便臭如败卵,伴不消化之物,泻后痛减,脘腹痞满,嗳腐酸臭,不思饮食,舌苔垢浊或厚腻,脉滑实。

【醋疗方】

白面鸡蛋醋方

〔组　　成〕　白面150克,鸡蛋3个,米醋30毫升。

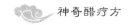

　　［制法用法］　将鸡蛋与白面混合做饼,切碎后用米醋炒熟。代主食服用,每日 2 次,以愈为度。

　　［功　　效］　解毒和中。适用于慢性肠炎。

醋　茶

　　［组　　成］　绿茶 2.5 克,食醋 20 毫升。

　　［制法用法］　将绿茶和醋放在茶杯中,加入 300 毫升开水,浸泡 10 分钟。每日 1 剂,分 3 次服完。连服数剂直至痊愈。

　　［功　　效］　清热解毒,杀菌止痢。适用于急性肠炎、细菌性痢疾。

醋豆腐方

　　［组　　成］　豆腐 150 克,精盐、植物油各适量,食醋 50～80 毫升。

　　［制法用法］　将豆腐切成 2～3 块,炒锅上火,加植物油稍热,加入豆腐块、精盐、醋,煮片刻即可食用。

　　［功　　效］　止泻。适用于肠炎反复不愈者。

醋蛋止泻方

　　［组　　成］　食醋 100 毫升,鸡蛋 2 个。

　　［制法用法］　用搪瓷锅盛醋,打入鸡蛋共煮至蛋熟,将鸡蛋与醋一起食下。若不愈可再食 1 次。

　　［功　　效］　健脾固脱。适用于慢性腹泻。

醋煮黄母鸡方

　　［组　　成］　黄母鸡 1 只(约 1500 克),精盐、食醋各适量。

　　［制法用法］　将黄母鸡除毛,开膛去内脏,洗净,加入精盐、醋,再加适量水将鸡煮熟,分 3 次进食。

　　［功　　效］　温中健脾止泻。适用于脾虚泄泻。

大香连丸

[组　　成]　黄连 600 克,吴茱萸 300 克,木香(不见火)150
克,醋适量。

[制法用法]　将黄连用吴茱萸同炒令赤,去吴茱萸不用,与
木香共为细末,醋糊为丸,如梧桐子大。每服 20 丸,米饮吞下。

[功　　效]　清肠燥湿,温中和胃。适用于肠胃虚弱,冷热
不调,泄泻烦渴,米谷不化,腹胀肠鸣,胸膈痞闷,胁肋胀满;或下
利脓血,里急后重,不思饮食;或小便不利,肢体怠惰,日渐瘦弱。

大蒜米醋方

[组　　成]　大蒜、米醋各适量。

[制法用法]　先将大蒜去皮,浸入米醋中备用。每次吃蒜 6
瓣,每日 3 次。

[功　　效]　暖脾胃,杀虫消积。适用于伤食腹泻。

丁香番木鳖醋方

[组　　成]　公丁香 3 粒,母丁香 3 粒,番木鳖 2 个,麝香
0.3 克,米醋适量。

[制法用法]　将前 3 味共研匀,以米醋调药末成厚泥状,做
成药丸如梧桐子大小。每日 1 剂。

[功　　效]　止痢。适用于慢性肠炎。

断 下 丸

[组　　成]　神曲(微炒)30 克,吴茱萸(绿色者拣净,泡洗七
遍)30 克,米醋适量。

[制法用法]　前 2 味为细末,以米醋为丸,如梧桐子大。每
服 50～100 丸,空腹食前米饮汤下。

[功　　效]　温中理气,消积止泻。适用于暴泻。

固 肠 丸

［组　　成］　吴茱萸、黄连、罂粟壳各等分,醋适量。

［制法用法］　前 3 味为末,醋糊为丸,梧桐子大。每服 30 丸,空腹米汤送下。

［功　　效］　温中健脾,涩肠止泻。适用于滑泄,昼夜无度。

矾醋丸方

［组　　成］　白矾、食醋各适量。

［制法用法］　将白矾用火煅烧为末,加醋调糊为丸,如梧桐子大。每次服 10 丸,每日 2 次。

［功　　效］　止泻。适用于伏暑泄泻。

黄瓜叶醋蛋方

［组　　成］　黄瓜叶 30 克,鸡蛋 2 个,米醋 10 毫升。

［制法用法］　将黄瓜叶洗净切碎,把鸡蛋打碎,与黄瓜叶渣搅匀,下锅炒至蛋熟。冲入米醋,炙熟即成。每日食 1 次,治愈为止。

［功　　效］　清热,解毒,止泻。适用于湿热泄泻,症见泻而不爽、肛门灼热者。

莶草醋丸方

［组　　成］　豨莶草、食醋各适量。

［制法用法］　将豨莶草研为细末,加醋调糊做成丸,如梧桐子大。每服 30 丸,白开水送下。

［功　　效］　祛风止泻。适用于风寒下泻。

荆芥椿树皮醋饮

［组　　成］　荆芥 5 克,椿树皮 5 克,醋 30 毫升。

［制法用法］ 将前 2 味炒炭,研成末,再加醋、水各半,一同煎汤,去渣取汁。顿服。

［功　　效］ 止血止痢。适用于慢性肠炎。

椒术丸

［组　　成］ 苍术 60 克,川椒(去口,炒)30 克,醋适量。

［制法用法］ 苍术、川椒,共为细末,醋糊丸,如梧桐子大。每服 20～30 丸,食前温水下。适用于恶痢久不愈者,弥佳。如小儿病,丸如黍米大。

［功　　效］ 燥湿健脾,温中散寒。适用于飧泄。

枯矾枣树皮醋方

［组　　成］ 枯矾 15 克,枣树皮 30 克,醋适量。

［制法用法］ 将枣树皮炒成炭,与枯矾共研成末。口服 6 克药末,每日 3 次,用温开水稀释醋送服,3 天为 1 个疗程,连用 1～2 个疗程。

［功　　效］ 止泻。适用于慢性肠炎。

绿茶醋方

［组　　成］ 绿茶 100 克,绿茶末 36 克,生姜或甘草适量,米醋 30 毫升。

［制法用法］ 将绿茶加水煎取 300 毫升浓汁,分成 3 份备用。绿茶末分成 3 份备用。生姜或甘草煎汤。每次取 100 毫升浓茶汁,与 10 毫升食醋混匀服用,每日服 3 次。另取 12 克绿茶末,白痢用姜汤送服,赤痢用甘草汤送服。

［功　　效］ 清热祛湿,止血止痢。适用于慢性肠炎。

米醋饮方

［组　　成］ 米醋 50 毫升。

［制法用法］ 将米醋倒入杯中,用开水稀释,频频饮用。

［功　　效］ 开胃消食,止泻。适用于食积泄泻。

肉桂硫黄醋方

［组　　成］ 肉桂 3 克,硫黄 6 克,白胡椒 1.5 克,鸡内金 3 克,枯矾 6 克,五倍子 6 克,新鲜葱白 3～5 根,米醋适量。

［制法用法］ 以上前 6 味共研为细末,再与葱白共捣烂,加入适量米醋调成糊状,敷于脐部,外用消毒纱布覆盖,再用胶布固定,每次敷药 2 小时,每日 1 次,连用 6 次为 1 个疗程。

［功　　效］ 温肾健脾,固涩止泻。适用于肾阳虚衰所致的慢性肠炎。

肉蔻栗壳醋丸方

［组　　成］ 肉豆蔻(煨过)、栗壳(炙)各等分,食醋适量。

［制法用法］ 将前 2 味共研为细末,加醋调糊做成丸,如梧桐子大,每次服 40～50 丸,米汤送下。

［功　　效］ 温中涩肠,止泻。适用于久泻不止。

酸醋鸭蛋方

［组　　成］ 鸭蛋 1～2 个,食醋 250 毫升。

［制法用法］ 用醋煮鸭蛋至熟。吃蛋喝醋,每日 1 次。

［功　　效］ 健脾,消炎,止泻。适用于急、慢性肠炎。

四味阿胶丸

［组　　成］ 黄连 120 克,茯苓 60 克,白芍 90 克,阿胶 30 克,醋适量。

［制法用法］ 前 3 味,共为细末,以醋熬阿胶成稀膏,和匀为丸,如梧桐子大。空腹时用米饮送下 30 丸。

［功　　效］ 清热燥湿,健脾和阴。适用于泻后成痢。

生姜醋蛋方

〔组　　成〕　鸡蛋 3 个,米醋 15 毫升,姜末、葱末、植物油各适量。

〔制法用法〕　将鸡蛋打碎,加入姜末、精盐、葱末混合搅匀,用植物油煎炒至熟,再入米醋即成。当点心食用。

〔功　　效〕　健脾,温中止泻。适用于受凉所致的腹泻。

余粮乌头醋丸方

〔组　　成〕　禹余粮 120 克,乌头 30 克,食醋适量。

〔制法用法〕　前 2 味共研为细末,滴醋调糊为丸,如梧桐子大,饭前服 5 丸,以醋汤送下。

〔功　　效〕　温中止泻。适用于肠泻不止。

燕窝泥灶心土醋敷方

〔组　　成〕　燕窝泥、灶心土各等量,米醋适量。

〔制法用法〕　将前 2 味加工使碎,入醇醋中,煮至醋减半。分 3 次内服。

〔功　　效〕　止痢止血。适用于慢性肠炎。

玉米棒石榴皮醋方

〔组　　成〕　鲜玉米棒 500 克,鲜石榴皮 120 克,食醋 50 毫升。

〔制法用法〕　先将前 2 味分别焙干,共研为细末,备用。取药末 10 克,用温醋送下,每日 3 次。

〔功　　效〕　健脾,涩肠,止泻。适用于慢性肠炎。

五倍子醋方

〔组　　成〕　五倍子 6 克,食醋适量。

［制法用法］ 五倍子共研为细末,再加入适量食醋,调为膏状,涂于消毒纱布上,敷于脐部,1 小时后泻止可去药膏,用药时间不宜过长。

［功　　效］ 收敛涩肠止泻。适用于慢性肠炎。

治老少泄泻方

［组　　成］ 蜀椒 60 克,醋 2000 毫升。

［制法用法］ 醋煮蜀椒,煮醋尽,慢火焙干碾末,瓷器贮之,每服二钱匕(约合 2 克),酒或米饮下。

［功　　效］ 温中燥湿,酸涩止泻。适用于老少泄泻,小儿及 50 岁以上泄泻者。

治老人虚泄方

［组　　成］ 熟附子 30 克,赤石脂 30 克,醋适量。

［制法用法］ 前 2 味共研为末,醋糊丸梧子大。米饮下 50 丸。

［功　　效］ 四阳补火,散寒除湿,涩肠止泻。适用于老人虚泄不禁。

【注意事项】

1. 发生腹泻时,一定要查清病因,对症下药。有感染因素者,可同时应用抗生素等药物治疗,如出现脱水和中毒症状时,应及时配合静脉滴注等治疗。

2. 加强户外活动,注意气候变化,注意保暖,避免腹部着凉。

3. 保持舒畅的心情,消除紧张情绪。

4. 注意饮食卫生,不要暴饮暴食,不吃不洁食物,免食生冷油腻食物。

5. 如是病毒引起的腹泻,要给患者吃些容易消化吸收的清淡食物,如面条、米粥等。

十二、腹 痛

腹痛是指胃脘以下、耻骨毛际以上的部位发生疼痛的症状。以疼痛的部位而言，少腹两胁属厥阴经，这些部位的疼痛多属肝胆病；小腹、脐周属少阴经，这些部位的疼痛多小肠、肾、膀胱的病；中脘属太阴经，此部位的疼痛多属脾胃病。腹痛是一个症状，可包括急性胰腺炎、胃肠痉挛、神经官能性腹痛、消化不良等所引起的腹痛。

中医学认为，腹痛多因感受六淫之邪，虫积、食滞所伤，气滞血瘀，或气血亏虚，经脉失荣等，均可导致腹痛。

【临床表现】

1. 脾阳不振型 表现为腹痛绵绵，时作时止，喜热恶冷，痛时喜按，饥饿及疲劳时更甚，大便溏薄，神疲，气短，怯寒，舌苔薄白，脉沉细。

2. 饮食停滞型 表现为脘腹胀满疼痛，拒按，恶食，嗳腐吞酸，或痛而欲泄，泄后痛减，舌苔腻，脉滑。

【醋疗方】

白芷糊方

〔组 成〕 生白芷30克，小麦粉15克，食醋适量。

〔制法用法〕 将白芷研为细末，与小麦粉调匀，加醋调成糊，敷脐眼约碗口大，用稍大的碗扣上，经1～2小时，汗出，疼痛即缓解。

〔功 效〕 祛风散寒止痛。适用于贪凉饮食、感受寒邪腹痛阵作或脐周绞痛。

沉香温胃丸

[组　　成]　附子(炮,去皮,脐)30克,巴戟天(酒浸,去心)30克,干姜(炮)30克,茴香(炮)30克,官桂21克,沉香15克,甘草(炙)15克,当归15克,吴茱萸(洗、炒、去苦)15克,人参15克,白术15克,白芍15克,白茯苓(去皮)15克,高良姜15克,木香15克,丁香9克,食醋适量。

[制法用法]　上药为末,用食醋打面糊为丸,如梧桐子大。每服50～70丸,空腹时用热米汤送下,日三服。

[功　　效]　温中散寒,益气健脾。适用于中焦气弱,脾胃受寒,食欲缺乏,气不调和;脏腑积冷,心腹疼痛,大便滑泄,腹中雷鸣,霍乱吐泻,手足厥逆,便痢无度;下焦阳虚,脐腹冷痛;伤寒阴湿,形气沉困,自汗。

醋饮止痛方

[组　　成]　食醋300毫升。

[制法用法]　将醋加热,趁热顿服。

[功　　效]　缓急止痛。适用于蛔虫性腹痛、胆管蛔虫病。

醋调鸡蛋方

[组　　成]　黄母鸡鸡蛋1个,食醋适量。

[制法用法]　将鸡蛋打破调入醋内,加热,1次服下。

[功　　效]　温中止痛。适用于受寒后腹痛。

醋炒艾叶方

[组　　成]　艾叶适量,食醋少许。

[制法用法]　将艾叶捣烂加醋炒热,外敷肚脐。药凉后炒热再敷。

〔功 效〕 温中散寒,止痛。适用于受寒后腹痛及妇女痛经。

大蒜姜醋方

〔组 成〕 大蒜 100 克,生姜 100 克,食醋 500 毫升。

〔制法用法〕 将生姜洗净,切片,大蒜去外皮,同姜一起浸于食醋中,密封存放 30 天以上。用时饮醋,食姜、蒜适量,每日 1 次。

〔功 效〕 温中散寒,止痛,杀菌。适用于寒性腹痛及肠炎腹泻。

胡椒丁香醋敷方

〔组 成〕 胡椒 25 粒,丁香 20 粒,广木香 6 克,广丹 6 克,生明矾 15 克,精盐 5 克,米醋适量。

〔制法用法〕 将前 6 味共研为细末,加米醋调为糊。取适量药糊敷于脐孔及两侧劳宫穴上,盖以纱布,用胶布固定,每日 1 次。

〔功 效〕 温中散寒,止痛。适用于虚寒腹痛、时痛时止、绵绵不断、喜热喜按者。

黄连干姜当归醋方

〔组 成〕 黄连 90 克,干姜 30 克,当归 45 克,阿胶 45 克,醋适量。

〔制法用法〕 将前 3 味研为细末,以醋烊阿胶为丸,如梧子大。每服 30 丸,米汤送下,每日服 3 次。急用者亦可取上述剂量的 1/5,加水醋各半,煎汤温饮。

〔功 效〕 清热燥湿,泻火解毒。适用于腹痛。

荔枝核醋调方

〔组 成〕 荔枝核 60 克,食醋适量。

［制法用法］　将荔枝核研为细末。每服 6 克,用醋送服。

［功　　效］　散寒,行气,止痛。适用于外感风寒所致小腹及睾丸抽痛。

木 瓜 丸

［组　　成］　鲜木瓜 3 个,醋煮过的硇砂 60 克,米醋 5 升。

［制法用法］　取鲜木瓜,切开头去瓤,再将硇砂以醋一盏,化去夹石,装入瓜内,晒在太阳下,以木瓜烂为度,研匀,加米醋 5000 毫升煎浓,再加蜜用瓷瓶收贮,密盖。用时旋以附子末和成丸,如梧桐子大。每服 1 丸,以酒化丸服之。

［功　　效］　平肝和胃,散瘀消癥。适用于积年气块,脐腹疼痛。

木香醋调方

［组　　成］　木香 60 克,米醋适量。

［制法用法］　将木香研为细末,每取木香 6 克加入米醋中,煎一沸。温服。

［功　　效］　行气止痛。适用于气滞脘腹疼痛。

硇 附 丸

［组　　成］　附子(炮)30 克,硇砂(汤飞)3 克,丁香(不见火)3 克,干姜 4.5 克,醋适量。

［制法用法］　上为细末,旋入硇砂,研和,用醋面糊为丸,如梧桐子大。每次服 10 粒,加至 20 粒,生姜汤送下,不拘时候。

［功　　效］　温中散寒,破血消积。治虚中有积,心腹肋胁胀痛。

肉桂菜子醋丸方

［组　　成］　肉桂 60 克,油菜子 60 克,食醋、面粉各适量。

［制法用法］　将油菜子用锅炒香,与肉桂共研细末,同醋煮面粉糊为丸,如龙眼大。每次 1 丸,温黄酒送下,每日 2 次,连服数日。

［功　　效］　温阳助火,散寒止痛。适用于肾阳虚衰、黎明之前腹部作痛、肠鸣泄泻。

消积集香丸

［组　　成］　木香 15 克,陈皮 15 克,青皮 15 克,炮三棱 15 克,炮莪术 15 克,炒黑牵牛子 15 克,炒白牵牛子 15 克,炒茴香 15 克,炒巴豆 15 克,醋适量。

［制法用法］　将前 9 味药研末,醋糊为丸,梧桐子大,每服 7～10 丸,温姜汤送下,以利为度。

［功　　效］　温胃散寒,消食导滞。适用于寒冷饮食所伤,心腹满闷疼痛及积聚。

【注意事项】

1. 注意局部(腹部)保暖,少吃辛辣刺激性食物及生冷食物。

2. 注意劳逸结合,饮食合理,并摄取充足的营养,提高免疫力。

3. 经期避免性生活,保持心情舒畅,避免不良刺激,以防月经不调。

十三、病毒性肝炎(黄疸)

病毒性肝炎是感染多种肝炎病毒所引起的常见传染病,具有传染性强、传播途径复杂、流行范围广泛、发病率较高等特点。主要症状特点有乏力、发热、黄疸、恶心、呕吐、食欲减退、胁痛、肝区疼痛、肝肿大和压痛等。重症肝炎则有明显出血倾向、肝萎缩、神经系统症状,甚至死亡。本病分甲型、乙型、丙型、丁型、戊型等。根据临床还可分为急性肝炎（黄疸型、无黄疸型）、慢性肝炎（迁延性、活动性）、重症肝炎（暴发型、亚急型）和瘀胆型肝炎四种。病毒性肝炎属中医学的"胁痛""黄疸""虚损""急黄""瘟黄""肝积"等范畴。

【临床表现】

1.湿热蕴蒸型　表现为身目俱黄，黄色鲜明，发热口渴，纳呆厌油，恶心呕吐，胁痛腹胀，大便秘结，小便黄赤，肝肿大，触痛明显。舌红，苔黄腻，脉弦数，多见于急性黄疸型肝炎。

2.脾虚湿阻型　表现为疲乏无力，肢体困倦，胁下隐痛，饮食减少，大便溏薄，面色萎黄。舌质淡，苔腻，脉缓软。多见于慢性迁延性或活动性肝炎。

3.肝脾不和型　表现为神情抑郁，胁肋胀满或疼痛，时喜太息，烦躁易怒，脘痞腹胀，嗳气纳呆，恶心呕吐，大便溏薄。舌苔薄白或白腻，脉弦，多见于急性无黄疸型肝炎或慢性迁延性肝炎复发。

4.肝肾阴亏型　表现为右胁隐痛，形体消瘦，腰膝酸软，眩晕耳鸣，双目花糊，牙宣鼻衄时作，口干唇燥，手足心热，面红潮热。舌红少苔，脉细数，多见于慢性活动性肝炎。

5.气血瘀滞型　表现为胸脘胀闷，嗳气恶心、胁下积块，胁肋胀痛或刺痛，手掌色红，颈臂见蛛丝赤缕，鼻衄齿衄，面唇晦滞。舌质黯红，脉细涩，多见于慢性活动性肝炎及部分迁延性肝炎。

6.疫毒炽盛型　表现为发病急骤，黄疸迅速加深，鲜明如金色，高热烦渴，胁肋胀痛，纳呆呕吐，嗜睡，神昏谵语，极度疲乏，或兼见衄血或便血，小便深黄。舌红绛，苔黄燥，脉弦滑数或细数。多见于重症肝炎。

7.肝胆郁热型 表现为面目及全身肌肤发黄,持续不解,黄色鲜明,胁痛引背,可有发热或寒热往来,口暗咽干,纳呆腹胀,恶心呕吐,大便秘结,小便短赤。舌质红,苔黄腻,脉弦数。多见于瘀胆型肝炎。

【醋疗方】

醋枣矾糖饮方

[组　　成] 大枣 500 克,红糖 500 克,明矾粉 30 克,食醋 500 毫升。

[制法用法] 先将大枣放锅内,加适量水煮至汤尽,去皮、核,加入红糖、醋、明矾粉,共煎煮成浓稠汁,贮瓶内备用。每服 10 毫升,每日 3 次。

[功　　效] 解毒,消瘀,退黄,保肝。适用于急性病毒性肝炎。

醋维生素方

[组　　成] 食醋、维生素 B_2 各适量。

[制法用法] 每次取醋 15 毫升饮用,并配服维生素 B_2 2 片,每日 3 次,连服 2 周为 1 个疗程。

[功　　效] 清热解毒,保肝。适用于黄疸型肝炎。

醋泡梨方

[组　　成] 食醋适量,生梨数个。

[制法用法] 将梨洗净,削去皮,浸于醋罐中 2～3 天。每日食 1 个,直至病愈。

[功　　效] 散热解毒,利湿退黄。适用于急性及慢性肝炎。

黄疸醋茶方

[组　　成]　细茶叶 25 克,食醋 20 毫升。

[制法用法]　将醋与茶叶置杯中,加开水冲泡 10 分钟,分 3 次服完,每日 1 剂。连服数剂直至痊愈。

[功　　效]　清热解毒,利湿消黄。适用于黄疸型肝炎。

鸡蛋米醋方

[组　　成]　米醋 60 毫升,鸡蛋 1 个。

[制法用法]　先将鸡蛋连壳烧炭存性,研为末,和醋调匀,顿服,每日 1 次,连服 3 天。

[功　　效]　解毒,消黄。适用于黄疸型肝炎。

威灵仙鸡蛋醋方

[组　　成]　威灵仙 30 克,鸡蛋 1 个,米醋 10 毫升。

[制法用法]　将威灵仙与鸡蛋加水同煮 30 分钟,去药渣、蛋壳,调入米醋,再煮 5 分钟,吃蛋饮醋汤,每日 1 次。

[功　　效]　宣通五脏,祛风除湿,扶正去黄。适用于急性病毒性肝炎。

如圣丸方

[组　　成]　血竭 30 克,羊角草 30 克,桔梗 30 克,苍术 30 克,甘草 15 克,皂矾 120 克,陈醋 400 毫升,面粉适量。

[制法用法]　前 5 味共研为细末,先将陈醋下锅,入皂矾煎熬约 20 分钟,下药末,再入面粉,和丸如小豆大,备用。每服 30～50 丸,每日 3 次,空腹用醋送服。

[功　　效]　清热解毒,凉血退黄。适用于急性肝炎(脾劳黄疸)。

水晶菠萝方

[组　　成]　罐头菠萝 250 克,白糖 250 克,白米醋 50 毫升,冻粉(泡好)200 克。

[制法用法]　将菠萝切成片,分放在 10 个小茶碗内,备用。再将白糖、冻粉兑醋、凉开水和罐头汁,调匀上锅蒸至溶化,稍凉分倒在小茶碗内,然后放入冰箱冷却。食用时从茶碗中取出,每日可食数次。

[功　　效]　开胃,助消化。适用于慢性肝炎有一定疗效。

退黄糊方

[组　　成]　陈皮 15 克,苍术 15 克,厚朴 15 克,甘草 9 克,香附 3 克,皂矾 3 克,青皮 3 克,莪术 3 克,黄连 3 克,苦参 3 克,白术 3 克,米醋适量。

[制法用法]　将诸药混合研为细末,过筛后以米醋调和成膏,备用。用时取药膏如蚕豆大小 1 块,摊于纱布中间,敷贴于患者神阙(肚脐中)穴上,以胶布固定,每日换药 1 次,10 天为 1 个疗程。

[功　　效]　清热利湿,退黄。适用于黄疸型肝炎。

猪骨米醋汤方

[组　　成]　猪骨 500 克,红糖 200 克,白糖 200 克,米醋 1000 毫升。

[制法用法]　将鲜猪骨、米醋、红糖、白糖置锅内共煮(不加水),至沸后 30 分钟取出过滤,取滤液。成人每次服 30～40 毫升,小儿(5—10 岁)10～15 毫升,每日 3 次,饭后服。1 个月为 1 个疗程。慢性肝炎者可服 2～3 个疗程。

[功　　效]　补虚强体,散瘀,解毒。适用于急性及慢性肝炎。

栀蒌苦参醋蛋方

〔组　　成〕　栀子 15 个,瓜蒌仁 3 个,苦参 1 克,鸡蛋 2 个,米醋适量。

〔制法用法〕　将前 3 味共研为细末,鸡蛋用米醋浸泡 7 天,待蛋壳变软后将鸡蛋连壳捣烂,与药末调和为丸,如梧桐子大,备用。每服 10 丸,每日 5～6 次。

〔功　　效〕　清利湿热。适用于湿热黄疸。

十四、肝硬化(癥结、肝积)

　　肝硬化是一种常见的慢性肝病,是由一种或多种病因长期损害肝脏,引起肝组织弥漫性纤维化、假小叶和再生结节形成为特征的慢性肝病,临床以肝功能受损与门静脉高压为主要表现,晚期常出现上消化道出血、肝性脑病等并发症。

　　肝硬化在中医文献中,未能找到与其十分相应的病症,似属中医学"癥结""肝积"等范畴。本病多由嗜酒过度,饮食不节,损伤脾胃;或情志抑郁,气机失于调畅,以致肝气郁结;或血吸虫感染,或黄疸积聚久,使气血瘀滞而致病。

【临床表现】

　　临床上分为肝功能代偿期和失代偿期。代偿期症状轻,主要症状特征为肝区不适、纳呆、腹胀、乏力、肝脾大等。失代偿期肝脏缩小,质硬,临床症状加重,并可有肝功能减退、门静脉高压、脾大、腹水、浮肿、消化道出血、贫血、肝昏迷等出现。中医学分为以下几种类型。

1.气郁湿阻型 表现为腹大胀满,按之不坚,胁下胀满,或有疼痛,纳呆嗳气,食后作胀,小便短少。苔白腻,脉弦。

2.寒湿困脾型 表现为腹大胀满,按之如囊裹水,胸脘胀闷,得热稍舒,形寒肢冷,精神困倦,大便溏薄,小便短少。苔白腻,脉缓。

3.湿热内蕴型 表现为腹大坚满,脘腹急痛,烦热口苦,纳呆身重,溲赤短涩,大便秘结或溏垢,或有面目发黄。舌边尖红,苔黄腻,脉弦数。

4.肝脾血瘀型 表现为腹大坚满,胁腹攻痛,右胁触之有痞块,质偏硬,脉络怒张,面色黧黑,面颈胸臂有血痣,呈丝纹状,手掌赤痕,唇色紫褐,渴不欲饮,牙宣鼻衄,大便色黑。舌质紫黯或有瘀斑,脉细涩。

5.脾肾阳虚型 表现为腹大胀满,朝轻暮重,神疲体倦,畏寒肢冷,脘闷纳呆,大便溏薄,面色苍黄或㿠白,腰膝酸软,下肢浮肿,小便短少。舌质胖淡,脉沉细。

6.肝肾阴虚型 表现为腹大坚满,胁痛腰酸,四肢瘦削,甚则青筋暴怒,面黑唇紫,口干心烦,面热掌红,时有低热,齿鼻衄血,小便短少。舌红绛少津,脉细弦数。

【醋疗方】

鳖甲红枣糖醋方

[组　　成] 鳖甲15克,大枣10枚,白糖10克,米醋20毫升。

[制法用法] 将米醋加入白糖中,搅拌使白糖溶化,备用;大枣用温水浸泡片刻,洗净;将鳖甲用小火炒热,5分钟后倒入糖醋汁,迅速翻炒几下,待糖醋汁将干时立即起锅。再将用糖醋处理过的鳖甲与大枣一同放入小砂锅内,加冷水500毫升,小火慢炖30~60分钟,待大枣熟烂、剩汁半小碗时离火即成。饮汤吃枣,每日1次,2个月为1个疗程。

[功　　效]　补体疗虚,软肝化坚,滋阴退热。适用于肝硬化初期,常用此方能促使病情好转,有低热症状者尤为适宜。

大黄醋煎丸方

[组　　成]　大黄 300 克,食醋 300 毫升,蜂蜜 10 毫升。

[制法用法]　将大黄研为细末,加醋、蜜和匀,浓煎成膏,待凉后做丸如梧桐子大。每服 30 丸,每日 1 次,白开水送下。

[功　　效]　软坚消癥,逐瘀化毒,通便。适用于肝硬化。

大黄醋方

[组　　成]　大黄 500 克,醋 500 毫升。

[制法用法]　将大黄炒焦,洒上醋,焙松研粉,月经来前 10 天开始服药,每服 10 克药末,每日 3 次。

[功　　效]　泻实热,破积滞,行瘀血。适用于痛经。

圣效透肌散方

[组　　成]　秦皮 9 克,荆芥 9 克,雄黄 6 克,豆蔻 6 克,炮穿山甲(代)6 克,轻粉 0.7 克,海金沙 3 克,独头蒜 2 头,食醋 50 毫升。

[制法用法]　前 7 味研为细末,和匀备用。用时取独头蒜,去皮、捣如泥,与药末研匀,加醋调成稀糊,根据肿块大小,摊于纸上贴患处,用敷料覆盖,纱布包紧,敷 24 小时。觉痛无妨,以口鼻内有蒜香为度。

[功　　效]　软坚,消癖。适用于肝脾大、腹中包块。

消癥散方

[组　　成]　雄黄 15 克,生天南星 12 克,生麻黄 10 克,水蛭 10 克,生栀子 10 克,生大黄 10 克,川红花 6 克,面粉、食醋各适量。

[制法用法]　将上药研为细末,加面粉、食醋调湿,做成药饼,贴敷肝脾部。使用药饼时,中间应留一孔以泄病气,再覆盖纱

布,用胶布固定,敷至药饼发干,再加醋调湿继续使用。每剂药末可根据病灶范围做1～3个饼,1饼可用3天。

〔功　　效〕　活血化瘀,消癥通络。适用于肝脾大。

仙 鼓 丹

〔组　　成〕　郁金(醋浸蒸)15克,莪苈45克,大黄(煨)30克,沉香0.2克,琥珀0.2克,板蓝根10克,鹿茸(乳汁蒸)0.5克,黑、白牵牛子(料酒蒸半,炒半)18克,食醋适量。

〔制法用法〕　各药炮制后,共研细末,炼蜜为丸,每丸重10克,每日2次,每次1丸,醋水送服,连服3～12个月。

〔功　　效〕　疏肝理气,温补肝肾。适用于肝硬化。

软肝散方

〔组　　成〕　芒硝30克,土鳖虫120克,王不留行150克,炮甲珠(代)150克,制川乌120克,延胡索90克,冰片30克,桃仁120克,半夏15克,三七150克,制草乌120克,五灵脂90克,蜂蜜、食醋各适量。

〔制法用法〕　将上药研成细末,用蜂蜜、食醋加温调和(以湿为度),外敷肝、脾部位。每剂药可用10天,干则用醋、蜜调湿再敷,每日至少敷8小时。10天为1个疗程,连用3个疗程。

〔功　　效〕　荡涤湿热,活血逐瘀。适用于肝脾大及肝硬化、肝硬化腹水。

【注意事项】

1. 在药物治疗的同时,解除一切顾虑,保持情绪稳定,安心休息静养。如有肝功能失代偿或有并发症时,一定要卧床休息。注意保暖,防止感染。

2. 饮食宜以高热量、高蛋白、高碳水化合物、高维生素和易于消化食物为主。当肝功能明显减退,或有肝昏迷先兆时,应严格限制蛋白质摄入。适当限制动物脂肪、动物油的摄入。禁酒,严格控制粗硬、煎烤食物、带碎骨的禽鱼类食品,以免诱发胃底静脉曲张破裂。出现腹水、浮肿者,应以低盐为原则。伴便秘者,可多食麻油、蜂蜜、芝麻、香蕉,以保持大便通畅,减少氨的产生积聚,防止肝昏迷。

3.一旦出现上消化道出血、肝昏迷、原发性肝癌、肝肾综合征、电解质紊乱,病情即转入进行性恶化阶段,则预后不良。

十五、肝硬化腹水(臌胀)

肝硬化腹水俗称肝腹水。正常人腹腔内有少量的游离腹水,一般为50毫升左右,起着维持脏器间润滑作用,当腹腔内出现过多游离液体时,称为腹水。肝硬化腹水是一种慢性肝病。由大块型、结节型、弥漫型的肝细胞性变,坏死、再生;再生、坏死,促使组织纤维增生和瘢痕的收缩,致使肝质变硬,形成肝硬化。肝功能减退引起门静脉高压,导致脾大,对蛋白质和维生素的不吸收而渗漏出的蛋白液,形成了腹水症。

中医学称本病为"臌胀",是因腹部胀大如鼓而命名。本病以腹部胀大,皮色苍黄,甚则腹皮青筋暴露、四肢不肿或微肿为特征。多因酒食不节,情志所伤,感染血吸虫,劳欲过度,以及黄疸、积聚失治,使肝、脾、肾功能失调,气、血、水淤积于腹内而成。

【临床表现】

少量腹水通常不引起症状,但大量腹水可引起腹部膨隆和不适,出现呼吸短促,医生叩诊时腹部呈浊音。大量腹水致腹部紧张或突出。某些腹水患者,关节因水分过多而肿胀(水肿)。中医学将肝硬化腹水分为以下几种类型。

1.气滞湿阻型 表现为腹大胀满,按之不坚,腹部青筋暴露,两胁胀痛,食欲缺乏,食后作胀,肢体困倦,小便短少。舌苔白腻,脉弦滑。

2.气滞血瘀型 表现为腹大坚满,青筋暴露,胁下肿块刺痛,面色黧黑,皮肤可见丝纹状血痣,手掌赤痕,口干渴,但欲漱口而不欲咽下,大便色黑,唇色紫暗,舌质紫暗或有瘀斑,舌下静脉曲张。脉细涩。

3.湿热蕴结型 表现为腹大坚满,脘腹撑急胀痛,烦热口苦,渴而不欲饮,小便赤涩,大便秘结,舌尖边红苔黄腻,脉弦数。

4.寒湿困脾型 表现为腹大胀满,按之如囊裹水,胸脘胀闷,得热稍舒,精神困倦,怯寒懒动,小便少,大便溏,舌苔白腻脉缓。

5.脾肾阳虚型 表现为腹部胀大,入暮益甚,按之不坚,兼有面色晦滞,畏寒肢冷,身体疲倦,尿少便溏或下肢浮肿,舌质淡胖苔薄白滑。脉沉细无力。

6.肝肾阴虚型 表现为腹大胀满,甚则青筋暴露,形体消瘦,面色萎黄或面黑唇紫,口燥心烦,手足心热,尿少黄短,大便干,或见齿鼻衄血。舌质少津无苔脉弦细数。

7.气血两虚型 表现为头晕心悸,面色无华,神疲乏力,食欲缺乏,两胁隐痛,舌质淡苔薄白,脉象虚弱。

【醋疗方】

桂椒散方

[组　　成]　肉桂末6克,辣椒粉6克,食醋适量。

[制法用法]　用食醋将上药末调匀,做成3块小饼,然后分别敷在神阙和双侧曲泉穴上,外以胶布固定,24小时除去药饼,连敷3次。

[功　　效]　温中散寒,暖脾健胃,除风发汗,行瘀逐湿。适用于肝硬化腹水。

三圣散方

[组　　成]　大戟、甘遂、芫花各等分,食醋、枣汤各适量。

[制法用法]　将前 3 味用醋炙,共研为细末,枣汤空腹送服,早晚各 1 次或每日 1 次。剂量每次从每千克体重 15 毫克开始,逐次增加,每次每千克体重增加 3 毫克,最大剂量为每千克体重 35 毫克。服药后腹部有不适或腹泻,如有效,服至腹水消退。

[功　　效]　逐水饮,消积聚,消肿满。适用于肝硬化腹水。

商陆醋膏方

[组　　成]　商陆 50 克,食醋适量。

[制法用法]　将商陆研为细末,用食醋调成膏,摊于 8 厘米×8 厘米玻璃纸上,晚上临睡前贴于肚脐上,用胶布固定,第二天早晨起床时去掉,反复外敷待腹水排尽为止。

[功　　效]　利水通便,逐瘀散结。适用于水气肿满(顽固性腹水)。

石灰桂醋膏方

[组　　成]　风化石灰 15 克,肉桂 9 克,食醋适量。

[制法用法]　前 2 味共研为细末,用醋调一半成膏,摊青布上,贴脐中,四周用绵纸糊固,不使透气。贴上极痒,不可移动,至翌日将所余一半,再调摊换敷贴如上。换下者,将药取下收贮,如已干,加醋再调,贴满 10 天,方可去膏。

[功　　效]　通便,行气,利水。适用于肝硬化腹水。

水 蛭 丸

[组　　成]　三棱(炮)、莪术(炮)、干漆(炒烟尽)、牛膝(酒洗)、虻虫(糯米炒)、琥珀、肉桂、硇砂、水蛭(石灰炒赤色)、大黄各等分,生地黄自然汁、米醋各适量。

〔制法用法〕 前 10 味药,共为细末,同生地黄自然汁与米醋和匀,丸如梧桐子大。每服 10 丸,空腹时用温酒或童便送下。

〔功 效〕 破血逐瘀,化癥消积。适用于血蛊、气蛊、腹硬如石。

吴鞠通治蛊胀方

〔组 成〕 活鲤鱼 1 条,愈大愈好,葱 500 克,食醋 500 毫升。

〔制法用法〕 取活鲤鱼 1 条,1～2 千克,大者更好,不去鳞甲,不破肚,加葱,水煮熟透,再加醋 500 毫升,任服之。

〔功 效〕 健脾利水,散瘀除癥。适用于蛊胀,从头面肿起,腹胀,满腹青筋暴起如虫纹者。

消臌散方

〔组 成〕 蟋蟀 10 只,白胡椒 25 克,莪术 25 克,延胡索 30 克,附子 15 克,食醋适量。

〔制法用法〕 将前 5 味药研为细末,每次取药末 10 克,用醋调匀敷于神阙、关元穴,每日 2 次,5 天为 1 个疗程。

〔功 效〕 活血散结,行气利水。适用于腹水。

枳 壳 丸

〔组 成〕 芫花、枳壳各等分,酽醋适量。

〔制法用法〕 先以酽醋浸透芫花,煮烂,再用酽醋煮枳壳至烂,一起捣匀做丸子,如梧子大。每服 30 丸,白汤送下。

〔功 效〕 破癥化积,逐水通便。适用于水蛊胀满。

【注意事项】

1. 保证每天 8 小时以上的睡眠时间,避免劳累,逐渐增加活动量。

2. 保持心情舒畅,树立积极向上乐观的治疗态度,参加文娱活动,提高机体免疫功能和抗病能力,促进肝功能恢复和肝细胞再生。

3.限制水、钠的摄入,戒烟、戒酒。

4.平时所吃的食物应细软、清淡、易消化,以半流食或软饭为佳。采用少量、多餐次的饮食制。禁食煎炸、油腻、坚硬及易胀的食物。

5.蛋白质供给要适量。碳水化合物供给要适中。除了饮食外,不宜加服过多的糖类。脂肪的供给不宜过多。脂肪每日以40～50克含不饱和脂肪酸的植物油为好。

6.经常多吃一些含维生素丰富的蔬菜、水果、粗粮、蛋黄、瘦肉、动物肝脏等。同时防止过多食用对肝脏有损害的扁豆、萝卜、蒜、洋葱、菠菜等。

7.适量摄取含锌和镁丰富的食物,如猪瘦肉、牛肉、羊肉、鱼类以及绿叶蔬菜、豌豆和乳制品等。

8.避免使用损肝药物,可以结合中药治疗。

9.避免接触到传染病源,传染病流行期间尽量不去公共场所,一旦发生感染,应早期、彻底治疗。

十六、胆囊炎、胆石症

胆囊炎、胆石症是比较常见的胆道疾病。胆囊炎可以分为急性胆囊炎、慢性胆囊炎、慢性胆囊炎急性发作三种类型。胆石症又有胆囊结石、胆囊管结石、胆总管结石、肝管内结石之别。胆囊炎、胆石症常互为因果,同时存在。本病多发于女性及肥胖者。急性发作时主要症状特征有右上腹或剑突下阵发性绞痛、向右肩背放射,且有压痛、反跳痛和腹肌紧张,可伴发热、黄疸。慢性期主要症状特征有上腹不适、右上腹隐痛、腹胀、嗳气、厌食油腻等。

　　胆囊炎、胆石症属中医学的"胁痛""结胸""黄疸"等范畴。本病多因情志抑郁、寒温不适、饮食不节所致。

【临床表现】

　　1. 肝郁气滞型　表现为右上腹绞痛阵作,疼痛向肩背放射,每因情志之变动加剧,饮食减少,或有口苦、嗳气、恶心、呕吐,可伴轻度发热恶寒。舌稍红苔腻,脉弦紧。

　　2. 湿热熏蒸型　表现为持续性右上腹胀痛或绞痛,痛引肩背,发热畏寒发作,胸闷纳呆,泛恶呕逆,口苦咽干。舌苔黄腻,脉弦紧。

　　3. 热结血瘀型　表现为胁痛如刺,持续不解,入夜尤甚,痛引肩背,疼痛部位可触及积块,胸腹胀满,黄疸不退,寒热时发,便秘尿黄。舌质紫黯,唇舌有瘀斑,脉弦数。

　　4. 脓毒壅滞型　表现为脘腹、胁肋绞痛拒按,痛引肩背,持续不止,胸腹满闷,壮热寒战,汗出,黄疸,甚则谵语神昏,便秘溲黄。舌质红绛,苔黄糙,脉细数。

【醋疗方】

白芷花椒苦楝子醋方

　　[组　　成]　白芷 10 克,花椒 15 克,苦楝子 50 克,葱白 20 克,韭菜蔸 20 克,白醋 50 毫升。

　　[制法用法]　将白芷、花椒研成细末,再将韭菜蔸、葱白、苦楝子捣烂如泥,然后用白醋将上述药末调匀成糊膏状,贴敷于中脘穴周围,外用透明薄膜覆盖,然后用胶布固定,24 小时换贴 1 次,可连用 2~4 次。

　　[功　　效]　散风除湿,通窍止痛,消肿排脓。适用于胆石症。

胆痛散方

［组　　成］　大黄、木香、乳香、白芥子、冰片按5∶3∶2∶2∶0.5的比例配药,食醋适量。

［制法用法］　上药共研细末,装瓶备用。取药末10～15克,用沸醋拌成糊,涂在长15厘米、宽10厘米的敷料上,以不烫伤皮肤为度,贴敷胆囊压痛点,四周用胶布固定,每日换药1次。

［功　　效］　行气利胆,通腑止痛。适用于胆绞痛。

瓜蒌醋饮

［组　　成］　瓜蒌汁20毫升,陈醋5毫升。

［制法用法］　将陈醋加5毫升水,煮至略沸,冲瓜蒌汁。每日服3次。

［功　　效］　清热,润肠,宽胸利气,消痈肿。适用于胆石症。

利胆膏方

［组　　成］　大黄60克,金钱草60克,栀子40克,黄芩40克,茵陈40克,郁金40克,青皮30克,枳实30克,乌梅30克,鲜牛胆1个,食醋适量。

［制法用法］　将前9味研成细末,加入牛胆汁及醋,调成稠膏,装瓶备用。以肝胆经穴为主,取丘墟、阳陵泉、太冲、期门、日月、肝俞、胆俞等穴,分别取利胆膏约2克敷于穴位上,压成直径为2厘米的药饼,用胶布固定。每日1次,两侧穴交替使用,2周为1个疗程。

［功　　效］　清肝利胆,通腑泄热,理气止痛,化瘀排石。适用于慢性胆囊炎、胆石症。

消炎止痛饼方

［组　　成］　大黄6克,金钱草6克,穿山甲(代)6克,莪术6克,皂角刺6克,栀子4克,黄芩4克,茵陈4克,郁金4克,川楝子4克,木香4克,冰片4克,青皮3克,乌梅3克,枳实3克,猪胆汁、食醋各适量。

［制法用法］　除猪胆汁和食醋外,诸药研为细末备用,用时取药粉5克,以猪胆汁、食醋调成药饼2个,分别贴于脐中、右侧期门穴,外用胶布固定,每2日换药1次,10次为1个疗程。

［功　　效］　清肝利胆,行气止痛,活血散瘀。适用于胆囊炎、胆结石疼痛。

消痛散方

［组　　成］　麝香0.2克,柴胡3克,木香3克,延胡索3克,牡丹皮3克,赤芍3克,大黄3克,食醋适量。

［制法用法］　将上药研为细末,用食醋调和,分为3份,分别敷于脐及双侧胆俞穴,外用纱布及胶布固定1小时。

［功　　效］　疏肝行气,活血止痛。适用于肝郁气滞型胆绞痛。

【注意事项】

1.注意劳逸结合,改变不良饮食习惯,防止急性发作。

2.急性发作者,应予禁食,病情好转后逐步增加流质、半流质及清淡食物。

3.慢性患者,饮食要清淡,严格限制动物脂肪胆固醇摄入。多食新鲜蔬菜、水果、香菇、木耳,以吸附肠道内的胆汁酸,抑制肠内胆固醇的吸收,减轻炎症。每日需保证1500毫升的饮水量,以防止结石的形成。禁食辛辣、油煎食品,肥胖者应节食,降低体重。

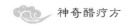

十七、高血压

高血压主要是由于高级神经中枢调节血压功能紊乱所引起的,以动脉血压持续升高为主要表现的一种慢性疾病,常引起心、脑、肾等重要器官的病。

中医学认为,引起血压升高的原因是情志抑郁、愤而忧思,以致肝气郁结、化火伤阴;或饮食失节、饥饱失宜、脾胃受伤、痰浊内生;或年迈体衰、肝肾阴阳失调等。高血压分原发性和继发性两种。原发性高血压称为高血压病,是以血压升高为主要临床表现的一种疾病,多因肝肾阴虚、肝阳上亢所致。继发性高血压是指在某些疾病中并发血压升高,又称症状性高血压,是肾病、糖尿病、内分泌疾病、颅内病变等所引起的一种症状。

【临床表现】

本病血压多在 18.7/12.0 千帕(140/90 毫米汞柱)以上,可伴有头胀、头痛、眩晕、耳鸣、心慌、四肢麻木、面赤、烦躁不安、失眠等。现代医学体检可见左心肥大,主动脉第二音亢进。在高血压病程中,也有因血压急剧增高,出现剧烈头痛、恶心、心悸、视物模糊、心绞痛、气短、面赤或苍白等症状,称"高血压危象"。也有因血压急剧升高,致脑循环障碍而引起脑水肿或颅内压增高,出现头剧痛、恶心、呕吐甚则昏迷、惊厥等,称"高血压脑病"。

根据高血压发病机制和临床表现的不同,中医学通常将其分为肝阳上亢型、肝肾阴虚型、阴虚阳亢型、阴阳两虚型、痰浊内蕴型、瘀血阻络型、无症状型 7 种证型,临床表现如下。

1. 肝阳上亢型　主要表现为血压值高于正常,头目胀痛,眩晕耳鸣,心烦易怒,面部潮红,口苦口干,失眠多梦,便秘尿赤,舌质红,苔薄黄,脉弦数。

2.肝肾阴虚型 主要表现为血压值高于正常,头晕目眩,头空头痛,目涩、视物不清,健忘失眠,耳鸣如蝉,腰膝酸软,咽干口燥,手足心热,遗精盗汗,肢体麻木,舌质干红,苔薄少,脉弦细或细数。

3.阴虚阳亢型 主要表现为血压高于正常,头痛头晕,目眩耳鸣,劳则加重,失眠多梦、健忘,腰膝酸软,五心烦热,面红口干,心悸易怒,舌质红,苔薄少或薄黄,脉弦细或弦细数。

4.阴阳两虚型 主要表现为血压明显高于正常,病程相对较长,精神萎靡,头晕目眩,心悸怔忡,动则气急,畏寒肢冷,腰酸腿软,面浮肢肿,夜间尿多,阳痿早泄,失眠多梦,舌质淡,苔薄白,脉弦细无力。

5.痰浊内蕴型 患者体形多肥胖,主要表现为血压值高于正常,眩晕、头痛或头重如蒙,胸闷脘痞,体倦多寐,纳呆恶心,时吐痰涎,舌质淡,苔白腻,脉弦滑。

6.瘀血阻络型 主要表现为血压高于正常,头晕,头痛如针刺,心悸健忘,精神不振,胸闷或痛,四肢麻木,面或唇色紫暗,舌质紫暗或有瘀斑,苔薄少,脉弦涩或有结代。

7.无症状型 患者自述无明显不适之感觉,仅测血压高于正常,舌质红或淡红,苔薄少或薄白,脉弦细或弦滑。

【醋疗方】

菠菜姜醋方

[组　　成] 菠菜250克,生姜25克,精盐2克,酱油5毫升,香油5毫升,花椒油2克,味精、醋各适量。

[制法用法] 将菠菜择去黄叶,洗净切成段,鲜姜去皮切成丝。锅内加清水,置火上烧沸,加入菠菜略焯,捞出沥净水,轻轻挤一下,装在盘内,抖散晾凉,再将姜丝、醋等调料一起拌匀入味,即成。

[功　　效] 养血通便。适用于便秘、高血压患者等。

醋浸花生米方

[组　　成]　生花生米、食醋各适量。

[制法用法]　生花生米(带衣)半碗,用好醋倒入至满碗,浸泡7天,每日早晚各吃10粒。血压下降后,可隔数日服用1次。

[功　　效]　健脾补虚,活血化瘀。适用于高血压兼动脉硬化、眩晕者。本方对保护血管壁、预防血栓形成,有较好的防治功效。

醋 蜜 方

[组　　成]　蜂蜜500毫升,食醋500毫升。

[制法用法]　将醋倒入锅内烧开,加蜂蜜炼成糊,每次1匙,每日3次。

[功　　效]　滋阴润燥,降压。适用于高血压及大便燥结。

红蓖麻子醋饼方

[组　　成]　红蓖麻子20粒,鲜川牛膝10克,珍珠母粉5克,雷公高树叶3克,米醋适量。

[制法用法]　将前4味共和匀捣烂,加米醋调饼,敷于涌泉穴,每日换药1次。

[功　　效]　平肝息风,引热下行。适用于高血压。

鸡蛋醋方

[组　　成]　鸡蛋1个,醋60毫升。

[制法用法]　将鸡蛋打入碗中,加醋搅匀,放火上煮熟。晨起空腹服用,7天为1个疗程,可连用数个疗程。

[功　　效]　降压。适用于高血压。

降压贴方

[组　　成]　川牛膝100克,川芎100克,吴茱萸5克,牛黄

5 克,蓖麻仁 50 克,食醋适量。

　　[制法用法]　先将前 4 味研成细末,装瓶备用,蓖麻仁捣烂装瓶。用时取药末适量,用食醋调成糊,再加蓖麻仁糊调匀,摊于油纸上做成膏药两帖,贴敷两足涌泉穴,用胶布固定。每日 1 次,10 次为 1 个疗程。

　　[功　　效]　清心泻火,引气下行。适用于原发性高血压。

降压糊方

　　[组　　成]　槐花 30 克,珍珠母 30 克,吴茱萸 30 克,米醋适量。

　　[制法用法]　将前 3 味研为细末,过筛装入瓶内,密封保存。用时取药末 20 克,调米醋如糊,分为 2 份,取 1 份贴涂患者神阙穴(肚脐),另 1 份贴涂涌泉穴(足心),上覆纱布,用胶布固定。贴药后再以艾条点燃,于穴位上悬灸 15~20 分钟,每日 1 次,10 次为 1 个疗程。

　　[功　　效]　清热,平肝,降压。适用于高血压,症见眩晕、头痛者。

南星附子醋糊方

　　[组　　成]　天南星 3 克,附子 3 克,食醋适量。

　　[制法用法]　将前 2 味研为细末,再与醋调匀成糊。将药糊敷于足心涌泉穴,用胶布固定,每晚睡前贴,次日早晨取下。连用 3~4 天。

　　[功　　效]　温阳散寒,引火归元,祛痰止痉。适用于高血压。

糖醋鸡蛋方

　　[组　　成]　鸡蛋 1 个,红糖适量,米醋 10 毫升。

　　[制法用法]　将鸡蛋打入碗中,加米醋、红糖调匀饮用,每日

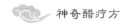

1～2次,连服数日。

[功　　效]　降压。适用于高血压兼见眩晕者。

药醋浴足方

[组　　成]　赭石40克,牛膝30克,钩藤30克,桑寄生30克,杜仲20克,食醋100毫升。

[制法用法]　将上药放入盆中,加水2000毫升,把药煎沸15分钟后,再加醋煮沸。待药汁稍温后浴足,每晚1次,1剂用3日。

[功　　效]　平肝,降压。适用于高血压,有速效降压作用。

银耳糖醋方

[组　　成]　银耳、白糖、醋各适量。

[制法用法]　将银耳泡发,去除杂质、蒂头、泥沙,用开水冲洗,掰成小块放在盘内,加白糖和醋拌匀。佐餐食用。

[功　　效]　凉血,清热,消炎。适用于高血压。

【注意事项】

1.生活规律,保证充足的睡眠,避免情绪波动和精神刺激。

2.避免过劳,适量参加体育锻炼。

3.养成良好的生活习惯,戒烟酒。饮食宜清淡,超重者应注意减轻体重,尤其要减少盐的摄入量。

4.定期检测血压,坚持长期有效的中西医治疗,以保持血压稳定在理想水平。

5.勿盲目降压,须找出病因,对症治疗。

6.诊断为高血压病的患者应按医嘱吃药,不可随便停药。

7.减少房事,并缩短房事时间,40岁以上更宜节制。

8.工作环境和居住房间的色调最好是绿色、蓝色等冷色调,它能使情绪安稳不易发生冲动。

十八、冠心病(胸痹)

> 冠心病是一种由冠状动脉器质性(动脉粥样硬化或动力性血管痉挛)狭窄或阻塞引起的心肌缺血、缺氧或心肌坏死的心脏病,也称为缺血性心脏病。冠心病在我国发病率很高,主要以中老年人为主。高血压、高血脂、内分泌疾病或生气、劳累、紧张、失眠、过饥过饱、气候变化等,均可诱发本病。
>
> 冠心病属中医学的"胸痹""胸痛""真心病""厥心痛"等范畴。中医学认为,本病多为心阳不足,心脉瘀滞所致。

【临床表现】

冠心病主要表现为心绞痛、心肌梗死、心律失常、心力衰竭或猝死等。轻者可无心肌缺血症状,多在体检时偶然发现;严重者可出现典型的心绞痛,甚至心肌梗死。中医学可分为以下几种类型。

1. 寒凝心脉型　表现为心痛彻背,每因受寒诱发,伴胸闷,心悸气短,畏寒肢冷。舌黯淡,苔白,脉弦紧。

2. 气滞血瘀型　表现为心胸窒息而痛,神情抑郁或郁怒。偏气滞者,胸胁窜痛,牵引肩背;偏血瘀者,心胸刺痛,夜晚为甚,心悸不宁。舌黯,见瘀点或瘀斑,脉弦或涩。

3. 痰浊壅塞型　表现为胸闷痛,气短,形体肥胖,身重,肢倦,乏力,欲寐;舌苔浊腻,脉滑。

4. 气阴两虚型　表现为胸闷隐痛,心悸、气短,或伴头晕乏力,盗汗或自汗,口咽干燥;舌红,或边有齿痕,苔薄或少,脉细或结代。

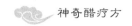

5. 脾肾阳虚型 表现为胸闷胸痛,气短形寒,神疲腰酸,小便清长,或心悸肢肿,重则胸痛彻背,神昏喘促,冷汗肢厥。舌淡,苔白,脉沉无力或脉微欲绝。

【醋疗方】

桂花花生醋方

〔组　　成〕 桂花 50 克,花生米 200 克,醋 500 毫升。

〔制法用法〕 将桂花和花生米浸泡在醋中,24 小时后可以取食。每日早晨起床后服用花生米 10～20 粒。

〔功　　效〕 活血化瘀,降压。适用于冠心病。

海蜇荸荠醋方

〔组　　成〕 海蜇头(去盐粉)100 克,荸荠 100 克,红糖 30 克,醋 10 毫升。

〔制法用法〕 将以上 4 味一同放入砂锅内,加适量水,一同煎煮。每日 1 次,连服 15～20 天。

〔功　　效〕 清热解毒,祛风除湿,降压。适用于冠心病。

黑木耳糖醋方

〔组　　成〕 黑木耳 6 克,冰糖、食醋各适量。

〔制法用法〕 将黑木耳入醋中浸泡 10 小时,再蒸 1 小时,加入冰糖即成。每晚睡前服用。

〔功　　效〕 补气益血。适用于冠心病气阴两虚者。

红糖醋蛋方

〔组　　成〕 鸡蛋 1 个,红糖适量,食醋 60 毫升。

〔制法用法〕 将鲜鸡蛋打入碗中,加醋、红糖调匀饮用。每日 1～2 次,可连服数日。

〔功　　效〕 补血止痛。适用于气滞血瘀型心绞痛。

糖 醋 蒜

〔组　　成〕 大蒜适量,红糖150克,醋500毫升。

〔制法用法〕 将红糖放入醋中搅溶,再将大蒜浸泡在糖醋汁中,15天后即成。每天早晨空腹吃糖醋大蒜1～2瓣,并喝一些糖醋汁,连服10～15天。

〔功　　效〕 止咳平喘,解毒散瘀,降压降脂。适用于冠心病。

心气痛方

〔组　　成〕 腊月兔血200克,茶叶末200克,乳香末50克,食醋适量。

〔制法用法〕 将乳香末、茶叶末和兔血一起捣烂制丸,如芡实大。用温醋化服,每日1丸。

〔功　　效〕 活血止痛。适用于心气疼痛。

心痛醋疗方

〔组　　成〕 细辛10克,檀香10克,毛冬青10克,冰片5克,食醋适量。

〔制法用法〕 上药研为细末,装瓶备用。取药粉5克,用食醋调成膏,置6厘米×6厘米塑料薄膜上,铺成4厘米×4厘米大,厚约0.4厘米之药膏,贴敷于胸痛处,痛点不固定者则贴心前区,留膏24小时。每日1次,5次为1个疗程。

〔功　　效〕 通阳散结,散寒止痛。适用于冠心病、心绞痛。

【注意事项】

1.生活要有规律,保持乐观的情绪。避免过度紧张,保持充足的睡眠,培养健康情趣,切忌急躁、激动或闷闷不乐。

2.生活中要养成好的生活习惯,不吸烟、不酗酒。避免冠心病急性发作的各种诱因,如受寒、过劳、情绪过激、暴饮暴食等。

3.保持适当的体育锻炼活动,增强体质,保持心理上的健康、乐观。

4.合理搭配膳食,不要偏食,不宜过量。膳食要多注意增加营养,补充身体元素,能有效缓解身体不适,要控制高胆固醇、高脂肪食物,多吃素食。

5.积极防治老年慢性疾病,如高血压、糖尿病等。

6.急性发病时,应停止活动,及时服用急救药,并立即就医。

十九、脑卒中(中风)

脑卒中中医学称为"中风",是一组以脑部缺血及出血性损伤症状为主要临床表现的疾病,又称脑卒中或脑血管意外,具有极高的病死率和致残率,主要分为出血性脑中风(脑出血或蛛网膜下隙出血)和缺血性脑中风(脑梗死、脑血栓形成)两大类,以脑梗死最为常见。本病临床表现以猝然昏仆,不省人事,或突然口眼㖞斜,半身不遂,言语謇涩为主要特征。

中医学认为,脑卒中多由忧思恼怒、饮食不节、嗜酒纵欲等原因,以致阴阳失调,脏腑气偏,气血错乱所致。

【临床表现】

中风的最常见症状为一侧脸部、手臂或腿部突然感到无力、猝然昏仆、不省人事,其他症状包括,突然出现一侧脸部、手臂或腿麻木或突然发生口眼㖞斜、半身不遂;神志迷茫、说话或理解困难;单眼或双眼视物困难;行路困难、眩晕、失去平衡或协调能力;无原因的严重头痛;昏厥等。中医学分型有如下几种临床表现。

1.出血性中风

(1)急性期

①闭证

阳闭:肝阳暴涨,阳升风动。症状:突然昏仆,不省人事,牙关紧闭,口噤不开,双手握固,肢体强痉,半身不遂,大小便闭,面赤身热,喉中痰鸣,躁动不安。舌红,苔黄腻,脉弦滑数或洪大。

阴闭:痰浊阻络,蒙闭清窍。症状:突然昏仆,不省人事,牙关紧闭,两手握固,肢体强痉,面白唇黯,静卧不烦,四肢不温,痰涎壅盛。舌黯,苔白腻,脉沉滑缓。

②脱证:元真失守,阳虚气脱。

症状:突然昏仆,不省人事,或由闭证转为脱证者。症见昏迷不醒,面色苍白,目合口开,鼻鼾息微,手撒肢冷,多汗不止,大小便自遗,肢体软瘫。舌痿,脉细弱或脉微欲绝。

(2)恢复期

①气虚血瘀型:表现为半身不遂,口眼㖞斜,语言不利,神疲乏力,面色黯淡无华。舌黯或有瘀斑,苔薄白,脉细涩无力。

②肝肾亏虚型:表现为肢体偏枯不用,麻木不仁,口眼㖞斜,音暗失语,喉中痰鸣,或神识痴呆,头痛头晕。舌红少苔,脉细弦。

2.缺血性中风

①风邪入中型:表现为肌肤不仁,手足麻木,突然口眼㖞斜,语言不利,口角流涎,甚则半身不遂,或兼有恶寒发热,肢体拘急,关节酸痛等症。舌质黯淡,苔薄白,脉浮数。

②风阳上扰型:表现为平素头晕头痛,耳鸣目眩,少寐多梦,突然发生口眼㖞斜,舌强语謇,或手足重滞,甚则半身不遂等症。舌质红,苔薄腻,脉弦细数或弦滑。

③气虚血瘀型:表现为半身不遂,口舌歪斜,言语謇涩或不语,偏身麻木,面色㿠白,气短乏力,口角流涎,自汗出,心悸便溏,手足肿胀。舌质黯淡,苔薄白或白腻,脉沉细、细缓或细弦。

④阴虚风动型:表现为半身不遂,口舌歪斜,舌强语謇或不语,偏身麻木,烦躁失眠,眩晕耳鸣,手足心热。舌红绛或黯红,少苔或无苔,脉细弦或细弦数。

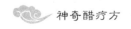

【醋疗方】

巴豆醋糊方

［组　　成］　巴豆50克，食醋、生姜片、艾炷各适量。

［制法用法］　将巴豆研为末，取药末约15克与食醋拌和，调成稠糊，备用。用时取巴豆醋糊填脐孔中，上加薄生姜片，放上艾炷，点燃灸之，至患者苏醒为止。

［功　　效］　祛风通络，开窍。适用于中风闭证，突然昏倒、不省人事、口噤不开、手足厥冷、面目昏暗、两手握固，或大小便失禁。

葱姜醋方

［组　　成］　大葱120克，生姜60克，食醋120毫升。

［制法用法］　将上3味加水500毫升煎煮，先熏后洗患侧肢体，每日早晚各1次。

［功　　效］　温阳，祛风，通络。适用于中风半身不遂、肢体麻木。

芥子醋方

［组　　成］　白芥子400克，食醋500毫升。

［制法用法］　将白芥子研末与醋共煎，煮至药汁300～400毫升，收贮即成。每取适量，连同药渣搽颌颊下。

［功　　效］　通络活血，止痛。适用于中风不能言语、面神经麻痹。

木瓜艾酒醋洗方

［组　　成］　川木瓜250克，陈艾250克，米酒250毫升，食醋250毫升。

［制法用法］　前2味加水煎汤，加入米酒、食醋调匀，趁热先熏后洗患侧。每日3次，每次20～30分钟。

〔功　　效〕　祛风活络。适用于中风、半身不遂。

人乳陈醋方

〔组　　成〕　老陈醋 100 毫升,酱汁（3 年）250 毫升,人乳 250 毫升。

〔制法用法〕　将以上 3 味搅后分为 6 份,1～2 天服完。

〔功　　效〕　益气养血,祛风活络。适用于中风口不能言、舌根涩硬。

石灰醋敷方

〔组　　成〕　石灰、食醋各适量。

〔制法用法〕　将新石灰加醋炒后,调如泥,涂口侧。口向左歪,涂右侧;向右歪,涂左侧,即可牵正。

〔功　　效〕　祛风活血。适用于中风口眼㖞斜、面神经麻痹。

蚁蚣丸方

〔组　　成〕　蚂蚁 150 克,蜈蚣 30 克,黄芪 90 克,当归 30 克,食醋适量。

〔制法用法〕　除食醋外,上药分别低温烘干,研成粉过 100 目筛,水泛为丸,梧桐子大,装袋备用,每日 3 次,每次 10 克,醋汤送下。

〔功　　效〕　益气养血,祛风通络。适用于中风症。

绒　花　散

〔组　　成〕　鳖甲 6 克,鹿茸 6 克,乳香 6 克,没药 6 克,绒花树根（夜合花根）6 克,醋、黄酒各适量。

〔制法用法〕　先将鳖甲用醋炙 9 次,与上药共研细末,和匀,贮瓶备用。每取 15 克,五更黄酒送下。男性卒中者二服出汗,女性卒中者,只用一服神效。

〔功　　效〕　补肾壮阳,散瘀通经。适用于肾阳虚,瘀阻经络型所致的半身不遂。

乳香宣经丸

〔组　　成〕　川楝子(锉,炒)60克,牵牛子(炒)60克,乌药(去木)60克,茴香(淘去沙土,炒)60克,橘皮(去白)60克,草薢(微炙)60克,防风60克,乳香(研)15克,草乌(乌豆27克同煮,竹刀切透黑,去皮、尖,焙)15克,五灵脂(酒浸,淘去沙石,晒干,研)15克,威灵仙(去芦,洗)60克。酒、醋各适量。

〔制法用法〕　上药为细末,醋糊为丸,如梧桐子大,每服50丸。男性盐酒下,女性醋汤下。

〔功　　效〕　活血止痛,强壮筋骨。适用于体虚为风湿寒暑进袭,半身不遂,手足顽麻,骨节烦痛,足胫浮肿,恶寒发热,渐成脚气;肝肾不足,四肢挛急,遍身攻痒;或闪挫打仆,内伤筋骨;男子疝气,妇人经脉不调。

皂角醋方

〔组　　成〕　皂角末50克,艾绒、米醋各适量。

〔制法用法〕　将皂角末加醋调成糊,再将艾绒捻成绿豆大小艾炷,数量不拘。用时取药糊敷于患者脐孔和颊车穴,左斜者敷左,右斜者敷右。敷药后令患者侧卧,在穴位上放艾炷点燃灸之。每穴灸5～10炷,每日1～2次。

〔功　　效〕　祛风化痰,活络通窍。适用于中风口眼㖞斜。

皂角地龙糊方

〔组　　成〕　皂角15克,地龙15克,陈胆星15克,五味子10克,陈醋适量。

〔制法用法〕　将前4味研为极细末,装入瓶中密封贮存。用时取药粉适量,以醋调成稠糊,敷于健侧面部(即左侧歪敷右侧,右侧歪敷左侧），外以纱布覆盖，等口眼恢复正常时，以温水洗去。1次未能矫正者，继续用醋调药敷之。

〔功　　效〕　涤痰开窍，祛风通络。适用于中风口眼㖞斜。

治中风发热方

〔组　　成〕　大戟、苦参各等分。

〔制法用法〕　上2味捣筛药半升，以醋浆水10升，煮三沸，洗之，从上至下，立瘥，寒乃止。小儿三指撮，醋浆水4升，煮如上法。

〔功　　效〕　温经散寒，活血通络。适用于中风发热者。

【注意事项】

1. 注重生活调摄，避风寒，适寒温；饮食清淡，忌烟酒。

2. 以低盐、低脂肪、低胆固醇饮食为宜，适当多吃蔬菜、水果和豆制品；戒除烟酒。

3. 积极预防治疗高血压病、动脉粥样硬化症、糖尿病等，可减少缺血性中风的发病率。

4. 有中风先兆，如经常出现头痛、眩晕、肢麻、肉瞤及一时性语言不利等症，切宜注意，必须加强防治。

5. 当发生中风时，应保持绝对安静，尽可能减少不必要的搬动，防止出现再出血。

二十、中风后遗症

中风后遗症又称脑血管意外后遗症，是指因脑出血、脑血栓形成，脑梗死、蛛网膜下腔出血等急性脑血管疾病所致的肢体瘫痪和运动功能丧失。多发生于50岁以后，男性略多于女性。本症在发病后6个月内恢复较快，一般下肢恢复早于上肢，近端恢复好于远端。如经过6个月至2年，则恢复极其缓慢，并常见患肢营养障碍、挛缩、感觉迟钝麻木等。

中医学认为本病主要是情志失调、饮食不节、精气亏虚导致阴阳失调，气血逆乱所致，恢复期因风火痰瘀之邪留滞经络，故仍有半身不遂、口喎不语等后遗症。

【临床表现】

主要表现为偏瘫（半身不遂）、半侧肢体障碍、肢体麻木、偏盲、失语。或者交叉性瘫痪、交叉性感觉障碍、外眼肌麻痹、眼球震颤、构语困难、语言障碍、记忆力下降、口眼喎斜、吞咽困难、呛食呛水、共济失调、头晕头痛等症状。

【醋疗方】

活血通络敷脐方

〔组　　成〕　白花蛇舌草 20 克,鸡血藤 20 克,丝瓜络 30 克,蚤休 6 克,陈醋、白酒各适量。

〔制法用法〕　以上前 4 味共研细末,用适量陈醋、白酒调匀,敷于脐部,外用消毒纱布覆盖,再用胶布固定,每天换药 1 次。

〔功　　效〕　清热解毒,活血通络。适用于中风热毒壅盛者。

祛风活络丸方

〔组　　成〕　威灵仙 60 克,生川乌 50 克,五灵脂 50 克,食醋适量。

〔制法用法〕　将前 3 味研为细末,用醋调糊为丸,如梧桐子大,每服 7 丸,每日 2 次。

〔功　　效〕　祛风活血,通络止痛。适用于中风后遗症,症见手足麻木或肢体疼痛。

乌荆丸

[组　　成]　炮川乌(去皮脐)30克,荆芥穗60克,醋适量。

[制法用法]　上药,为细末,醋糊为丸,梧桐子大,每服20丸,酒或热水送下,有痰空腹服,每日3～4次,无痰早晨服。

[功　　效]　除风祛湿,活血通络。适用于诸风缓纵,言语謇涩,手足不遂,口眼㖞斜,眉目眴动,头昏脑闷,筋脉拘挛,不得屈伸,遍身麻痹,百节疼痛,皮肤瘙痒,抓成疮疡;妇人血风,浑身痛痒,头痛眼晕,及肠风脏毒,下血不止者,服之尤效。

中风敷脐方

[组　　成]　黄芪90克,羌活90克,威灵仙90克,乳香40克,没药40克,琥珀40克,肉桂10克,食醋适量。

[制法用法]　将上药共研为细末,装瓶备用。每晚临睡前,以温水洗脐窝,取药末6克用食醋调成糊,加温敷脐中,上用麝香风湿膏固定,然后用热水袋置于脐部30分钟,次日将膏药去掉。第一周每日换药1次,第二周起隔日敷药1次。

[功　　效]　益气活血,温经通络。适用于中风后遗症。

【注意事项】

1.控制高血压、高血脂、高血糖是预防中风的重点。

2.久卧患者要定时变换体位,保持皮肤干燥和清洁,防止压疮发生,并保持大小便通畅。

3.平时要保持情绪平稳,饮食需清淡有节制,忌辛辣腥发食物,戒烟、戒酒。

4.一部分患者在中风发作前常有血压升高、波动,头痛头晕、手脚麻木无力等先兆,发现后要尽早采取措施加以控制。

二十一、高脂血症

高脂血症是以单纯高胆固醇血症或单纯高三酰甘油血症或两者兼见的血脂代谢紊乱性疾病。就病因而言,有的是由多个遗传基因缺陷与环境因素相互作用所致,有的是由饮食饱和脂肪酸过高、进食过量、吸烟、运动量少、肥胖、某些药物等引起,有的则是继发于其他疾病。所以,高脂血症不是一种特定的疾病,而是一组疾病。由于血脂在血液中都是以蛋白结合的形式存在,所以又有人将高脂血症称为高脂蛋白血症。高脂血症与动脉粥样硬化、心脑血管病、糖尿病、脂肪肝、肾病等的发病有着密切关系,是形成冠心病的主要危险因素之一。

中医学认为,高脂血症主要因过食肥甘厚味,导致脾失运健,湿从内生,湿聚成痰,痰瘀内阻。

【临床表现】

在通常情况下,多数患者并无明显症状和异常体征。不少人是由于其他原因进行血液生化检验时才发现有血浆脂蛋白水平升高。中医学可分为以下几种类型。

1. 痰浊阻滞型　临床表现为患者形体肥胖,身重乏力,嗜食肥甘厚味,头晕头重,胸闷脘痞,纳呆腹胀,恶心欲呕,咳嗽有痰,舌淡苔厚腻。

2. 肝肾阴虚型　临床表现为患者形体偏瘦,体倦乏力,腰酸腿软,头晕耳鸣,失眠多梦,健忘,遗精盗汗,目涩口干,或见咽干口燥,颧红潮热,五心烦躁、发热,舌质红少津或苔少。

3. 气滞血瘀型　临床表现为胸闷憋气,胸痛,痛处固定不移,两胁胀痛,有时放射到头、颈、肩、背部,头晕头痛,气短,心烦不安,舌质暗或紫暗有瘀点瘀斑,苔薄。

4.肝阳上亢型 高脂血症患者多伴有高血压,动脉硬化。临床主要表现为头昏、头胀痛,耳鸣、面潮红、易怒、口苦、失眠多梦,便秘、尿赤,舌红、苔黄。

【醋疗方】

醋蛋液方

〔组　　成〕 鸡蛋1个,食醋100毫升,白糖、蜂蜜各适量。

〔制法用法〕 将新鲜红皮鸡蛋洗净晾干,放入容器内加食醋浸泡,盖严,放置7天。用两层纱布过滤浸泡液后,将软化的蛋壳挑破弃去。用搅拌机打匀浆,制成醋蛋液原浆。在醋蛋液原浆中加入蜂蜜、白糖用凉开水按1∶5比例稀释后,制成醋蛋口服液。每日口服400毫升,每日2次,连续服用28天。

〔功　　效〕 降低血浆总胆固醇、低密度脂蛋白胆固醇和三酰甘油含量。适用于防治高脂血症。

醋豆方

〔组　　成〕 黄豆500克,食醋1000毫升。

〔制法用法〕 将黄豆炒20～25分钟,不能炒焦,放冷后及时装入玻璃瓶内,浸于等量的醋中,密封7～10天即可。每日早晚各食5～6粒,经常食用效果好。

〔功　　效〕 降压,降血脂。适用于高血压、高脂血症、肥胖症、糖尿病等。

冰糖醋方

〔组　　成〕 冰糖500克,食醋100毫升。

〔制法用法〕 先将冰糖加到食醋中,使其溶化。饭后服用,每次10毫升,每日3次。10天为1个疗程,可连服3～5个疗程。

〔功　　效〕 散瘀、降压、降血脂。适用于高血压、高脂血症。

【注意事项】

1.加强运动是预防肥胖及高血脂的有效措施,提倡体育疗法,坚持锻炼身体,防止肥胖。

2.戒除烟酒,起居有节,控制高血脂,减少并发症。

3.除先天性因素外,高脂血症与饮食关系密切,应科学地安排膳食,注意饮食调摄,宜食低胆固醇食物,多吃蔬菜、水果,减少动物性脂肪的摄入,多吃香菇、番茄、苹果、玉米等降脂食物。忌食生冷辛辣食物,忌烟酒。

二十二、头 痛

> 头痛是指各种原因引起的整个头部或单侧出现的疼痛,在临床上较为常见。引起头痛的原因很多,如外感发热、五官科疾病、颈椎病、焦虑、高血压等,皆可引起头痛。
>
> 中医学认为,头痛有因外感(六淫)和内伤(七情)所致。外感头痛,以风邪为多,又有风寒头痛、风热头痛、风湿头痛之分;内伤头痛,多因七情内伤、脏腑失调、气血不足所致,故又有肝火头痛、血瘀头痛、血虚头痛、气虚头痛、阴虚头痛、阳虚头痛和痰浊头痛之分。

【临床表现】

1.外感头痛

(1)风寒头痛型:表现为头痛时作,痛连项背,遇风尤剧,恶风畏寒,口不渴。舌苔薄白,脉浮。

(2)风热头痛型:表现为头痛而胀,甚则头痛如裂,发热或恶风,面红目赤,口渴欲饮,便秘溲黄。舌红苔黄,脉浮数。

(3)风湿头痛型:表现为头痛如裹,肢体困重,纳呆胸闷,小便不利,大便或溏。苔白腻,脉濡。

2.内伤头痛

(1)肝阳头痛型:表现为头痛而眩,心烦易怒,夜眠不宁,或兼胁痛,面红口苦。舌苔薄黄,脉弦有力。

(2)肾虚头痛型:表现为头痛且空,每兼眩晕,腰痛酸软,神疲乏力,遗精带下,耳鸣少寐。舌红少苔,脉细。

(3)血虚头痛型:表现为头痛而晕,心悸不宁,神疲乏力,面色苍白。舌质淡,苔薄白,脉细弱。

(4)痰浊头痛型:表现为头痛昏蒙,胸脘满闷,呕恶痰涎。苔白腻,脉滑或弦滑。

(5)瘀血头痛型:表现为头痛经久不愈,痛处固定不移,痛如锥刺,或有头部外伤史。舌质紫,苔薄白,脉细或细涩。

【醋疗方】

蚕沙石膏醋调方

[组　　成]　蚕沙 15 克,生石膏 30 克,米醋适量。

[制法用法]　将前 2 味研为细末,加醋调成糊,敷于前额,痛止去糊。

[功　　效]　清热,利湿,止痛。适用于风热头痛。

葱白醋粥方

[组　　成]　连须大葱 1 根,稻米、米醋各适量。

[制法用法]　将葱切段与米、醋放入锅内,加水煮粥 1 小碗,趁热食下。

[功　　效]　祛风散寒。适用于风寒头痛。

苦荞面醋糊方

[组　　成]　苦荞粉 120 克,陈醋适量。

[制法用法] 将荞面粉以文火炒热,再加入适量陈醋炒热,趁热敷于头上,用布包扎,勿令见风,冷则再换,日夜不断。

[功　　效] 除湿热,祛风痛。适用于梅毒引起的头痛。

硫黄胡椒散方

[组　　成] 硫黄、胡椒各等分,食醋、面粉各适量。

[制法用法] 将前2味研成细末,用食醋掺入面粉调和,做成似黄豆粒大小醋丸,用时取醋丸塞鼻,左侧痛塞右鼻孔;右侧痛塞左鼻孔。5～10天为1个疗程。

[功　　效] 辛烈开窍,降浊止痛。适用于血管性头痛、三叉神经痛。

青 露 丸

[组　　成] 香附子(略炒)不拘多少,乌药(略泡),减香附子量1/3,醋适量。

[制法用法] 将前2味共为细末,水醋煮和为丸,如梧桐子大。随证用引,如头痛,茶下;痰病,姜汤下。

[功　　效] 疏肝理气,化瘀止痛。适用于妇人头痛有痰。

荞麦醋糊方

[组　　成] 陈荞麦30克,陈醋适量。

[制法用法] 将荞麦放入锅内炒至老黄色,加醋再炒,然后取出用醋调成稠糊,装布袋趁热敷额上发际处。冷后炒热再敷之,至鼻子流黄臭涕停止。

[功　　效] 祛风,活血止痛。适用于偏头痛。

荞面白芷醋糊方

[组　　成] 荞面100克,白芷粉5克,酸醋适量。

[制法用法] 先将荞面、白芷粉放锅内炒热,然后放入醋适

量,拌匀趁热摊于纱布上包痛侧,冷后焙热再包,可反复使用3
次。用时煎服"川芎茶调散",每日1剂。

　[功　　效]　活血通络,祛风止痛。适用于偏正头痛。

上 清 丹

　[组　　成]　天南星(大者,去皮)、茴香(炒)各等分,醋适
量。

　[制法用法]　前2味共研细末,入盐少许在面内,用淡醋打
糊为丸,如梧桐子大,每服30～50粒,食后姜汤下。

　[功　　效]　燥湿化痰,祛风定痛。适用于风痰头痛不可忍
者。

熏 头 方

　[组　　成]　米醋适量。

　[制法用法]　将醋放置锅内煮沸,趁热气出时将头面部伸向
蒸汽中,以蒸汽熏头面,其痛可止。

　[功　　效]　散风止痛。适用于外感头痛。

吴茱萸醋敷方

　[组　　成]　吴茱萸20克,食醋适量。

　[制法用法]　将吴茱萸研为细末,用食醋调匀成糊状,敷于
足心,每日换药1次,连用7天为1个疗程。

　[功　　效]　温中通阳,疏肝止痛。适用于肝阳头痛、胃痛、
呕吐、高血压、眩晕、失眠。

一 品 丸

　[组　　成]　大香附子不拘多少,醋适量。

　[制法用法]　大香附子,去皮,水煮一时,捣晒焙研为末,醋
煮面糊为丸,弹子大。每服1丸,水1盏,煎八分服。女性患者醋

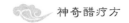

汤煎之。

〔功　　效〕　疏肝理气,活血化瘀。适用于气热上攻,头目昏眩及偏正头痛。

芫花酽醋方

〔组　　成〕　芫花不拘多少,酽醋适量。

〔制法用法〕　芫花以酽醋浸一宿,焙干捣罗为末,收贮备用。或左边头痛,即于左鼻吸药;或右边头痛,即于右鼻吸药0.3～0.4克。入药时,先含水一口,以防药粉吸入喉内,候鼻中涕泗出即瘥。

〔功　　效〕　逐水涤痰,散瘀通窍。适用于偏头痛。

治夹脑风及偏头痛方

〔组　　成〕　芸薹子3克,川大黄9克,酽醋适量。

〔制法用法〕　捣细罗为散。每取少许吹鼻中,后有黄水出。如有顽麻,以酽醋调涂之。

〔功　　效〕　行血破气,清热散结。适用于夹脑风及偏头痛。

紫阳真君塞鼻丹

〔组　　成〕　沉香60克,木香60克,乳香60克,没药60克,肉桂60克,猪牙皂30克,荜茇30克,高良姜30克,细辛30克,川乌30克,血竭30克,冰片(代麝香)30克,硇砂5克,雄黄5克,巴豆5克,朱砂5克,醋适量。

〔制法用法〕　将上药共研细末,贮瓶备用。每取适量,加醋调成锭状,塞入鼻内。

〔功　　效〕　芳香通窍,散寒止痛。适用于偏头痛、面瘫、胃痛、痛经、泄泻等症。

【注意事项】

1.头痛的发生多与情绪有关,故患者应放松心情,防止情绪紧张、焦虑和精神疲劳。

2.对一些病因明确疾病引起的头痛,应先控制病情以缓解疼痛。突然出现剧痛,兼有手足冰冷、呕吐,常常是脑血管意外的先兆表现,应马上去医院就诊检查。

3.日常生活或工作环境要安静,室内光线要柔和。

4.忌食烟、酒、咖啡、巧克力、辛辣等热性、兴奋性食品。饮食宜清淡,多食水果、蔬菜。

5.遇高血压头痛者,伴有肢体麻木,舌根发硬,应预防脑血管意外的发生,治疗时不宜强刺激。

6.经常头痛且伴有眩晕者,尤其有急性发作,剧烈呕吐,应排除高血压危象,结合中西药物治疗是必要的。

二十三、眩　晕

眩即眼花,晕是头晕,两者常同时并见,故统称为眩晕。眩晕是人体对空间的定向感觉障碍或平衡感觉障碍。发作时的特征是常常会感到天旋地转的晕,甚至恶心、呕吐、冒冷汗等自主神经失调的症状。最常见的是梅尼埃病、贫血、高血压、动脉硬化、颈椎病、神经官能症等。

中医学认为,本病可因思虑烦劳,内伤心脾,心虚则血行不周,脾虚则生化之源不足,气血手虚,不能上充髓海而发;可因肾阴不足,肝失润养,或忧郁恼怒,肝阴暗耗,肝阳上扰清窍,发生眩晕;可因过食厚味,损伤脾胃,健运失司,聚湿成痰,痰湿中阻,清阳不升,浊阴不降,引起眩晕。

【临床表现】

1. 肝阳上亢型眩晕 表现为因为烦劳或恼怒而增剧,面有潮红,气躁易怒,少寐多梦,耳鸣、腰酸膝软,五心烦热,舌质红,脉细数。

2. 痰湿中阻型眩晕 表现为头重如蒙,胸膈痞闷,恶心呕吐,少食多寐,舌苔白腻,脉滑。

3. 气血不足型眩晕 表现为头晕目眩,面色苍白,唇白不华,心悸少寐,神疲乏力,分累即发,舌质淡,脉细弱。

【醋疗方】

白芥子桃红醋敷方

〔组　　成〕 白芥子、桃仁、红花、花椒、火麻仁、生大黄各等分,醋适量。

〔制法用法〕 将上药共研细末,贮瓶备用。每晚临睡前温水洗脚后,取药末适量,用醋调成糊状,敷于涌泉穴,早上去掉,每日1次。

〔功　　效〕 活血通经,引热下行。适用于高血压伴头晕、头痛等症。

附桂散方

〔组　　成〕 制附子3～6克,肉桂3～6克,老陈醋适量。

〔制法用法〕 将上药研为细末,用山西陈醋调成糊,敷双涌泉穴,外用牛皮纸覆盖,胶布固定。每日换药1次,1周为1个疗程,休息2日后进行下一个疗程。

〔功　　效〕 温阳益火,引火归元。适用于虚火眩晕、头痛、咽痛。

芝麻醋蜜蛋方

〔组　　成〕 芝麻(炒黄研细)30克,蜂蜜30毫升,鸡蛋1

个,米醋 30 毫升。

〔制法用法〕 将上 4 味混合调匀,分作 6 份,每服 1 份,开水冲服,每日 3 次。

〔功　　效〕 补肝肾,润五脏,降压。适用于肝肾不足所致的眩晕、高血压。

止眩晕醋方

〔组　　成〕 醋 10 毫升。

〔制法用法〕 将食醋倒入茶杯中,加入等量的温开水。外出乘车船前顿服。

〔功　　效〕 止眩晕。适用于乘车、船时眩晕。

中西药醋敷方

〔组　　成〕 吴茱萸 10 克,川芎 10 克,冰片 0.5 克,硝苯地平 20 毫克,醋适量。

〔制法用法〕 将上药共研细末,用醋调成糊状,贴于神阙穴(肚脐),用关节膏固定。每日换药 1 次,3 周为 1 个疗程。

〔功　　效〕 温中散寒,活血滋肝。适用于高血压引发的头晕、头痛等症。

【注意事项】

1. 保持良好的心态与愉悦乐观的心情,调适情志,避免精神刺激。

2. 在饮食方面,应多吃清淡的食物,少吃高脂肪、含盐量过高、甜食或非常油腻的食物,戒烟少酒。

3. 注意休息,适当参加体育锻炼,劳逸结合。

4. 工作与生活中不要过于忧虑,不要给自己添加很重的心理压力。

二十四、失眠（不寐）

失眠症中医学称为"不寐"，是以经常不易入睡，睡后易醒，或睡后多梦为主要特征。引起失眠的原因很多，如情绪激动、精神过度紧张、神经衰弱、过度的悲哀和焦虑、过度的兴奋、难以解决的困扰、意外的打击等，使大脑皮质兴奋与抑制失调，导致难以入睡而产生失眠。

中医学认为，思虑劳倦，内伤心脾；阴虚火旺，心肾不交，及肝郁化火，胃气不和等很多因素均可引起失眠。

【临床表现】

失眠以经常性不能获得正常睡眠为特征，表现为睡眠时间减少；或睡眠质量不高；或不易入睡；或睡眠不实；睡后易醒、醒后不能再睡；或时寐时醒，甚至彻夜不眠。中医学可分为以下几种类型。

1. 痰热内扰型　临床主要表现为失眠心烦，噩梦纷纭，易惊易醒，脘腹痞闷，口苦恶心，头沉目眩，食欲缺乏，胸闷，咳嗽痰多，舌质偏红，苔黄腻或厚腻。

2. 肝郁化火型　临床表现为失眠，同时伴有性情急躁易怒，不易入睡和入睡后多梦易醒，胸胁胀满，善叹息，口苦目赤，不思饮食，口渴喜饮，小便黄赤，大便秘结，舌质红，苔黄。

3. 阴虚火旺型　临床表现为失眠心烦，兼见手足心热、盗汗、口干、咽燥、耳鸣健忘、腰酸梦遗、心悸不安、口舌生疮、舌尖红赤、少苔或无苔。

4. 心脾两虚型　临床表现为难以入眠，多梦易醒、醒后不易再睡，或兼心悸，健忘，神疲，饮食无味，面色萎黄，口淡无味，食后腹胀,便溏,舌质淡,苔薄白。

5.胃气失和型　临床表现为失眠兼脘腹胀满,呕吐反酸,大便异臭,或腹痛,便秘,不思饮食,舌苔垢浊或厚腻。

6.心火炽盛型　临床表现为心烦失眠,五心烦热,头晕耳鸣,口舌生疮,口干,腰酸,遗精,早泄,舌红。

【醋疗方】

冰醋丸方

〔组　　成〕　冰片、石膏、小茴香、琥珀各适量,食醋15毫升。

〔制法用法〕　上药研为细末,装瓶备用。临睡前取药末20克用醋调成膏,做成2颗弹头状药丸,外包2层纱布,丸尾留纱布条,将药丸塞入左、右耳道,次日早晨将药丸取出。

〔功　　效〕　清热除烦,镇心安神。适用于失眠。

鳖甲丸

〔组　　成〕　鳖甲、酸枣仁(微炒,去皮,研)、羌活(去芦)、黄芪(蜜水涂炙)、牛膝(浸酒,水洗,焙干)、人参(去芦)五味子(拣)各等分,醋适量。

〔制法用法〕　先将鳖甲用淡醋煮,去裙膜,洗净,再用酸醋炙黄,与上药共研细末,炼蜜杵匀为丸,如梧桐子大。每服30～40丸,温酒下。

〔功　　效〕　补中益气,养血安神。适用于胆虚不得眠,四肢无力。

醋饮方

〔组　　成〕　米醋15毫升。

〔制法用法〕　将米醋用温开水1杯调匀即成。每晚睡前温服。

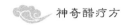

[功　　效]　安神安定,镇静催眠。适用于失眠、难以入睡患者。

姜面蛋清羊肉汤方

[组　　成]　面粉 120 克,羊肉 120 克,姜汁 30 毫升,食醋 30 毫升,鸡蛋 2 个,姜块、葱段、精盐各适量。

[制法用法]　将羊肉切碎,调入姜块、葱段、食醋、精盐等煮汤;用鸡蛋清与姜汁、面粉做成饼,放入羊肉汤内煮熟,空腹当主食服食。

[功　　效]　益气疗虚,安神。适用于身体羸弱、虚烦失眠等症。

花生米醋粥方

[组　　成]　嫩花生叶 50 克,花生米 40 克,粳米 40 克,食醋 20～30 毫升。

[制法用法]　将花生米和粳米捣研为末,再加入嫩花生叶共捣烂,加水 600 毫升,煮至 400 毫升,加醋调匀。每晚睡前 1 次服完。

[功　　效]　安神催眠。适用于神经官能症,症见心悸、失眠。

桂圆莲子枣仁醋方

[组　　成]　桂圆肉 30 克,莲子 30 克,酸枣仁 30 克,米醋 30 毫升。

[制法用法]　将前 3 味加水 500 毫升煮熟,然后倒入米醋再煮 3～5 分钟。每晚服用 1 次,经常服用有效。

[功　　效]　安神催眠。适用于心悸、失眠。

面粉醋蛋饼方

〔组　　成〕 鸡蛋5个,淡豆豉60克,食醋10毫升,面粉适量。

〔制法用法〕 鸡蛋去黄取清与面粉相和,做成饼,淡豆豉取浓汤,再把鸡蛋清面饼放入豆豉中煮熟,加醋及作料,随量食用。

〔功　　效〕 清热除烦,安神。适用于羸瘦无力、失眠多梦、自汗。

【注意事项】

1. 本病与精神因素关系极大,故当消除思想顾虑,重视心理调节。

2. 作息规律,戒烟酒,适当加强体育锻炼,劳逸结合,辅以精神治疗。

3. 睡前到户外散步一会儿,放松一下精神,睡觉前洗个热水沐浴,或用热水泡脚20～40分钟,清除环境噪声干扰,然后就寝。睡前也可聆听平淡而有节律的音响,引导入睡。

4. 注意饮食调理,避免进食浓茶、咖啡、烟酒及辛辣刺激食物。因疲劳引起的失眠,可以食用苹果、香蕉、橘、橙、梨等一类水果。

5. 限制白天睡眠时间,除老年人白天可适当午睡或打盹片刻外,应避免午睡或打盹,否则会减少晚上的睡意及睡眠时间。

6. 加强体育锻炼,增强体质,养成良好的生活习惯。

二十五、糖尿病(消渴)

　　糖尿病是常见的内分泌代谢病之一,是一种由胰岛素相对分泌不足或胰高血糖素不适当地分泌过多而引起的以糖代谢紊乱、血糖增高为主要特征的全身慢性代谢性疾病。

中医学称本病为"消渴",认为糖尿病为燥热阴虚、津液不足所致。创伤、精神刺激、多次妊娠以及某些药物(如肾上腺糖类皮质激素、女性避孕药等)是诱发或加重此病的因素。

【临床表现】

糖尿病的中医辨证分型方法很多,有按"三消"辨证分为上消、中消、下消三型者;有按八纲辨证分为阴虚型、阳虚型、阴阳两虚型者;有按脏腑辨证分为肺胃燥热型、肺肾阴虚型、脾气虚型、脾阴不足型、肾阴虚型、肾气虚型、肝阴不足型、肝阳上扰型、胃阴不足型、肝肾阴虚型者;有按气血津液辨证分为气虚型、气阴两虚型、血瘀型、气滞血瘀型、气虚血瘀型、湿热型、痰湿型等。

《中医病证诊断疗效标准》中,对糖尿病的辨证分型做了以下分类,比较接近临床实际情况,为目前临床所通用,其内容如下。

1. 燥热伤肺型　烦渴多饮,口干咽燥,多食易饥,小便量多,大便干结。舌质红,苔薄黄,脉数。

2. 胃燥津伤型　消谷善饥,大便秘结,口干欲饮,形体消瘦。舌红苔黄,脉滑有力。

3. 肾阴亏虚型　尿频量多,混如脂膏,头晕目眩,耳鸣,视物模糊,口干唇燥,失眠心烦。舌红无苔,脉细弦数。

4. 阴阳两虚型　尿频,饮一溲一,色混如膏。面色黧黑,耳轮枯焦,腰膝酸软,消瘦显著,阳痿或月经不调,畏寒面浮。舌淡,苔白,脉沉细无力。

5. 阴虚阳浮型　尿频量多,烦渴面红,头痛恶心,口有异味,形瘦骨立,唇红口干,呼吸深快。或神昏迷蒙,四肢厥冷。舌质红绛,苔灰或焦黑,脉微数疾。

【醋疗方】

醋炖公鸡方

[组　　成]　公鸡1只,食醋200毫升。

[制法用法]　将大白公鸡宰杀洗净,与醋一同炖熟,不加其他调料。1剂分3天吃完,一般连吃3只公鸡为1个疗程。

[功　　效]　补虚降糖。适用于糖尿病。

醋拌洋葱方

[组　　成]　洋葱1个,食醋30毫升。

[制法用法]　将洋葱洗净,剥去外皮切成薄片,放到微波炉里加热2～3分钟,再将洋葱放到容器里,加入食醋,然后放在冰箱里。第二日早晨即可食用。每日早餐用这种洋葱佐餐。

[功　　效]　降脂,降糖。适用于高脂血症、糖尿病。

黄牛胃醋方

[组　　成]　黄牛胃或水牛胃、醋各适量。

[制法用法]　黄牛胃或水牛胃,用醋煮,食之。

[功　　效]　补中益气,解毒养胃。适用于消渴风眩,补五脏。

鸡蛋蜜醋方

[组　　成]　生鸡蛋5个,醋400毫升,纯正蜂蜜250毫升。

[制法用法]　将生鸡蛋打碎置碗中,加入醋150毫升调和,泡约6小时,再用醋、蜂蜜各250毫升与原有的醋蛋液混合调匀,每日早晚口服15毫升。

[功　　效]　滋阴润肺,养血生津。适用于糖尿病。

清 中 丸

[组　　成]　宣连不拘多少,好醋适量。

〔制法用法〕 上药锉,用好醋浸过一指许,约一伏时(24 小时)滤出,焙干,研细末,醋糊为丸,如梧桐子大,温开水送下 30～50 丸,不拘时间。

〔功　　效〕 清热泻火,散瘀润燥。适用于糖尿病。

仙鹤草醋敷方

〔组　　成〕 仙鹤草 100 克,金钱草 50 克,醋适量。

〔制法用法〕 前两味,研为细末,取药末 15 克,醋调贴于脐部,外用纱布覆盖,胶布固定。每日 1 次,10 天为 1 个疗程。

〔功　　效〕 健胃止血,散瘀消渴。适用于糖尿病,多饮、多食、多尿、身体消瘦者。

通腑利水散

〔组　　成〕 生大黄 30 克,车前子 30 克,生牡蛎 30 克,炒枳实 10 克,陈醋、麻油各适量。

〔制法用法〕 将上药研成细末,用陈醋、麻油调和,20 克为 1丸。敷脐,外用胶布固定。每 3 日换药 1 次,8 周为 1 个疗程。

〔功　　效〕 通腑利水,活血散结。适用于糖尿病、肾病等。

【注意事项】

1.糖尿病患者要坚持有规律的生活习惯,加强体育锻炼,防止肥胖,避免精神紧张及劳欲过度,戒烟,戒酒。

2.饮食应清淡,多吃新鲜蔬菜、水果,控制糖的摄入,忌食肥甘厚味。

3.避免精神紧张,保持皮肤清洁,预防各种感染。

4.积极治疗糖尿病的各种并发症,以避免血糖增高的恶性循环。

二十六、肥 胖 症

肥胖症是一种慢性病,是指人体内脂肪堆积过多,明显超过正常人的平均量。肥胖症可始于任何年龄,但以 40－50 岁女性多见。一般而言,超过标准体重的 10%,称为过重;超过标准体重的 20%～30%,称为轻度肥胖;超过标准体重的 30%～50%,称为中度肥胖;超过标准体重超过 50% 以上为重度肥胖。

目前医学界认为引起肥胖的原因大致有两类:一类是病理性肥胖,主要是因为内分泌失调,体内脂肪代谢障碍,脂肪积而不"化";另一类是生理性肥胖,主要是因为饮食失控,营养摄入失衡,致使体内脂肪过量堆积。

【临床表现】

由于患者肥胖程度不同,表现亦各异,轻度肥胖者一般无任何症状,中度和重度肥胖者有行动缓慢、易感疲劳、气促、负重关节酸痛或易出现退行性病变。男性可有阳痿,妇女可有月经量减少、闭经,常有腰酸,关节疼痛等症状。并易伴高血压、冠状动脉粥样硬化性心脏病、痛风、动脉硬化、糖尿病、胆石症等。中医分型的临床表现包括以下几种。

1.气虚痰壅型　表现为形体肥胖,动则气短、汗出,肤色少华,精神倦息,嗜睡,纳谷不振,胃脘胀满,或大便溏薄,或四肢浮肿及头身困重,舌胖,苔白,脉细滑。

2.痰热壅积型　表现为形体肥胖,面有油光,胃纳极佳,畏热烦躁,口苦咽干,或见尿黄便秘。舌红,苔薄黄,脉弦滑。

3.痰瘀内积型　表现为形体肥胖,动则神疲气短易汗,头晕胸闷脘胁胀闷或痛,或胁下疤块。舌黯胖,苔薄白或腻,脉濡细。

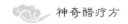

4. 阴阳失调型　表现为形体肥胖,烦躁怕热,时有畏寒肢冷,情绪抑郁或兴奋,失眠,嗜卧懒动,腰脊酸楚,下肢浮肿,午后尤甚,妇女月经不调。舌淡红,苔薄,脉细弱或细弦。

【醋疗方】

醋蛋液减肥方

[组　　成]　新鲜红皮鸡蛋1个,正宗山西老陈醋180毫升。

[制法用法]　将醋装入底径5厘米大口杯中,然后将鸡蛋浸入醋中,浸泡48小时后(红皮蛋时间稍长),蛋壳全部被软化,鸡蛋也胀大,仅剩一层薄皮包着蛋清与黄,用筷子将蛋皮捅破,与醋调匀,即成醋蛋液,即为成人5～7天的服用量。每晨空腹饮服。若按6天(6次)服完一个醋蛋,即每晨服醋蛋液2汤匙(陶瓷汤匙),兑温开水4～5汤匙,调匀后一次服完。浸泡前,要将蛋壳洗刷干净,再用乙醇等消毒;每次浸泡鸡蛋1个,每隔几日再浸泡1个,以保持服用的连续性。

[功　　效]　滋阴润燥,消脂减肥。适用于减肥降脂。

醋洋葱减肥方

[组　　成]　洋葱(160～200克)1个,天然蜂蜜1杯半(约23毫升),天然盐(粗盐)少许,醋500毫升。

[制法用法]　将洋葱去皮,切薄片,用冷水浸一会儿,然后隔去水分。将醋及盐放入煲内,加热至36℃。熄火,加入蜂蜜,徐徐搅拌,使其溶解,加入洋葱。变凉后把洋葱和醋放入密封容器内,放入冰柜冷藏1周后,便可开始服用。如果怕酸,可增加蜂蜜的剂量,或用苹果醋代替。经过一段时间适应其酸味之后,便可用原来的醋洋葱了。早晚各吃1次,每次大约吃60克。如不适应,可改为每日1次,但见效时间相对要长。

[功　　效]　祛风利窍,减肥降脂。适用于肥胖症、高脂血

症、糖尿病、动脉硬化、急慢性胃肠炎以及维生素 C 缺乏等症。

饮 醋 方

〔组　　成〕　食醋 15～40 毫升。

〔制法用法〕　将醋倒入杯中,每日饮用 1 次。

〔功　　效〕　消脂减肥。适用于单纯性肥胖症。

糖醋黄瓜圈方

〔组　　成〕　黄瓜 200 克,白糖 10 克,香油 2 毫升,食醋 20 毫升。

〔制法用法〕　先将黄瓜洗净,切成小段后再去中间的瓤及子,仅留其皮肉,使呈圆的形态。将糖、醋调好,再将黄瓜卷放入浸泡 30 分钟,滴上香油即成。佐餐食用。

〔功　　效〕　清热,解毒,止渴,利尿。适用于高血压、冠心病、肥胖症、高脂血症。

【注意事项】

1. 要注意饮食方面的调节,进食时速度要减慢,并戒酒忌烟。

2. 起居有时,多参加适当的体力活动和适合自身的体育锻炼。

二十七、甲状腺肿(瘿病)

甲状腺肿一般指单纯性甲状腺肿。单纯性甲状腺肿是甲状腺功能正常的甲状腺肿,是以缺碘、致甲状腺肿物质或相关酶缺陷等原因所致的代偿性甲状腺肿大,不伴有明显的甲状腺功能亢进或减退,故又称非毒性甲状腺肿,其特点是散发于非地方性甲状腺肿流行区,且不伴有肿瘤和炎症,病程初期甲状腺多为弥漫性肿大,以后可发展为多结节性肿大。本病分地方性甲状腺肿

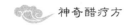

和散发性甲状腺肿两种类型。

中医学称本病为"瘿病"，又名大脖子病，同时也包括瘿囊、瘿瘤、瘿气。本病的发病与水土因素有关，或忧思郁怒，肝郁不疏，脾失健运而致气滞痰凝于颈部而成。

【临床表现】

本病通常表现为颈部肿块色红而高突，或蒂小而下垂，有如樱桃之形状。一般增长缓慢，大小程度不一，大者可如囊如袋，也有触之质地较硬或可扪及结节者。瘿病中的瘿气，瘿块虽小，但常伴有低热、汗多、心悸、多食易饥、眼突、手颤等症。中医学分型的临床表现包括以下几种。

1. 气郁痰结型　表现为颈前肿块，质软不痛，颈胀，常因情绪变化而加重。舌苔白腻，脉弦或弦滑。

2. 痰结血瘀型　表现为颈前肿块，触之偏硬，或有结节，或伴有声音嘶哑，呼吸及吞咽不畅。舌黯红或有瘀斑，苔白，脉沉涩。

【醋疗方】

二海丸

［组　　成］　海藻、昆布（各用酒洗晒干）各等分，油、醋各适量。

［制法用法］　将2味研为细末，炼蜜为丸，如杏子大，稍稍咽汁。另用海藻洗净，切碎，油醋煮熟，作菜常食。

［功　　效］　软坚散结，散瘀消瘿。适用于单纯性甲状腺肿。

二白散

［组　　成］　天南星、贝母各等分，醋适量。

［制法用法］　上药为末，用鸡子清和醋调敷。

［功　　效］ 燥湿化痰,消肿散结。适用于痰核瘰疬。

海带香橼米醋方

［组　　成］ 海带 120 克,香橼皮 9 克,米醋 1000 毫升。

［制法用法］ 将海带洗净,切成小块,与香橼皮一起在米醋中浸泡 7 天,备用。每日吃海带 6～9 克,连用 10～15 天。

［功　　效］ 理气,解郁,消瘿。适用于肝郁气滞型单纯性甲状腺肿,症见甲状腺肿大、心情不畅、胁痛腹胀。女性月经前乳房和小腹胀痛。

海藻昆布醋饮方

［组　　成］ 橘红 15 克,昆布 15 克,海藻 15 克,水牛角 30 克,瓜蒌壳 20 克,醋适量。

［制法用法］ 将上药前 5 味共研细末,用醋或醋汤冲服。每日 3 次,每取 6 克,上系成人 1 个疗程用量。

［功　　效］ 健脾化湿,软坚散结。适用于单纯性甲状腺肿。

昆布醋方

［组　　成］ 昆布 75 克,米醋适量。

［制法用法］ 将昆布洗去咸味,切碎,再用米醋浸渍,取汁备用。每日取醋汁 10 毫升,含于口中,徐徐下咽。

［功　　效］ 消瘿,散结。适用于甲状腺肿。

天南星膏

［组　　成］ 生天南星(洗、切;如无生者,以干者为末)1 枚,醋适量。

［制法用法］ 取生天南星,滴醋研细为膏,将小针刺病处,令透气,将膏摊贴纸上如瘤大贴之,觉痒即易,3～5 天换 1 次。

［功　　效］ 燥湿化痰,消肿散结。适用于头面及皮肤生

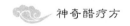

瘤,大者如拳,小者如粟,或软或硬,不痛不痒,不可辄用针灸。

五倍子膏

[组　　成]　五倍子 30 克,好米醋适量。

[制法用法]　将整五倍子入砂锅内炒黄,为细末,好米醋调膏,净器收贮。摊敷患处,易六七次即愈,不论新久俱验(五倍子主要成分为鞣酸,酸平无毒,有降火化痰之功,研末醋调,有散结消核之功),7 次为 1 个疗程。

[功　　效]　化痰消核,行瘀散结。适用于痰核。

鲜鱼醋糊方

[组　　成]　急性子 30 克,山慈菇 20 克,鲫鱼 3 条(100～200 克),食醋适量。

[制法用法]　将前 2 味研为细末,再将鲜鲫鱼(不去内脏)与药粉共捣烂为泥,加醋调为糊,敷患处,外用纱布包扎。每日 1次。

[功　　效]　软坚,散结,消瘿。适用于甲状腺肿。

小麦海藻醋方

[组　　成]　小麦 500 克,海藻 100 克,食醋适量。

[制法用法]　将小麦用醋浸泡 8～10 小时,晒干,与海藻共研细末,备用。用时每次取 10 克,用甜酒或黄酒送下,每日 3 次。

[功　　效]　消瘿。适用于甲状腺肿属阴虚者。

樱桃核醋糊方

[组　　成]　樱桃核 60 克,陈醋适量。

[制法用法]　将樱桃核研为细末,用醋调成糊。涂擦患部,每日 2 次。

[功　　效]　软坚,消瘿,散结。适用于甲状腺肿。

治瘿瘤方

[组　　成]　海螺1个,鬼臼(切片,姜汁浸)60克,海藻60克,昆布60克,海带(俱用热水洗净)60克,海粉(水飞过)60克,海螵蛸60克,甘草30克,醋适量。

[制法用法]　将海螺火烧醋炙(如颈下摇者用长螺,颈下不摇者用圆螺),与余药共研为极细末,炼蜜丸如梧子大。每晚临睡前,口中噙化1丸。

[功　　效]　清热解毒,软坚化结。适用于瘿瘤。

【注意事项】

1.缺碘是本病的主要原因,根据环境因素,注意饮食调摄,预防本病。平时宜多食海带及其他海产品,尤其是妇女妊娠期及哺乳期。在地方性甲状腺肿的地区,应食碘化食盐。同时要慎食肥甘厚腻之品。

2.保持心情舒畅,防止情志内伤而诱发或加重本病。

3.青春期甲状腺肿不应乱服含碘西药。

4.加强体质锻炼,提高抗寒、抗感染的应激能力。

第三章 妇科疾病醋疗方

一、月经不调

月经不调是一种妇科常见病。主要临床表现为经期提前、错后或无定期；经量增多或减少。常伴有经色、经质改变和头晕、心慌、腹痛、腰酸、疲倦、易怒等不适。该病的病因可能是器质性病变或功能失常。

中医学认为，月经不调主要是由七情所伤、外感六淫或先天肾气不足，使脏器受损，肾肝脾功能失常，气血失调所致。若月经周期提前，主要因气虚和血热所致；月经周期延后，虚者因营血亏损而致，实者因气郁血滞或寒凝血瘀所致；月经先后无定期，多因肝气郁滞或肾气虚衰所致。

【临床表现】

1. 月经先期　气虚不摄者伴乏力、经量多而色淡、便溏；血热者经量多而色红、面红、口干、心烦。

2. 月经后期　寒凝者伴小腹冷痛、经量少而色黯有块；血虚者伴有腹冷喜暖、经量少而色淡、面白无华。

3.月经先后无定期　肝郁者伴有乳房或小腹胀痛、抑郁不乐、时时叹息;肾虚者伴头晕耳鸣、腰膝酸软。

4.月经过多　血热者伴经色红、面红唇干、心烦口渴;脾虚者伴经色淡、气短乏力。

5.月经过少　血虚者伴经色淡质稀、头晕眼花、腰酸;寒凝者伴经色黑有块、腹冷痛。

【醋疗方】

艾叶蛋黄醋饮

〔组　　成〕　生艾叶15克,鸡蛋黄2个,食醋15毫升。

〔制法用法〕　将艾叶用醋炒,再加水煎汤,饭前冲鸡蛋黄服食,每日2次。

〔功　　效〕　暖宫散寒,活血行瘀。适用于虚寒型月经过少。

艾 附 丸

〔组　　成〕　香附子500克,熟艾120克,当归60克,醋适量。

〔制法用法〕　前2味用醋煮。当归酒浸,捣焙,为末,醋糊为丸梧子大,每服50丸,醋汤送下。

〔功　　效〕　疏肝理气,散瘀暖宫。适用于月经不调,血气刺痛,腹胁膨胀,心悸乏力,面色萎黄,头晕恶心,崩漏带下,便血,癥瘕积块,及妇人数堕胎,由气不升降,服此尤妙。

当归川芎醋熨方

〔组　　成〕　当归30克,川芎15克,白芍9克,肉苁蓉9克,炒五灵脂9克,炒延胡索9克,白芷9克,苍术9克,白术9克,乌药9克,茴香9克,陈皮9克,半夏9克,柴胡6克,姜黄3克,吴茱

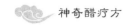

萸 3 克,食醋适量。

〔制法用法〕 以上前 16 味各为粗末,用醋炒热,入布袋,趁热熨脐部,每日用之,以愈为度。

〔功　　效〕 疏肝理气,活血止痛。适用于月经先后无定期。

当归泽兰丸

〔组　　成〕 当归(去须,酒浸)60 克,白芍(炒)60 克,熟地黄(酒制)60 克,生地黄 90 克,泽兰叶 45 克,艾叶 45 克,白术 45 克,黄芩 30 克,川芎 60 克,香附 480 克(分为 4 份,每份 120 克,分别用童便、酒、醋、米泔各浸一宿)。

〔制法用法〕 上药为末,醋糊为丸,如赤豆大。每服 60 丸,空腹时用白水或酒下。

〔功　　效〕 补肝益肾,化瘀调经。适用于妇人经水不调,赤白带下,日久不孕。

地榆炭醋方

〔组　　成〕 地榆炭 30 克,米醋 90 毫升。

〔制法用法〕 将 2 味加水 90 毫升,一同煎煮,去渣取汁即成。每日早晚各服 1 剂。

〔功　　效〕 凉血止血。适用于月经过多、经血鲜红或淡红。

二 气 丸

〔组　　成〕 大黄 120 克,当归 60 克,白芍 60 克,醋 1000 毫升。

〔制法用法〕 大黄为末,以醋 1000 毫升,慢火熬为膏子;当归、白芍另研为末,以膏子和丸,如桐子大,每服 20 丸,淡醋汤下,食前服,每日 3 服。

〔功　　效〕　行滞益血,散瘀除热。适用于月水不调,断绝不产,面黄肌瘦,憔悴不欲食。

贯众醋方

〔组　　成〕　鲜贯众 150 克,米醋适量。

〔制法用法〕　将鲜贯众去毛和根须,以水洗净,用米醋浸 12小时,至米醋吸透为度,阴干,焙焦研末。每次 6 克,早晚各 1 次,空腹用米汤送服。

〔功　　效〕　凉血止血。适用于血热型月经过多。

九制香附丸

〔组　　成〕　香附 420 克,艾叶 120 克。

〔制法用法〕　将上药一次用酒,二次用醋,三次用盐,四次用童便,五次用小茴香 60 克,六次用益智仁 60 克,七次用丹参 60克,八次用姜汁,九次用莱菔子 60 克,先后分别煎汁,按春三日、夏一日、秋三日、冬七日浸制,随后晒干研为细粉,糊丸。每服 9～12 克,开水送下。

〔功　　效〕　开郁健脾,调经安胎。适用于妇人经事不调,赤白带下,气血凝滞腹痛,胸闷胁胀,恶心呕吐,气块血块。

米醋豆腐方

〔组　　成〕　豆腐 250 克,米醋 2000 毫升。

〔制法用法〕　将豆腐切成小块用醋煮,以小火煨炖至熟。饭前 1 次吃完。

〔功　　效〕　凉血调经。适用于月经不调,症见经期过短,经血深红、量多。

芩心丸

〔组　　成〕　黄芩 100 克,米醋适量。

[制法用法]　取黄芩心枝条,用米醋浸 7 天,炙干又浸 7 次,为末,醋糊丸梧子大。每服 70 丸,空腹温酒下,日进二服。

[功　　效]　清热凉血,散瘀行滞。适用于妇人四十九岁以后,天癸当住,每月却行,或过多不止者。

香附醋丸方

[组　　成]　香附 250 克,食醋、白酒各适量。

[制法用法]　将香附研为细末,用醋调制成丸。每日 9 克,空腹,用白酒送下。

[功　　效]　理气疏肝,调经止痛。适用于月经周期先后不定、经量或多或少,经行不畅,或有胸胁、乳房、少腹胀痛;或于月经过后小腹胀痛。

紫 金 丹

[组　　成]　赭石(烧红,醋淬七次)150 克,赤石脂(烧红,醋淬七次)150 克,禹余粮(烧红,醋淬七次)150 克,醋适量。

[制法用法]　前 3 味共研细末,入瓷罐,盐泥封固 3 厘米厚,阴干,大火锻三炷香,冷定,再研极细,醋糊为丸,如芡实大。每服 10 丸,用热酒送下。

[功　　效]　收涩止血,散瘀温经。适用于下元虚惫,子宫寒冷,月经不调;脐腹连腰疼痛,面黄肌瘦;泄泻精滑。

皱 血 丸

[组　　成]　菊花(去梗)90 克,茴香 90 克,香附(炒,酒浸一宿,焙)90 克,熟干地黄 90 克,当归 90 克,肉桂(去粗皮)90 克,牛膝 90 克,延胡索(炒)90 克,芍药 90 克,蒲黄 90 克,蓬术 90 克,乌豆 700 克,醋 800 毫升。

[制法用法]　先把乌豆用醋煮,候干,焙为末,再入醋煮至 200 毫升,将前 11 味药共研细末,和为丸,如梧桐子大。每服 20

丸,温酒或醋汤送下;若血气攻刺,炒姜酒下;癥块绞痛,当归酒下。

〔功 效〕 补肾温经,行气活血。适用于妇人血海虚冷,气血不调,时发寒热,或下血过多,或久闭不通,崩中不止,带下赤白,癥瘕癖块,攻刺疼痛,小腹紧满,胁肋胀痛,腰重脚弱,面黄体虚,饮食减少,渐成痨状,及经脉不调,胎气多损。

【注意事项】

1.注意保暖,避免寒冷刺激,如游泳、洗冷水澡等,以免子宫及盆腔血管受冷刺激后收缩,引起经血过少或痛经。

2.注意经期卫生,预防感染。

3.经期不宜性交,一方面预防感染,另一方面,避免性交刺激使盆腔充血,至经血增多或经期延长。

4.经期尽量避免进食生冷、辛辣食品,不宜进行强度大的运动。

5.适当锻炼身体,增强体质。

二、痛 经

痛经是指行经过程中及月经前后出现下腹部疼痛或其他不适,以致影响生活和工作,是妇科常见病症。痛经又分为原发性痛经和继发性痛经。原发性痛经指生殖器官无明显器质性病变的月经疼痛,又称功能性痛经,常发生在月经初潮或初潮后不久,多见于未婚或未孕妇女,往往经生育后痛经缓解或消失;继发性痛经指生殖器官有器质性病变如子宫内膜异位症、盆腔炎和子宫黏膜下肌瘤等引起的月经疼痛。

中医学认为,痛经多因气滞血瘀、寒湿凝滞、气血虚损等因所致。或情志不舒,肝郁气滞,"不通则痛"故发生痛经。

【临床表现】

痛经的症状一般在月经前开始有痛感,逐渐加剧,历时数小时或两三天不等,疼痛多为下腹部阵发性或持续性疼痛,有时放射至阴道及腰骶部。严重时可出现全腹疼痛,面色苍白,手足冰凉。还常伴有消化系统症状,如恶心、呕吐、腹泻等,还可伴头痛、冷汗、虚脱等。中医学常见的临床分型包括以下几种。

1. 气滞血瘀型痛经　临床表现为经前或行经期间出现小腹胀痛、乳头触痛、心烦易怒,经量少或行经不畅、色黑有血块,血块流出后疼痛减轻等。

2. 阳虚内寒型痛经　临床表现为经期或经后小腹冷痛,月经色淡量少,伴有腰酸腿软,手足不温,小便清长等。

3. 肝肾虚损型痛经　临床表现为月经干净后1～2日出现腰酸腿软,小腹隐痛不适,或有潮热,头晕耳鸣,舌质淡红、苔薄。

4. 气血虚弱型痛经　临床表现为经期小腹绵绵作痛,月经量少,色淡质薄,神疲乏力,面色蜡黄,食欲不佳,大便溏泻等。

【醋疗方】

醋磨青木香方

[组　　成]　醋、青木香各适量。

[制法用法]　用醋磨青木香,取汁,顿服之。

[功　　效]　祛风散瘀,行气止痛。适用于痛经。

沉　香　散

[组　　成]　沉香20克,木香20克,当归20克,白茯苓20克,白芍20克,全陈皮1个,乳香1块,没药1块,好醋一盏。

[制法用法]　将前5味切片,捣碎,混匀,收贮备用。每取3～6克药末,入水三盏,于砂锅内文武火煎沸;入全陈皮1个,又煎十数沸;入好醋一盏,又煎数十沸,再入乳香、没药如皂角子大各1块,同煎至一盏,去渣,通口服,不拘时候。

〔功　　效〕　疏肝理气,散瘀止痛。适用于妇人一切血气刺痛不可忍者,兼治男冷气痛。

当归煎丸

〔组　　成〕　当归(去土)60克,槟榔15克,赤芍15克,牡丹皮15克,延胡索15克,米醋250毫升。

〔制法用法〕　先将当归用米醋慢火熬成膏,入诸药末和为丸,如梧桐子大。每服20丸,空腹时用温酒送下,每日2次。

〔功　　效〕　活血化瘀,行气止痛。适用于妇人血瘀气滞,少腹时发刺痛,肌瘦乏力,月经不调。

荔附醋服方

〔组　　成〕　荔枝核(烧存性)15克,香附子(炒)30克,醋适量。

〔制法用法〕　荔枝核、香附子,共研为末。每服6克,用醋调服,数服即愈。

〔功　　效〕　理气暖宫,化瘀止痛。适用于妇女痛经。

硇砂皂角醋丸方

〔组　　成〕　硇砂30克,皂角(去皮、子)5个,陈皮末90克,食醋400毫升。

〔制法用法〕　将前3味研为细末,用醋熬膏,放入陈皮末,捣细做成丸如梧桐子大。每次5丸,温酒送下。

〔功　　效〕　温经,理气止痛。适用于月经不调、脐腹疼痛。

香附艾叶醋方

〔组　　成〕　香附15克,艾叶15克,食醋适量。

〔制法用法〕　先将香附、艾叶和醋拌匀炒至醋尽发黄,再加入适量水煎汤,去渣取汁,然后加醋10毫升,再煮两沸。每日1

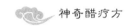

剂,分早晚 2 次温服。

　　〔功　　效〕　理气疏肝,调经止痛。适用于气滞血瘀引起的痛经。症见行经腹痛、经量少、色紫暗有瘀块、经净痛消。

莪 术 散

　　〔组　　成〕　三棱、莪术、红花、牛膝、苏木各等分,醋适量。

　　〔制法用法〕　将前 2 味用醋炒过,再加后 3 味用水煎,空腹服。

　　〔功　　效〕　破血化瘀,通经止痛。适用于经来未尽、遍身潮热、口渴、小腹疼痛、头痛。

延胡香附醋方

　　〔组　　成〕　延胡索 10 克,香附 6 克,食醋适量。

　　〔制法用法〕　将前 2 味和醋拌匀,炒至醋尽,共研为细末。每日 1 剂,用黄酒送服。

　　〔功　　效〕　活血散瘀,理气止痛。适用于气滞血瘀所致痛经。症见行经腹痛、经量少、经色暗紫色有瘀块,或伴有胸胁、乳房作胀。

延胡索止痛散方

　　〔组　　成〕　延胡索 20 克,当归 12 克,红花 10 克,胡椒 6克,蚕沙 6 克,食醋适量。

　　〔制法用法〕　将前 5 味研碎,放锅中加醋炒热,趁热外敷少腹部,用布保温固定。

　　〔功　　效〕　温经活血,止痛。适用于痛经。

药醋蛋方

　　〔组　　成〕　黑豆 100 克,生黄芪 60 克,当归 30 克,丹参 25克,香附 25 克,大黄 12 克,甘草 12 克,鸡蛋 15 个,食醋 1000 毫升。

[制法用法] 上药共浸泡在有盖的玻璃瓶中密封,待鸡蛋壳软化(一般 15 日)后食用,每日 1 个,15 天为 1 个疗程。

[功　　效] 补肾健脾,理气活血,止痛。适用于原发性痛经。

杨氏醋煎散

[组　　成] 高良姜 30 克,当归(洗,焙)15 克,肉桂(去粗皮)15 克,白芍 15 克,陈橘皮(去白)15 克,乌药 15 克,酽醋半盏。

[制法用法] 上药共研细末,每取 9 克,水半盏,入酽醋半盏,煎至七分。通口服之,不拘时候。

[功　　效] 温经散寒,活血化瘀。适用于妇人血气,腹胁刺痛不忍;产后败血,儿枕急痛。

益母草砂仁醋方

[组　　成] 益母草 15 克,砂仁 10 克,红糖 30 克,食醋 15 毫升。

[制法用法] 将上药 4 味加入水适量,一同煎煮,去渣取汁。每日 1 剂,分早晚 2 次温服。

[功　　效] 行气宽中,调经活血。适用于气滞血瘀所致的痛经。症见行经腹痛、经量少、色紫暗有瘀块、经净痛消。

痛经盐醋方

[组　　成] 粗盐或粗沙 250 克,陈醋 50 毫升。

[制法用法] 将粗盐或粗沙爆炒,再将陈醋慢慢地洒入,边洒边炒,洒完后再炒片刻,装入布袋,热熨腰和腰骶部。

[功　　效] 温经,理气止痛。适用于经期小腹痛和腰痛者。

止痛丸方

[组　　成]　延胡索(醋炒)30 克,当归(酒浸炒)30 克,橘红 60 克,食醋适量。

[制法用法]　将上药共研成细末,以酒煮米糊拌匀做成丸如 梧桐子大,每次 100 丸,空腹服,用醋汤送下。

[功　　效]　疏肝理气,活血止痛。适用于痛经。

茱萸肉桂延胡索醋敷方

[组　　成]　吴茱萸 1 克,肉桂 1 克,延胡索 1 克,穿山甲 (代)1 克,小茴香 2 克,醋适量。

[制法用法]　以上各味共研末和匀,用醋调成糊状敷脐中, 外用胶布固定。月经前 3 天开始贴敷,2～3 天换敷 1 次,每次换 敷以后,再用热水袋热敷 15～30 分钟,以助药物渗吸发挥作用。

[功　　效]　温经散寒止痛。适用于寒湿凝滞性痛经。

紫荆皮醋丸方

[组　　成]　紫荆皮不拘多少,醋适量。

[制法用法]　紫荆皮研为末,醋糊丸樱桃大,每酒化服 1 丸。

[功　　效]　行气活血,散瘀止痛。适用于妇人痛经。

追 气 丸

[组　　成]　芸薹子(微炒)30 克,桂心 30 克,高良姜 15 克, 醋适量。

[制法用法]　将前 3 味共研细末,醋糊为丸,如梧桐子大。 每服 5 丸,不拘时,用淡醋汤送下。

[功　　效]　温经通络,补血破气。适用于妇人小腹疼痛不 可忍者。

张氏醋煎散

〔组　　成〕　三棱、莪术、香附、乌药、赤芍、甘草、肉桂各等分,醋适量。

〔制法用法〕　前7味药,用醋炒,共为细末,每服9克,空腹砂糖水调下。

〔功　　效〕　活血逐瘀,行气止痛。适用于经行少腹结痛,以及产后恶露不行。

【注意事项】

1. 平日应加强体育锻炼,调适情志,消除焦虑、紧张和恐惧心理。

2. 经期应适当休息,并避免剧烈运动和过度劳累。

3. 经前或经期应避免冷饮,衣服要保暖,避免淋雨或游泳,防止受凉。

4. 注意经期卫生,行经期间禁止性生活。

5. 治疗期间应忌食生冷、辛辣食物,忌烟酒。

6. 疼痛剧烈患者,应到医院就诊,不宜自疗。

7. 止痛药不可随便服用,应根据实际情况询问医生后决定。

三、闭　经

闭经是妇科的常见病,可由不同的原因引起。闭经通常分为原发性和继发性两类。原发性闭经是指年龄过16岁(有地域性差异),第二性征已发育,或年龄超过14岁,第二性征还没发育,且无月经来潮者。继发性闭经则指以往曾有正常月经,但此后因某种病理性原因而月经停止6个月者,或按自身原来月经周期计算停经3个周期以上者。青春前期、妊娠期、哺乳期及绝经后期的月经不来潮属生理现象。

中医学将闭经分为虚实两类。虚者多因肝肾不足、精血两亏所致;或因气血虚弱,血海空虚,无血可下而成。实者多因恼怒不节,或贪凉饮冷,导致气滞血瘀、痰湿阻滞、冲任不通、脉络闭塞而成。

【临床表现】

原发性闭经表现为女子满 18 周岁,月经未来潮。继发性闭经表现为月经已有规律而又中断达 6 个月(除外生理性停经)以上者。闭经根据中医临床上的表现分为血亏、血滞两大类。

1.血亏而属气血双虚者 月经往来先是量少,终于闭经,伴有面色苍白或萎黄,头晕目眩、怔忡、心悸,甚则形体消瘦,皮肤干燥,舌质淡,苔薄白,脉沉细;属阴亏血枯者,经闭日久,伴有面色苍白暗滞,腰膝酸软,头晕耳鸣,潮热盗汗,皮肤干燥,心悸,两颧潮红,手足心热或有咳嗽,吐血,唇红,舌红,苔少或无苔光滑,或薄黄而燥,脉虚而细数。

2.闭经而属血滞者 经停数月,精神郁闷,烦躁易怒,脘胁胀满,下腹部疼痛拒按,或舌有紫色斑点,脉沉弦而涩。

【醋疗方】

蚕沙陈醋方

[组　　成] 蚕沙 500 克,陈醋 200 毫升。

[制法用法] 将蚕沙炒热,加入陈醋,然后烤干研细末。每次 9 克,每日 3 次,用糯米酒送服。

[功　　效] 活血调经。适用于闭经。

川芎益母草醋方

[组　　成] 川芎 9 克,益母草 30 克,食醋 10～15 毫升。

[制法用法] 将前 2 味药加水煎取汁液,加入米醋趁热空腹服用。

[功　　效] 活血调经,散风止痛。适用于闭经。

大黄膏(将军丸)

[组　　成] 锦纹大黄 120 克(一方加香附),酽醋、酒各适量。

[制法用法] 锦纹大黄,酒浸焙干,为末,用酽醋熬成膏子,丸如鸡子大,每服 1 丸,酒化开,临睡前温服。

[功　　效] 破积行滞,散瘀通经。适用于妇人干血气,月经闭止,血块有热,脉弦数。

七制香附丸

[组　　成] 香附(醋制)3.42 千克,生地黄 120 克,生白芍 120 克,当归 120 克,川芎 120 克,熟地黄 120 克,茯苓(去皮)120 克,山茱萸(酒制)60 克,炒酸枣仁 60 克,生阿胶 60 克,黄芩 60 克,天冬 60 克,延胡索(醋制)45 克,砂仁 45 克,人参(去芦)30 克,甘草 30 克。

[制法用法] 先将主药香附拌醋制过,待用;另用生艾叶、小茴香、大米各 30 克,熬透去渣取汁,再和鲜牛奶 210 毫升,大盐(化水)21 克。拌醋制过的香附,浸透微炒,合群药共研为细粉,黄酒泛小丸。每服 6 克,白开水送下。

[功　　效] 开郁顺气,调经养血。适用于血滞经闭,胸闷气郁,两胁胀痛,饮食减少,四肢无力;或腹内血块,攻窜作痛,及寒湿白带等。

通经甘露丸

[组　　成] 当归 240 克,苏木 120 克,牡丹皮 120 克,枳壳 60 克,陈皮 60 克,五灵脂 90 克,砂仁 60 克,熟地黄 120 克,生地

黄 120 克,延胡索(炙)120 克,熟大黄 240 克,赤芍 90 克,青皮 90 克,香附(炙)750 克,炮姜 60 克,桂心 60 克,三棱 240 克,莪术 240 克,藏红花 60 克,甘草 60 克,醋 1500 毫升。

[制法用法] 先用醋煎煮苏木,取其汁,将余药共为细末,和匀,泛为小丸。每服 6~9 克,温开水送下。

[功　　效] 理气活血,化瘀消癥。适用于妇人月经不通,或有癥瘕癖块,少腹胀痛,骨蒸劳热。

五　通　丸

[组　　成] 当归 15.6 克,牡丹皮 15.6 克,莪术 15.6 克,干漆(炒)15.6 克,官桂 15.6 克,丁香 15.6 克,红花 15.6 克,醋适量。

[制法用法] 上前 7 味,共研为末,醋糊丸,如梧桐子大,每服 30 丸,当归酒下,米饮亦得。

[功　　效] 破积行滞,逐瘀通经。适用于妇人月水不通,脐腹硬痛,寒热盗汗。

无极丸方

[组　　成] 锦纹大黄 500 克,精盐 6 克,巴豆 35 粒,红花 120 克,当归 120 克,醇酒 200 毫升,陈醋 200 毫升。

[制法用法] 将锦纹大黄分为 4 份,1 份用精盐浸 1 天,切片晒干;1 份用醇酒浸 1 天,切片晒干,再与巴豆仁同炒,加水煮汁,去巴豆不用;1 份与红花一同加水 200 毫升同浸 1 天,切片晒干;1 份与当归、陈醋同浸 1 天,去当归,切片晒干。以上各份混匀研末,炼蜜为丸,如梧桐子大,每次 50 丸,空腹温酒送下。

[功　　效] 泻热通肠,凉血解毒,逐瘀通经。适用于妇女经血不通、赤白带下。

杨氏艾附丸

〔组　　成〕　白艾叶 30 克,枳壳(去瓤,取净)30 克,肉桂(去粗皮)30 克,附子(炮,去皮、脐)30 克,当归(洗,焙)30 克,赤芍 30克,没药(别研)30 克,木香(炮)30 克,沉香 15 克,米醋适量。

〔制法用法〕　上药为细末,将艾叶并枳壳用米醋于砂锅内煮,令枳壳煮烂,同艾叶研为膏,和药末为丸,如梧桐子大。每服 50 丸,温酒或米饮送下,空腹时服。

〔功　　效〕　温经散寒,行气活血。适用于妇人血海虚冷,月水不行,脐腹疼痛,筋脉拘挛,以及积年坚癥积聚。

【注意事项】

1. 年满 18 岁,如仍无月经,应及时到医院进行检查。

2. 治疗期间应增加饮食营养,多吃富含蛋白质的食物。

3. 参加适当的劳动或体育锻炼,不宜过度疲劳。增强体质,调节心情,劳逸适度。

4. 不可滥用激素类药物,闭经期间仍需避孕。

5. 月经过少或月经后期都可发展为闭经,积极治愈月经过少或后期,可以减少闭经的发病率。

6. 明确闭经的病因和部位,对治疗闭经的效果与预后估计有一定的参考价值。

7. 对顽固性闭经单用中药或西药效果不佳者可采用中西药结合周期治疗,待起效后逐渐减少西药剂量,最终中医治疗。

四、带下病

带下指阴道壁及宫颈等组织分泌的一种黏稠液体。在发育成熟期或经期前后、妊娠期带下均可增多,带下色白无臭味,这是生理现象。当阴道、宫颈或内生殖器发生病变时,带下量明显增多,并且色、质和气味异常,伴全身或局部症状者,称为"带下病"。本病是女性生殖系统疾病中的一种常见病,常见于各种阴道和宫颈炎症。

中医学认为,带下病多因湿邪影响任、带二脉,以致带脉失约,任脉不固所致。

【临床表现】

带下过多者表现为带下量较平时明显增多,色、质、味异常,或伴有外阴、阴道瘙痒、灼热、疼痛等局部症状。带下过少者表现为带下量较平时明显减少,阴道干涩、痒痛或萎缩,部分患者伴有性欲低下、性交疼痛,月经量少或月经延后,甚至闭经、不孕等。中医学常见的临床分型有以下几种。

1. **湿热型**　表现为带下量多,色黄或黄白,质黏腻,有臭气,胸闷口腻,或小腹作痛,或带下色白质黏如豆腐渣状,阴痒等,小便色黄。舌苔黄腻或厚,脉濡滑带数。

2. **热毒型**　表现为带下量多,赤白相兼,或五色杂下,质黏腻,或如脓样,有臭气,或腐臭难闻,小腹作痛,烦热口干,头昏晕,午后尤甚,大便干结或臭秽,小便色黄量少。舌红,苔黄干,脉数。

3. **脾虚型**　表现为带下色白或淡黄,质黏稠,无臭气,绵绵不断,面色㿠白或萎黄,四肢欠温,精神疲倦,纳呆便溏,两足跗肿。舌淡,苔白或腻,脉缓弱。

4. **肾阳虚型**　表现为白带清冷,量多,质稀薄,终日淋漓不断,腰酸如折,小腹冷感,小便频数清长,夜间尤甚,大便溏薄。舌质淡,苔薄白,脉沉迟。

5. **肾阴虚型**　表现为带下赤白,质稍黏无臭,阴部灼热,头昏目眩,或面烘热,五心烦热,失眠多梦,便艰尿黄。舌红少苔,脉细带数。

【醋疗方】

艾叶当归姜醋方

〔组　　成〕　艾叶(炒)120克,当归(切、焙)30克,炮干姜30克,米醋1000毫升。

〔制法用法〕　将前3味研末,取一半加醋煎浓,再加入另一半,调制成丸如梧桐子大。每次30丸,空腹温粥送服。

〔功　　效〕　散寒除湿,温经止血。适用于寒性带下。

醋　煎　丸

〔组　　成〕　高良姜(锉碎,入油炒黄)60克,干姜(炮)60克,附子(重6钱者,去皮脐尖)120克,金毛狗脊(去毛)30克,酽醋300毫升。

〔制法用法〕　上为细末,另用艾叶末60克,酽醋300毫升,煎至150毫升,加入面30克,再熬成膏,和前药末为丸,如梧桐子大。每服30丸,空腹、食前淡醋汤送下。

〔功　　效〕　温中散寒,健脾除湿。适用于血海久冷,赤白带下,月候不调,脐腹刺痛。

醋矾辰砂鸡蛋方

〔组　　成〕　鸡蛋1个,白矾末4.5克,辰砂末1.5克,麝香0.15克,食醋适量。

〔制法用法〕　将鸡蛋开一小孔,取白矾末、辰砂末装入蛋内,用纸包裹,浸入醋中1天,然后用火将蛋煨透,带微烟存性去纸,将鸡蛋连壳研末,加入麝香混匀。早晨用热黄酒送服。

〔功　　效〕　温中止带。适用于白带症。

椿树皮矾醋方

[组　　成]　椿树皮 100 克,白矾 60 克,食醋 250 毫升。

[制法用法]　将鲜椿树皮放入锅中,加水适量,煮沸约 30 分钟,滤去药渣,再入白矾、食醋,继续煮沸 2～3 分钟。将药液倒入盆中,趁热熏洗阴部,然后坐浴,每日 2 次。

[功　　效]　燥湿清热,止泻止血。适用于湿热下注之黄带。

韭菜子酒醋方

[组　　成]　韭菜子 7000 克,醋(约)14 000 毫升,蜜、酒各适量。

[制法用法]　韭菜子用醋煮千沸,焙干,研为末,炼蜜做成丸子,如梧子大,每服 30 丸,空腹温酒送下。每服 2 次,连服 7～8 天,阴虚火旺者不宜服用。

[功　　效]　补肾阳,暖腰膝,涩精止带。适用于肾气不足所致的带下症,症见带下清稀,色白如涕,带量甚多,连绵不断,小便频数,腰痛如折,腿软无力,面色苍白等。此方亦治男子肾虚冷,梦遗。

甲鱼山药醋汤

[组　　成]　甲鱼(重 250～500 克)1 只,山药 50 克,米醋适量。

[制法用法]　先用米醋炒甲鱼,再与山药同放锅内煮汤,熟后吃鱼和汤。隔日 1 次,连服 4～5 次。

[功　　效]　温肾益脾,固涩。适用于肾气不足型带下病。

鹿茸狗脊醋丸方

[组　　成]　鹿茸(酒蒸后,稍焙)60 克,金毛狗脊 30 克,白

豉 30 克,艾叶 10 克,食醋、糯米粉各适量。

[制法用法]　前 3 味共研为细末,将艾叶与醋同煎,取汁调药末及糯米粉,做成丸如梧桐子大。每次 50 丸,用醋汤送下。

[功　　效]　补肾壮阳,健脾止带。适用于妇女带下病。

糯米花椒醋丸方

[组　　成]　糯米、花椒各等分,食醋适量。

[制法用法]　糯米、花椒入锅炒黄,取出共研为细末,用米醋调糊,做成药丸如梧桐子大。每次 30～40 丸,饭前用醋汤送下。

[功　　效]　温阳健脾,止带。适用于脾虚带下,色白如涕。

芡蛸散

[组　　成]　芡实 30 克,桑螵蛸 30 克,白芷 20 克,醋适量。

[制法用法]　将前 3 味药共研细末,贮瓶备用。每取本散适量,用米醋调成糊状,敷于脐中,用胶布固定,每日换药 1 次,连用 5～6 天。

[功　　效]　固肾健脾,燥湿止带。适用于肾气不足,脾虚湿盛所致的白带过多。

如圣丹

[组　　成]　枯矾 120 克,蛇床子 60 克,醋适量。

[制法用法]　前 2 味共研为末,醋糊丸,如弹子大,用胭脂为衣,绵裹纳入阴户(即阴道)中。定坐半日,热极再换。

[功　　效]　温补肾阳,收涩燥湿。适用于妇人经脉不调,赤白带下。

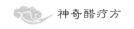

桑螵蛸散

[组　　成]　肉桂 15 克,白芷 30 克,桑螵蛸 30 克,补骨脂 20 克,芡实 20 克,食醋适量。

[制法用法]　将前 5 味药共研细末,贮瓶备用。每取本散适量,用米醋调成糊状,敷于脐中,外用伤湿止痛膏固定,次日起床时取下,每日换药 1 次,连续用 1 周为 1 个疗程。

[功　　效]　温肾健脾,涩精止带。适用于寒湿带下。

盐艾炒醋熨脐方

[组　　成]　精盐、艾叶各等量,米醋适量。

[制法用法]　将精盐、艾叶碾为粗末,加入米醋,炒热后装入白布袋中,置于患者脐部熨之;待温后将药敷于脐孔上,外用纱布扎紧固定。每日熨敷 1 次,直至病愈。

[功　　效]　暖宫散寒,止带。适用于妇女白带过多。

羊胰醋方

[组　　成]　白羊胰 1 具,食醋适量。

[制法用法]　用醋洗净羊胰,再加水煮汤食用。

[功　　效]　益肺,润燥,祛痰。适用于白带症。

【注意事项】

1. 预防带下病应从增强体质和防止感染入手。

2. 平时积极参加体育锻炼,增强体质,下腹部要保暖,防止风冷之邪入侵。

3. 饮食要有节制,免伤脾胃。

4. 注意卫生。经期禁止游泳,防止病菌上行感染;浴具要分开;有脚癣者,脚布与洗会阴布分开;提倡淋浴,厕所改为蹲式,以防止交叉感染。

五、子宫脱垂(阴挺)

　　中医学称子宫脱垂为"阴挺",是指子宫从正常位置沿阴道下降,子宫颈外口达坐骨棘水平以下,甚至子宫全部脱出阴道口外。较轻者仅觉腰酸,小腹胀重,较重者子宫颈脱出阴道口外,重者宫体全部脱出,不能自行回纳,甚至不能行动而卧床。常因疲劳、剧咳、排便等反复发作。

　　现代医学认为,本病是因体质虚弱、生育过多或产伤使子宫支持组织撕裂或松弛,产后休息调养不当,过早参加体力劳动,蹲站过多或长期咳嗽、便秘,使腹压增高,支持子宫的韧带、肌肉弹力下降、松弛所致。

　　中医学认为,本病多因素体虚弱、分娩时用力太过,或产后气血未复,过早参加体力劳动,致中气下陷而成;或因孕育过多,房劳伤肾,带脉失约,冲任不固,不能系胞所致。如脱出日久,摩擦损伤,可转为湿热下注。

【临床表现】

　　1. 中气下陷型　阴道中有物脱出,状如鹅卵,小腹下坠,劳累加剧,少气乏力,面白无华,尿频带多,质稀色白,舌淡苔白,脉虚细。

　　2. 肾虚不固型　子宫脱垂,腰膝酸软,小便频数,夜间尤甚,头晕耳鸣,舌淡,脉沉弱。

　　3. 湿热下注型　子宫脱出日久,表面红肿溃烂,黄水淋漓,带黄秽臭,肛肿尿赤,舌红苔黄,脉滑数。

【醋疗方】

蓖麻子醋敷方

　　[组　　成]　蓖麻子30～50粒,陈醋5～10毫升。

〔制法用法〕 将蓖麻子去皮捣烂,用陈醋调成膏状,涂摊在白布上,薄敷于脐下约3厘米处,每日更换1次,7天为1个疗程,一般2～3个疗程见效。

〔功　　效〕 消肿拔毒,酸敛固脱。适用于子宫脱垂。

茶子醋熏方

〔组　　成〕 茶子末150克,食醋250毫升。

〔制法用法〕 先将醋煮开,再加入茶子末,待出味时倒入盆中,坐浴,熏阴部。

〔功　　效〕 清热解毒,收敛消炎。适用于子宫脱垂。

川乌五倍子醋方

〔组　　成〕 生川乌10克,五倍子10克,食醋100毫升。

〔制法用法〕 先将前2味加水1500毫升煮沸,再加食醋煮沸即成。将药液置于清洁女式尿盆内,熏阴部。

〔功　　效〕 祛风散寒,除湿止痛,敛汗止血。适用于子宫脱垂。

杜仲枳壳蓖麻子醋敷方

〔组　　成〕 杜仲30克,枳壳30克,蓖麻子30克,醋适量。

〔制法用法〕 分别打碎研粉,然后混匀。取5克药末,以醋调成膏状涂脐,常规法固定,每日用药1次,连用15天。

〔功　　效〕 益气升阳。适用于子宫脱垂。

理气补肾方

〔组　　成〕 杜仲30克,枳壳30克,乌梅30克,白芷30克,食醋适量。

〔制法用法〕 将上药研成细末,醋调成糊,敷脐部,胶布固定,每日换药 1 次。

〔功　　效〕　温阳补肾,酸收固脱。适用于子宫脱垂。

烧铁熏醋方

〔组　　成〕　生铁块 1 块,食醋 250 毫升。

〔制法用法〕　先将醋倒入干净盆或痰盂中,再将小铁块烧红后放入盆中,令醋沸腾,患者坐在盆或痰盂上熏 15 分钟。每日 1 次。

〔功　　效〕　散瘀止血。适用于子宫脱垂。

【注意事项】

1.产后 3 个月内充分休息,不宜久蹲久站或参加重体力劳动。

2.积极治疗可引起腹压增高的咳嗽、便秘等病症。

3.进行盆底肌肉锻炼,增强骨盆底组织的紧张度。

4.加强营养,增强体质,有助于病情好转。

5.经常泡脚,同时加服中成药,如补中益气丸或归脾丸等。

6.计划生育,新法接生,加强妇女劳动保护。

六、妊娠呕吐(妊娠恶阻)

妊娠呕吐中医学称为"妊娠恶阻",是指妊娠 6 周左右常有择食、食欲缺乏、轻度恶心呕吐伴头晕、疲倦等症状,又称为早孕反应。妊娠呕吐一般不需特殊治疗,且在妊娠 12 周左右自然消失。少数妇女反应严重,呈持续性呕吐,甚至不能进食、进水,这时称妊娠剧吐。

中医学认为,妊娠后月经停闭,血聚于下养胎,冲脉之气上逆(冲脉隶属于阳明),使胃失和降而致恶心、呕吐。

【临床表现】

1.痰湿阻滞型　妊娠早期呕吐恶心,吐出清水痰涎,口淡而腻,不思饮食,舌淡,苔白腻,脉滑无力。

2.肝胃不和型　妊娠初期呕吐酸水或苦水,胸脘痞闷,两胁胀痛,嗳气叹息,头晕脑涨,抑郁,舌淡红,苔薄黄,脉弦滑。

3.胃热气逆型　呕吐酸水,或嗳腐吞酸,口舌干燥,失眠多梦,大便干燥,心腹烦热,舌红苔黄,脉滑数。

【醋疗方】

白糖醋蛋方

〔组　　成〕　白糖30克,鸡蛋1个,米醋60毫升。

〔制法用法〕　将米醋煮沸,加入白糖使其溶解,打入鸡蛋,待蛋半熟即成。每日食2次。

〔功　　效〕　养阴清热,和胃止呕。适用于脾胃不和而偏热之妊娠呕吐。

红糖米醋鸡蛋方

〔组　　成〕　鸡蛋1个,红糖30克,米醋60毫升。

〔制法用法〕　先将米醋煮沸后,加红糖溶化,再打入鸡蛋,当半熟时,全部食之,每日2次。

〔功　　效〕　养阴润燥,温胃止呕。适用于肝胃不和型偏寒之妊娠恶阻。

妊娠恶阻醋饮方

〔组　　成〕　米醋适量。

〔制法用法〕　将米醋放入杯中,每日3～4次口服。

〔功　　效〕　开胃消食,止呕吐。适用于妊娠恶心、呕吐。

止呕敷脐方

［组　　成］　鲜生姜汁 50 毫升(1 小杯),刀豆壳(烧灰存性)10 克,米醋适量。

［制法用法］　取刀豆壳烧灰研为细末,将姜汁加入刀豆壳中调和,掺入米醋制成膏备用。用时取药膏如红枣大 1 块,贴于患者脐孔内,盖以纱布,用胶布固定。每日 1~3 次。

［功　　效］　温胃散寒,降逆止呕。适用于妊娠呕吐。

【注意事项】

1. 保持乐观心态,消除紧张情绪。注意休息,预防感冒。

2. 对于呕吐严重,出现电解质紊乱及脱水现象的患者,应及时送至医院诊治。

3. 恶阻者食之易吐,故服药必须少量多次或煎汤代茶,慢慢温服。

4. 注意饮食调节,少食多餐,适当增加营养,多吃高蛋白、高维生素、易消化的食物,少吃生冷油腻的食品。

5. 素有胃病者,往往恶阻会较严重,必须注意保养胃气,饮食宜软而清淡,易于消化。

七、稽留流产(胎死不下)

　　稽留流产又称为过期流产或胎死不下。胚胎死亡而仍稽留于宫腔内者,且孕产物一般多在症状产生后 1~2 个月内排出。因此,皆规定胚胎停止发育后 2 个月尚未自然排出者,称为稽留流产。

　　中医学认为,胎死不下多为气血虚弱,不能促胎外出;或瘀血内阻,碍胎排出所致。

【临床表现】

1.气血虚弱型 表现为胎死腹中,小腹疼痛或冷痛,阴道或有淡红色血水流出,或口气臭秽,面色苍白,精神疲倦,气短懒言,食欲缺乏,舌淡黯,苔白腻,脉虚大而涩或脉弦无力。

2.气滞血瘀型 表现为胎死腹中,小腹疼痛,或阴道下血紫黑,口中恶臭,或临产时胎死,面色青黯,口唇色青,或胸闷气喘,舌紫黯,脉弦涩。

【醋疗方】

生地黄汁醋方

[组　　成] 生地黄汁1升,醋3升。

[制法用法] 用生地黄汁与醋调匀,令暖服之。不能顿服,分再服亦得。

[功　　效] 清热凉血,活血化瘀。适用于胎死腹中,若母病,服之即下,难产者亦佳。

下胎醋煮豆方

[组　　成] 黑豆或赤小豆300克,食醋适量。

[制法用法] 用醋煮豆,取汁顿服。

[功　　效] 催产,下死胎。适用于死胎不下。

珍珠醋调方

[组　　成] 珍珠末15克,食醋适量。

[制法用法] 用醋调服珍珠末,若不下再服。

[功　　效] 催产,下死胎。适用于死胎不下。

榆白皮汤方

[组　　成] 榆白皮(切)1升,米醋3升。

[制法用法] 以米醋3升,煮取榆白皮1升,顿服,死胎立出。

［功　　效］ 催产,下死胎。适用于胎死腹中。

【注意事项】

1.流产术后应观察 2 小时,注意阴道流血和腹痛情况,若没有反应可以回家。稽留流产后当天可能有轻微下腹不适、疼痛或少量阴道流血,如果腹痛严重或阴道流血量多或长时间出血不止,应及时就诊。

2.流产术后要适当增加营养,应及时补充一些富含蛋白质、维生素的食品,如瘦肉、鲜鱼、蛋类、奶或豆制品等。多吃一些高蛋白、高维生素类的食物,以补养身体,同时多吃些蔬菜和水果,不要忌口或偏食。

3.流产术后要注意适当休息,头 3 天最好卧床休息。一般术后应卧床休息 3～5 天,若体温正常,阴道流出的血性分泌物少,无腹痛等不适,可以起床活动活动,并适当做些轻微的家务劳动。半个月内应避免参加体力劳动和体育锻炼。

4.流产术后要注意个人卫生。保持外阴清洁,术后 2 周内不宜盆浴,最好洗淋浴;半个月内避免盆浴,勤换洗内裤;1 个月内要绝对禁止同房,以防止细菌感染。此外,要进一步加强避孕。

八、产后恶露不绝

胎儿娩出后,胞宫内遗留的余血和浊液叫作"恶露"。在正常情况下,一般在产后 20 天内应完全排出、排尽。如果超过这段时间,仍然淋漓不尽,中医学称其为"恶露不绝"。本病的发生原因较多,如胎盘、胎膜残留,子宫黏膜下或肌壁间肿瘤,子宫内膜炎,盆腔感染,子宫过度后倾、后屈,子宫肌力减弱复旧不全等。临床一般可见阴道出血量或多或少,色呈淡红或深红或紫暗,或夹有血块,常伴有腰酸痛,下腹坠胀疼痛等症。

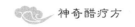

中医学认为,本病基本病机为产时劳伤经脉导致气血运行失常所致。

【临床表现】

本病主要表现为产后 20 天后,仍有恶露自胞宫排出,且淋漓不尽。中医学常见的临床分型有以下几种。

1.气虚型　表现为恶露过期,淋漓不断,色淡红、量多,质稀薄,无臭气,时觉少腹下坠,精神倦怠,舌质淡红,苔正常,脉缓弱。

2.血热型　表现为恶露过时不绝,色鲜红,质稠而臭,面色潮红,口舌干燥,舌质红,苔微黄,脉虚细而数。

3.血瘀型　表现为恶露过期不绝,量少而紫黑,或夹血块,少腹疼痛拒按,甚则按之有包块,胸腔胀痛,舌质正常或有舌边紫斑,脉象弦涩或沉实有力。

【醋疗方】

大枣酒醋蛋羹

［组　　成］　大枣 20 克,酒 100 毫升,乌鸡蛋 3 个,醋 100 毫升。

［制法用法］　将乌鸡蛋打破去壳,加入醋、酒,调匀,再加入大枣共煎成 100 毫升或上锅蒸服。每日服 1 剂,连服 5～7 天为 1 个疗程。

［功　　效］　益气养血,滋肝补肾。适用于血瘀型产后恶露不绝。

干姜艾叶醋糖方

［组　　成］　干姜 9 克,艾叶 9 克,醋 100 毫升,红糖适量。

［制法用法］　将干姜和艾叶加水煎汤去渣,加入米醋、红糖,

再煮片刻即成。温热顿服。

　　［功　　效］　活血化瘀,温经散寒。适用于胎盘滞留。

贯众醋炙方

　　［组　　成］　贯众不拘多少,醋适量。

　　［制法用法］　贯众醋蘸炙干,为末。每服 6 克,米饮调下。

　　［功　　效］　祛风活血,散瘀祛毒。适用于产妇恶露淋漓,体倦面黄,食少恶寒,昼夜不寐,惊悸汗出。

木瓜姜醋方

　　［组　　成］　木瓜 500 克,生姜 30 克,醋 500 毫升。

　　［制法用法］　将以上 3 味一同放入砂锅内,用小火炖熟即成。1 剂分 3 次服用,每日 1 次,连续服用 3～4 剂。

　　［功　　效］　健脾化瘀,平肝和胃,祛湿舒筋,散寒解毒,通乳。适用于产后子宫复旧不全。

乌鸡蛋醋酒方

　　［组　　成］　乌鸡子 3 枚,醋 500 毫升,酒 2000 毫升。

　　［制法用法］　上 3 味,和搅,煮取 1000 毫升,分 4 次服下。

　　［功　　效］　滋肝补肾,补气活血。适用于产后血多不止。

蟹爪酒醋饮

　　［组　　成］　蟹爪 100 克,黄酒、米醋各适量。

　　［制法用法］　以上 3 味加适量水,一同煎煮,去渣取汁即成。顿服。

　　［功　　效］　补气益血,行瘀,催产。适用于胎盘滞留。

燕麦全草醋饮

　　［组　　成］　燕麦全草 90～120 克,甜醋 100 毫升。

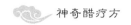

［制法用法］ 将燕麦加水煎汤去渣,入醋再煎沸即成。温热顿服。

［功　　效］ 活血化瘀,温经散寒。适用于胎盘滞留。

紫金丸方

［组　　成］ 五灵脂、蒲黄各等分,食醋适量。

［制法用法］ 将五灵脂、蒲黄分别炒香,研为细末。先将五灵脂末放入醋内调稀,慢火熬膏,再入蒲黄末,和丸如龙眼大。每次1丸,以水、童子尿各半杯,煎至七分热,温服。

［功　　效］ 活血脉,除肿痛。适用于产后恶露不绝。

止露汤方

［组　　成］ 生蒲黄60克,食醋适量。

［制法用法］ 将蒲黄研为细末,食醋倒入锅内煮沸,放入蒲黄末搅拌成稠糊,待凉后做成丸(约9克重)。每次1丸,用醋化开后服下,早晚各1次。

［功　　效］ 行血祛瘀,收涩止血。适用于产后恶露不绝。

【注意事项】

1.临产分娩时注意保暖,防止因寒致瘀血留滞导致的产后恶露不绝。

2.防止产程延长和并发症发生,减少气血耗损,防止产后子宫收缩乏力发生。

3.正常恶露有血腥味,但无臭味,持续4～6周,总量500毫升,血性恶露约持续3天,逐渐转为浆液性恶露,约2周后变为白色恶露,并再持续2～3周干净。如发现血性恶露1周以上,量多或如月经量就应到医院去检查和治疗。

4.在胎、产前后均应加强饮食营养。孕产期前后,忌食辛辣。

九、产后腰痛

产后腰痛即产后出现腰痛,与产后子宫收缩复旧引起的反射痛有关。产后腰痛,是已生育女性中比较普遍的现象,一般有以下几方面的原因:生理性缺钙,劳累过度,姿势不当,产后受凉,起居不慎,闪挫腰肾以及腰骶部先天性疾病,或者受凉都可能引发产后腰痛。分娩后内分泌系统尚未得到调整,骨盆韧带还处于松弛状态,腹部肌肉也由于分娩而变得较为松弛;加上产后照料婴儿要经常弯腰,或遇恶露排出不畅引起血瘀盆腔。

中医学认为,产后腰痛,多因产时劳伤肾气,腰无所主,败血阻滞经脉,真气内虚,外邪乘之;或产后起居不慎,闪挫腰部,伤及肾经带脉所致。

【临床表现】

早期患者主诉腰部发酸、无力、久坐及站后即两侧腰肌部酸痛,久坐起不来,运动后酸痛加重,卧床休息后症状可减轻,体检除腰肌有轻压痛外无其他体征。后期患者除有酸痛、无力等症状外,还有腰部固定部位的持续性疼痛,运动中及运动后疼痛加重,卧床休息亦不能缓解。检查腰部前弯后伸活动范围可因腰痛而受限制,腰椎生理前凸消失,腰肌紧张,有时可触及硬结,压痛明显。中医学有以下几种临床分型。

1. **寒湿型**　表现为腰部冷痛,酸胀重着,转侧不利,阴雨天加剧等特征。

2. **湿热型**　表现为口苦烦热,小便短赤,伴有灼热感,气候湿热时更痛等症状。

3. **瘀血型**　表现为痛有定处,如锥如刺,俯仰不利,伴有血尿,日轻夜重。

4.肾虚型　表现为酸软重痛,喜揉喜按,劳后痛甚,卧则减轻,面色苍白,心烦口干,喜暖怕冷,手足不温。

【醋疗方】

青 娥 丸

[组　　成]　胡桃 12 个,破故纸(酒浸、炒)250 克,杜仲(姜汁炒、去丝)500 克,山西老陈醋适量。

[制法用法]　将前 3 味药共为细末,炼蜜为丸,如梧桐子大,用淡醋汤送 60 丸。

[功　　效]　补肾固精,益气养血,强腰壮肾。适用于产后腰痛,以及产后日久,气血两虚之症。

【注意事项】

1.产妇毛孔松弛汗出较多,切勿捂汗,宜勤擦或及时更衣。

2.产房空气要清新流通,但要避免直接吹风,以免风寒入侵。

3.洗澡先选用擦浴,慢慢再淋浴。水湿宜稍高于皮肤,浴室气温接近体温,谨防着凉受寒。

4.产后腰痛患者,要注意保暖,特别是在冬春寒湿季节,尤其需要做好腰部的保暖。尽量避免淋雨受寒,夜卧当风等。避免久卧潮湿之地,在寒湿季节,可适当使用电热裤祛寒保暖。

5.经常活动腰部,可使腰肌舒展,促进局部肌肉的血液循环。

6.注意经期卫生,保持外阴清洁,避免泌尿生殖系的感染,减少加重腰痛的因素。

7.腰痛明显加重期间,应避免性生活,在缓解期,也要适当调整性生活频度。

8.腰痛患者切忌束腰,因为束腰可引起局部血液循环障碍,加重病情。

9.注意饮食调摄。腰痛者要注意避免过多地食用生冷寒湿的食物,即使在夏天,也不宜多饮冰冻的饮料。对于性寒滑的水果,如西瓜,也不宜一次进食太多。对于慢性腰痛持续不断者,可常服一些固肾壮腰的中成药,如六味地黄丸、肾气丸、十全大补丸等,可根据体质和病情适当选用。

十、产后下痢

产妇产褥期内,发生腹痛,里急后重,痢下赤白脓血为主证者,称为"产后下痢"。伤于饮食者,症见下利兼腹胀痛,里急窘迫等;若因产后气血虚少更兼热邪伤阴,症见下利脓血,发热腹痛,里急后重等;若恶露不下,亦称产后痢,症见便痢鲜血,腹中刺痛。

中医学认为,产后下痢多因产后饮食伤及脾胃,饮食停积于内;或因产后气血虚少更兼热邪伤阴,或恶露不下,以致败血渗入大肠所致。

【临床表现】

1. 湿热痢证 产褥期内出现腹痛腹泻,里急后重,利下赤冻,黏稠秽臭,肛门灼热伴见小便黄赤,舌质偏红,苔黄腻,脉濡数。

2. 疫毒痢证 发病急骤,腹痛剧烈,里急后重特甚,痢下脓血相兼,伴高热烦躁,甚或昏厥,舌红苔黄厚,脉数。

3. 寒湿痢证 产褥期间,腹痛里急后重,痢下白多赤少,或纯为白冻,脘腹痞闷,身困头重,舌淡苔白腻,脉濡缓。

4. 噤口痢证 产妇痢下赤白,腹痛里急而不能食,并伴见恶心呕吐,脘腹痞闷,精神倦怠,苔黄腻,脉濡数。

5. 虚寒痢证 产后痢下清冷稀薄或白冻,神疲纳少,四肢不温,甚至下痢滑脱不禁,舌淡苔白,脉沉迟或沉弱。

6. 阴虚痢证 产后痢下赤白脓血,黏稠如冻,腹痛绵绵,虚坐努责,心烦口渴,或午后低热,神疲乏力,舌质红绛少苔,脉细数。

7. 休息痢证　因痢治未彻底、时痢时止,长期不愈为特点。常见纳呆神疲,怯冷嗜卧,时有里急腹痛,大便夹有黏涎或赤白冻,舌淡苔腻,脉濡无力。

【醋疗方】

醋艾白头翁方

[组　　成]　艾叶(微炒)70 克,白头翁 20 克,米醋 600 毫升。

[制法用法]　将前 2 味研为细末,先入药一半同醋熬成膏,再入另一半,做成丸如梧桐子大。每次 30 丸,空腹,用温米汤送下。

[功　　效]　温中止带,止痢。适用于产后带下及泻痢。

醋　蛋　方

[组　　成]　鸡蛋 3 个,食醋 50 毫升。

[制法用法]　将鲜鸡蛋黄与醋调匀,1 次服完。

[功　　效]　益气温中,止痢。适用于产后虚滑泻痢。

龟甲醋炙方

[组　　成]　败龟甲 1 枚,醋适量。

[制法用法]　龟甲用米醋炙,研为细末,每服 3 克,醋汤调下,每日 2 次。

[功　　效]　益肾补血,散瘀止痢。适用于产后诸痢。

神效参香散

[组　　成]　罂粟壳(去蒂,瓤)30 克,陈皮 30 克,人参 60 克,木香 60 克,肉豆蔻(煨)12 克,白茯苓 12 克,白扁豆 12 克,醋适量。

[制法用法]　罂粟壳用醋炙,与余药共研细末,每服一钱匕

（约2克），清米饮调下，食远（空腹）服。

〔功　　效〕 益气健脾，温中散寒，涩肠燥湿。适用于产后脾胃虚寒，泄泻洞下，及痢疾日久，秽积已尽，滑溜不止，用此收涩如神。

【注意事项】

1.控制传染，患者应早期及时隔离。隔离治疗，宜卧床静养，不可过量活动。

2.切断传染途径，搞好环境卫生，饮食卫生，水源卫生，防蝇灭蝇，饭前便后要先洗手。

3.饮食有节，忌食馊腐、不洁之物，少食生冷、瓜果等。忌食荤腥油腻，证属虚寒者，忌食生冷瓜果，以免助寒，重伤脾胃之阳。饮食以清淡素洁为佳，流质或半流质为宜。

4.避风冷、暑热，防止受邪。

5.注意锻炼身体，增强体质。

十一、产后缺乳（产后乳无汁）

　　产妇在哺乳时乳汁甚少或全无，不足够甚至不能喂养婴儿者，称为产后缺乳。乳汁过少可能是由于乳腺发育较差，产后出血过多或情绪欠佳等因素引起，感染、腹泻、便溏等也可使乳汁缺少，或因乳汁不能畅流所致。

　　中医学认为本病有虚实之分。虚者多为气血虚弱，乳汁化源不足所致，一般以乳房柔软而无胀痛为辨证要点。实者则因肝气郁结，或气滞血凝，乳汁不行所致，一般以乳房胀硬或痛，或伴身热为辨证要点。

【临床表现】

1.痰湿壅阻型　表现为形体肥胖，产后乳汁不行，乳房胀痛，胸闷不舒,纳谷不香,厌油腻厚味,嗜卧倦怠,头晕头重,舌胖,苔白腻,脉滑。

2. 气血虚弱型　表现为乳汁量少甚或全无,乳汁清稀,乳房柔软,无胀感,面色少华,头晕目眩,神疲食少,舌淡少苔,脉虚细。

3. 肝郁气滞型　表现为产后乳汁分泌少,甚或全无,胸胁胀闷,情志抑郁不乐,或有微热,食欲缺乏,舌质淡红,苔薄黄,脉弦细。

【醋疗方】

醋煮猪蹄方

〔组　　成〕　甜醋 10 份,猪蹄 3 份,生姜 3 份,鸡蛋 2 份,红糖适量。

〔制法用法〕　将生姜刮去外皮,切成 6～7 毫米厚的片,置于匾上晾至外表干。在铁锅内放入油盐,加入生姜用小火炒至五成熟。另将鸡蛋连壳煮熟后去壳备用。猪蹄去净毛煮熟,切成块备用。将甜醋置于砂锅内煮沸,加入生姜片、鸡蛋,煮 15 分钟,加红糖至酸甜适口为度,然后浸渍 15～30 天。将醋煮沸,放入猪蹄块煮 15 分钟,再浸渍 5～6 天即可食用。猪蹄不宜过早加入,否则醋会把肉皮溶化。

〔功　　效〕　补虚活血,祛风散寒,下乳。适用于产后缺乳及血虚诸症、素体虚弱、月经不调、动风抽搐。

大葱炝醋方

〔组　　成〕　植物油、大葱、食醋各适量。

〔制法用法〕　将植物油加热后,炝葱于醋中,每日吃饭时作调味品,每次 2 汤勺,或根据个人口味可多调服,连服 2～3 天。

〔功　　效〕　补气养血,温阳通乳。适用于产后乳汁不下。

肥肉木瓜姜醋方

〔组　　成〕　猪肥肉 250 克,番木瓜 2 个,生姜 100 克,红糖适量,食醋 500 毫升。

［制法用法］　先将番木瓜去皮核切成块,与猪肉、姜、醋一起加水适量,煮熟后加入红糖,稍煮即成。

［功　　效］　催乳。适用于产后乳汁不下。

芙蓉花米醋方

［组　　成］　芙蓉花(或叶)、米醋各适量。

［制法用法］　芙蓉花(或叶)捣烂后用醋调匀,外敷乳房硬块处。

［功　　效］　散结清热下乳。适用于产后缺乳。

木瓜姜醋方

［组　　成］　木瓜 500 克,生姜 30 克,食醋 500 毫升。

［制法用法］　将上 3 味一同放入砂锅内,用小火炖熟,即成。1 剂分 3 次服用,每日 1 次,连续服用 3～4 剂。

［功　　效］　健脾化瘀,平肝和胃,祛湿舒筋,散寒解毒,通乳。适用于脾胃虚寒性呃逆、胃及十二指肠溃疡、恶露不尽、乳汁不下。

【注意事项】

1. 早期母乳有无及泌乳量多少,在很大程度上与哺乳开始的时间及泌乳反射建立的迟早有关。产后 1 小时内即予哺乳,产妇的泌乳量较多,哺乳期也较长。

2. 养成良好的哺乳习惯按需哺乳,勤哺乳,一侧乳房吸空后再吸另一侧。若乳儿未吸空,应将多余乳汁挤出。

3. 保持乐观、舒畅的心情,避免过度的精神刺激,以致乳汁泌泄发生异常。

4. 要保证充分的睡眠和足够的营养,但不要滋腻太过。少食多餐,多食新鲜蔬菜、水果,多饮汤水,多食催乳食品,如花生米、黄花菜、木耳、香菇等。

5.发现乳汁较少,要及早治疗,一般在产后 15 日内治疗效果较好。时间过长,乳腺腺上皮细胞萎缩,此时用药往往疗效不佳。

十二、产后血晕

产妇分娩后,突然头晕眼花,不能坐起或心胸满闷,恶心呕吐,痰涌气急,心烦不安,甚则口噤神昏,不省人事,称为产后血晕。

中医学认为,导致血晕的病因,虚者乃由阴血暴亡,心神失养;实者则为瘀血上攻,扰乱心神所致。

【临床表现】

1.血虚气脱证　表现为产时或产后失血过多,突然晕眩,面色苍白,心悸烦闷,甚则昏不知人,眼闭口开,手脚冷,冷汗淋漓。舌淡无苔,脉微欲绝或浮大而虚。

2.瘀阻气闭证　表现为产后恶露不下或量少,少腹阵痛拒按,突然头晕眼花,不能起坐,甚则心下急满,气粗喘促,神昏口噤,不省人事,两手握拳,牙关紧闭,面色青紫,唇舌紫黯,脉涩。

【醋疗方】

备 急 丹

[组　　成]　锦纹新大黄 30 克,头醋 500 毫升。

[制法用法]　将锦纹新大黄研为末,用头醋同熬成膏,丸如梧桐子大。每服 5 丸,用温醋汤下,须臾血下即愈。

[功　　效]　活血逐瘀,推陈致新。适用于产后恶血冲心,神志昏迷;或胎衣不下,腹中血块;跌打损伤,瘀血不下。

草莓醋方

[组　　成]　白草莓 1000 克,冰糖(或白糖)1000 克,食醋

900 毫升。

[制法用法] 将白草莓洗净沥干水,除去蒂及破损果粒,放入大口瓶中,加入醋和糖腌渍,每日搅拌 1 次,6 天后即可饮用,再经 6 天去草莓渣。经常代茶饮用。

[功 效] 祛风散寒,清热解毒。适用于产后血晕及低血压、贫血、便秘等。

韭菜热醋方

[组 成] 韭菜 100 克,食醋适量。

[制法用法] 将韭菜洗净切碎,放入壶中,再将醋加热后倒入壶中,盖严壶口,将壶嘴对着产妇鼻孔熏之。

[功 效] 温中行气,散血解毒。适用于产后血晕。

良姜米醋鸡蛋方

[组 成] 高良姜 15 克,鸡蛋 2 个,米醋 150 毫升。

[制法用法] 将高良姜研粉,鸡蛋打入调匀,于炒之将熟时用米醋炙之。顿服。

[功 效] 温养气血,生津醒神。适用于产后血晕。

烧砣锤醋方

[组 成] 秤砣 1 个,食醋适量。

[制法用法] 将秤砣用火烧红,用醋淬之,趁热气熏产妇鼻孔,可苏醒。

[功 效] 醒神开窍,散血解毒。适用于产后血晕。

瓦石淬醋方

[组 成] 瓦石数块,食醋适量。

[制法用法] 将醋倒入茶壶中,再将瓦石用火烧红放入醋壶中,将壶嘴放在产妇鼻下熏之,即醒。

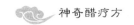

［功　　效］　醒神开窍,散血解毒。适用于产后血晕。

血晕醋蛋方

［组　　成］　鸡蛋 2 个,高良姜 15 克,食醋适量。

［制法用法］　将高良姜打烂,打入鸡蛋搅匀,加醋煮熟服用。

［功　　效］　温养气血,生津醒神。适用于产后血晕。

【注意事项】

1.防治产后大出血是预防产后血晕的主要措施。

2.注意做好孕期保健。对双胎、多胎、羊水过多、妊娠高血压综合征等有可能发生产后出血的孕妇,或有产后出血史、剖宫史者,应严格把好产前检查关,择期住院待产;对胎盘早剥者,应及早处理,避免发生凝血功能障碍。

3.提高助产技术,正确处理分娩三个产程。认真检查胎盘、胎膜是否完整,有无残留。如发现软产道损伤等体征,应及时处理。

4.注意子宫收缩及阴道出血情况,同时观察血压、脉搏及全身情况。一旦发生产后出血量多,须迅速查明引起出血的原因,及时纠正失血引起的低血容量,进行针对性治疗。

5.在产妇分娩过程中,应注意保暖,避免风寒,注意外阴部清洁卫生,避免产妇情绪激动,并应注意产后饮食调摄,清除其他导致产后血晕的因素,确保产妇生命安全。

十三、急性乳腺炎(乳痈)

急性乳腺炎是乳房部位发生急性化脓性感染的疾病,中医学称之为“乳痈”。本病多由乳汁郁积或乳头破裂,继而发生细菌感染所引发。其主要症状是初起时患侧乳房肿胀疼痛,患处压痛,表面皮肤发红,同时全身发热。可出现高热寒战,白细胞增高。脓肿表浅者可自行向外溃破;在深层者除慢慢向外溃破外,还可向深部浸润,形成乳房后脓肿。若治疗不当,可形成慢性迁延性乳腺炎,肿块长期不消,甚至可形成乳瘘,经久不愈。本病好发于哺乳期妇女,尤以初产妇多见。

中医学认为,本病多因产后乳汁瘀积,化热酿脓,或肝郁胃热,气滞血壅所致。

【临床表现】

1.毒邪侵袭型　表现为乳房肿块增大,红肿疼痛,肿块中央渐软,有波动感,伴有高热寒战。舌质红,苔黄腻,脉弦滑数。

2.肝气郁结型　表现为乳汁分泌不畅,乳房肿胀疼痛、结节或有异物感,口苦咽干,胸闷不舒,烦躁易怒,皮色不红或微红,食欲缺乏。舌质红或淡红,苔薄白或薄黄,脉弦。

3.乳汁蓄积型　表现为乳头多畸形、内陷,乳汁难以排空,多为饮食不节,阳明积热,阻塞经络,邪热蕴结;或乳头溃破,感染毒邪,入里化热,内腐成脓。

4.肝胃郁热型　表现为乳房肿胀增大,疼痛剧烈,患处皮肤高热,挤压乳头可有脓液溢出。全身壮热,口干喜饮,小便黄赤,大便秘结,烦躁不安或全身疼痛。舌质红绛,苔黄腻,脉滑数或洪大。

5.气血两虚型　表现为全身乏力,面色无华,低热不退,饮食减少,肿块不消,排脓不畅或脓水清稀,愈合缓慢。舌质淡,舌苔薄,脉弱无力。

【醋疗方】

丹参白芷芍药醋敷方

〔组　　成〕　丹参60克,白芷60克,芍药60克,猪脂250

克,醋适量。

　　[制法用法]　将以上前3味研为细末,用醋浸一夜,再放入猪脂中,用微火煎成膏,去渣,敷于患处。

　　[功　　效]　清热解毒。适用于急性乳腺炎。

黄花菜醋敷方

　　[组　　成]　鲜黄花菜、醋各适量。

　　[制法用法]　将鲜黄花菜捣烂,再用醋调成膏,敷于患处,每日2次。

　　[功　　效]　清热解毒。适用于早期急性乳腺炎。

榧子肉醋敷方

　　[组　　成]　榧子肉、米醋各适量。

　　[制法用法]　将榧子肉捣碎研细,用米醋调成糊状,敷于患处用纱布包好固定,每日换药2次。

　　[功　　效]　清热解毒。适用于急性乳腺炎。

芙蓉叶醋敷方

　　[组　　成]　生芙蓉叶、醋各适量。

　　[制法用法]　将生芙蓉叶加少许醋,一同捣烂,敷于患处。

　　[功　　效]　清热解毒,散瘀止血,消肿排脓。适用于急性乳腺炎。

鹿角霜醋敷方

　　[组　　成]　鹿角霜、醋各适量。

　　[制法用法]　先用鹿角霜磨水,再用醋调,敷于患处。

　　[功　　效]　清热解毒。适用于急性乳腺炎。

露蜂房醋熏方

〔组　　成〕　露蜂房 250 克,醋 3300 毫升。

〔制法用法〕　将露蜂房加醋煮热,倒入瓶中,熏蒸乳房疼痛处,冷后再煎。

〔功　　效〕　清热解毒,消肿止痛。适用于急性乳腺炎。

马兰头醋敷方

〔组　　成〕　马兰头 100 克,精盐少许,食醋适量。

〔制法用法〕　将马兰头洗净,与精盐一同捣烂,用醋调成糊状,敷于患处,每日 2 次。

〔功　　效〕　清热解毒,消肿止痛。适用于急性乳腺炎、疖肿初起。

葡萄叶醋方

〔组　　成〕　新鲜葡萄叶、醋各适量。

〔制法用法〕　将新鲜葡萄叶洗净,捣烂为泥,再用醋调匀成糊状,敷于乳房周围,每 4 小时换药 1 次,数次可愈。

〔功　　效〕　清热解毒,消肿散瘀。适用于急性乳腺炎。

桑叶醋敷方

〔组　　成〕　鲜桑叶、醋各适量。

〔制法用法〕　将鲜桑叶片用针刺孔,再浸入醋中备用。贴敷于患处,外用纱布包扎。

〔功　　效〕　清热解毒。适用于急性乳腺炎。

威灵仙醋敷方

〔组　　成〕　威灵仙、米醋各适量。

〔制法用法〕　将威灵仙研末,再用米醋调成糊状,30 分钟可

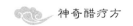

用,敷于患处,随干随换。

　　〔功　　效〕　通络止痛,消炎解毒。适用于急性乳腺炎。

五倍子醋敷方

　　〔组　　成〕　五倍子 10 克,醋适量。

　　〔制法用法〕　将五倍子研粉,再用醋调成膏状,敷于患处。用于拔除疖子脓栓时,将药膏敷于疖肿上,厚约 2 厘米,每日换药 2 次,换药时需清洁创面。

　　〔功　　效〕　散瘀消肿。适用于急性乳腺炎、拔除疖子脓栓。

榆树皮醋敷方

　　〔组　　成〕　榆树皮 30 克,醋适量。

　　〔制法用法〕　将榆树皮捣成细末,再用醋调匀成糊状,敷于患处。

　　〔功　　效〕　清热解毒,消肿散瘀。适用于急性乳腺炎。

【注意事项】

　　1.哺乳时避免露乳当风,注意胸部保暖。

　　2.哺乳后按摩乳房。早期按摩吸乳是避免转化成脓肿的关键,可用手指顺时针按揉,加压推揉,并用吸奶器吸通,排空乳房,不要淤积。

　　3.保持乳房清洁,注意婴儿口腔清洁,不可含乳而睡。

　　4.保持乳头清洁,婴儿吃不完要吸出来,体温超过 39℃停止哺乳。

　　5.哺乳后胸罩托起乳房,饮食清淡,消除不良情绪。

十四、盆腔炎

盆腔炎为妇科的常见病,当细菌进入后,炎症可局限于一个部位或几个部位同时发炎,其临床特征主要是发热、下腹痛、带下增多、月经不调等。妇科检查可扪及附件增厚、压痛或有包块。本病多发生于生育年龄的妇女,也有少数发生于未婚者。盆腔炎按其发病过程,临床表现可分为急性与慢性两种。急性盆腔炎应以抗生素等药物治疗为主,慢性盆腔炎结合足部按摩可提高疗效,缩短疗程,减少用药剂量,并且不良反应少。

【临床表现】

常见的症状有长期持续性、程度不同的下腹隐痛、坠胀或腰痛,常在月经期加重,经期延长,月经过多,白带增多、呈脓性或有臭味,有时出现尿频及排尿和大便时胀痛。中医学常见的临床分型有以下表现。

1. 湿毒蕴盛型　表现为经行前后发热,下腹部疼痛拒按,带色黄或臭,小便黄赤,大便不调。苔黄腻,舌红,脉滑数。

2. 气滞血瘀型　表现为下腹部疼痛拒按,或有低热,腰骶酸痛,痛经,经前乳胀,月经失调,盆腔有包块。舌质紫黯或有瘀点,脉细弦。

3. 脏腑失调型　表现为盆腔慢性炎症迁延多年,骶腰酸痛,经行加剧,神疲倦怠,头晕目眩,纳呆便溏。苔腻,舌淡紫,边有瘀点,脉细弱。

【醋疗方】

大黄牡丹皮(汤)散外敷方

［组　　成］　大黄 300 克,牡丹皮 200 克,桃仁 150 克,冬瓜

子 100 克,芒硝 120 克,食醋适量。

[制法用法]　上药除芒硝、食醋外,共研为细末,分成 3 份加食醋拌匀,以润而不渗为宜,然后拌入芒硝 40 克,装入事先做成的布袋内,放入锅内蒸至热透,温度以热而不烫为宜,敷于下腹部。每袋可用 2～3 天,早晚各敷 40 分钟左右。3 份药共用 6～9 天为 1 个疗程。

[功　　效]　泻热化瘀,散结消肿、止痛。适用于慢性盆腔炎。

二稔根艾叶醋方

[组　　成]　山稔根 60 克,地稔根 60 克,五月艾叶 15～30克,白醋 100 毫升。

[制法用法]　将前 3 味炒至焦黄,加水 600 毫升和白醋煎至400 毫升,去渣取汁即成。分 1～2 次温服。

[功　　效]　调经止血,补中利水。适用于功能性子宫出血、子宫肌瘤及盆腔炎引起的月经过多。

油菜子肉桂醋方

[组　　成]　油菜子 60 克,肉桂 60 克,面粉、黄酒、食醋各适量。

[制法用法]　将前 2 味共焙干,研为细末,用醋和面粉调糊为丸,如龙眼大小。每服 1 丸,每日 2 次,用黄酒送下,连服治愈为度。

[功　　效]　行气破瘀,消肿散结。适用于慢性盆腔炎白带增多者,亦可用于产后恶露不尽、血气刺痛。

【注意事项】

1.急性盆腔炎有脓块形成时应采用半卧位,以利于脓液及带下的引流。

2.加强卫生宣教,注意卫生,严禁经期房事。平时注意保持阴部卫生,每天清洗外阴部。

3.对急性盆腔炎的治疗务必彻底,以防转为慢性。

4.适当参加体育锻炼,增强体质,提高免疫能力。

5.饮食清淡,少吃或不吃辛辣食品。

6.如高热持续3天以上不退,腹痛加剧,考虑有盆腔脓肿或盆腔腹膜炎时,应采用中西医综合治疗。

十五、阴道炎(阴痒)

　　健康妇女的阴道由于组织解剖学及生物化学的特点,保持一定的酸碱度,对病原体的侵入有自然防御功能。当阴道的自然防御功能受到破坏时,则病原体侵入而导致阴道炎。临床常见的阴道炎有滴虫性阴道炎、真菌性阴道炎和老年性阴道炎等。

　　滴虫性阴道炎是指感染了阴道毛滴虫而引起的阴道炎症,其传播方式是通过公共厕所、浴室、脚盆、毛巾、游泳、性交或消毒不严的医疗器械等作为媒介或主要途径。本病相当于中医学的"阴痒""虫蚀"。

　　真菌性阴道炎是由白色念珠菌感染引起的阴道炎症,主要特点是外阴和阴道瘙痒,白带镜检可找到白色念珠菌。多发生于群居和用坐式马桶的单位或公厕。本病相当于中医学的"阴痒"。

　　老年性阴道炎是指绝经后或卵巢切除后的妇女,由于雌激素水平降低,阴道抵抗力减退而引起的阴道炎症。本病都发生于更年期或绝经妇女,少数发生于卵巢切除术后。

【临床表现】

1.滴虫性阴道炎

（1）脾虚湿热型：表现为外阴、阴道瘙痒，带多色黄如脓，或呈泡沫状，或挟赤带，神疲乏力，胸闷不舒，胃纳减少。苔薄腻，脉细弱。

（2）肝经郁热型：表现为阴部瘙痒，带多如脓或挟血丝，有腥臭气味，口苦口干，苔黄，脉弦带数。

2. 真菌性阴道炎

（1）湿热下注型：表现为阴部瘙痒，带多如豆渣样，外阴有时因痒搔破而红肿或破溃疼痛，口苦心烦，白带镜检找到白色念珠菌。苔薄黄腻，脉弦滑。

（2）脾虚生湿型：表现为阴部瘙痒，带多色白呈豆渣样，倦怠乏力，胸脘满闷，纳食减少，苔薄白腻，脉细滑。

3. 老年性阴道炎

（1）肝肾不足型：表现为带多色黄或赤，头晕腰酸，耳鸣心悸，心烦不安，手足心热。舌红，脉细弱。

（2）湿热下注型：表现为带多色黄或似脓状，秽臭，胸脘不适，口苦纳减，小便热赤。苔黄腻，脉滑或带数。

【醋疗方】

萝卜汁醋方

［组　　成］　白萝卜汁、食醋各适量。

［制法用法］　用醋冲洗阴道，再用白萝卜汁擦洗及填塞阴道。一般 10 次为 1 个疗程。

［功　　效］　清热解毒，杀虫。适用于滴虫性阴道炎。

木鳖子甘油醋方

［组　　成］　木鳖子 10 克，甘油 20 克，冰片、0.1％高锰酸钾溶液各少许，食醋 80 毫升。

［制法用法］　在粗制研钵中加醋 10 毫升，将木鳖子研磨溶化，直至磨完为止，将药液倒入有色玻璃瓶内，加醋、甘油及冰片，

密封,隔水加热,使成溶液。用时以 0.1％高锰酸钾溶液洗涤外阴及阴道,拭净子宫颈外口和阴道壁残存的液体,用长钳夹饱浸药液的棉球,从宫颈外口、穹隆部至阴道壁周围细致地涂药,然后仰卧 10 分钟左右,以免药液外流。也可用棉球蘸药液塞入阴道内,6～12 小时后取出。每日 1 次,2～4 天为 1 个疗程。

〔功 效〕 解毒杀虫,消肿止痛。适用于滴虫性阴道炎。

青木香酽醋外夹方

〔组 成〕 青木香、食醋各适量。

〔制法用法〕 青木香,以食醋浸,夹于阴下或研末敷患处。

〔功 效〕 散瘀除湿,杀虫止痒。适用于阴下湿臭,或已成疮。

清热燥湿止痒方

〔组 成〕 黄柏24克,枯矾5克,青黛5克,黄连5克,陈大蒜5克,苦参18克,蛇床子12克,冰片3克,食醋适量。

〔制法用法〕 上药除醋外,共研细末。每晚温水与食醋以100∶3的混合溶液清洗外阴,再用消毒带线棉球蘸药末约2克纳入阴道深处,线头留于阴道外,次晨取出。每次经净3天后纳用10天,连用3个月。

〔功 效〕 清热利湿,杀虫解毒。适用于滴虫性阴道炎所致带下、外阴瘙痒及宫颈炎。

蛇床子野菊花醋洗方

〔组 成〕 蛇床子20克,野菊花20克,龙胆20克,荆芥20克,地肤子20克,百部20克,米醋40毫升。

〔制法用法〕 将以上前6味加水煎汤,去渣取汁,倒入干净的浴盆中,加入米醋,外用,趁热熏洗,然后坐浴阴部。

〔功 效〕 杀虫解毒。适用于滴虫性阴道炎和真菌性阴

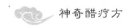

道炎。

阴痒醋洗方

〔组　　成〕　食醋适量。

〔制法用法〕　将醋与等量的水混合,用醋水混合液冲洗阴道,再用消毒棉球蘸70%的醋塞入阴道。每日1次,3天为1个疗程。

〔功　　效〕　杀虫止痒。适用于滴虫性阴道炎白带多、阴痒者。

【注意事项】

1. 滴虫性阴道炎

(1)经期禁用外治药及阴道冲洗或坐浴等。

(2)治疗期间禁房事,以防交叉感染,最好夫妇双方同时治疗,如同时用外洗方治疗。

(3)保持浴巾的清洁和干燥,并常在太阳下晾晒。

(4)西药甲硝唑是治疗滴虫感染较好的药物。可以口服,每次1片(200毫克),每日3次,连服7天为1个疗程。也可以阴道塞用,每晚阴道塞1片(200毫克),用7天。停药2天后再赴医院复查白带常规,如果未找见滴虫,按常规再治疗2个疗程,每个疗程7～10天。

2. 真菌性阴道炎

(1)经期禁用外治药及阴道冲洗或坐浴等。

(2)治疗期间禁房事,以防交叉感染,最好夫妇双方同时治疗,如同时用外洗方治疗。

(3)保持浴巾的清洁和干燥,并常在太阳下晾晒。

(4)也可用中药外治后,阴道内塞洁尔阴泡腾片1片,每晚1次,7次为1个疗程,共治疗3个疗程。

(5)年龄较大且伴有糖尿病者,可以并发本病。妊娠期妇女也易并发本病。

3. 老年性阴道炎

（1）本病治疗重在补肾，增强抗病能力，预防本病发生。

（2）对持续赤带不止，或带下秽臭杂色者，应与生殖道恶性肿瘤鉴别。

（3）保持外阴和阴道清洁卫生。

十六、阴　冷

阴冷又名阴寒，是指妇人自觉阴部寒冷，甚则冷及小腹、尻股间者，本病每可导致性欲低下，甚至不孕。本病病因有虚、实二类，虚者为肾阳虚衰，实者为风寒湿痰外袭或肝经湿热郁阻气机所致。

【临床表现】

中医辨证常见肾阳虚型和寒犯前阴型两种。

1. 肾阳虚型　表现为前阴寒冷，畏寒喜热，性欲淡漠，精冷不育，腰膝酸软，阳痿早泄，小便清长，夜尿量多。舌质淡胖，苔白，脉沉细弱。

2. 寒犯前阴型　表现为前阴寒冷，甚或阴缩，形寒肢冷，面色苍白，蜷卧，口淡不渴，痰涎清稀，小便清长，大便稀溏。舌质淡，苔白润滑，脉迟紧。

【醋疗方】

回 春 散

［组　　成］　白矾3克，黄丹2.4克，胡椒0.6克，焰硝0.3克，醋适量。

［制法用法］　将4味药共研细末，用醋调成糊状，摊于手内，覆于外阴部。

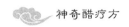

〔功　　效〕　杀虫解毒,温肾壮阳。适用于妇女阴冷。

热灰醋熨方

〔组　　成〕　热灰适量,醋适量。

〔制法用法〕　将醋和热灰装入布袋,频频熨患部。

〔功　　效〕　散寒活血。适用于阴冷者。

【注意事项】

1.注意外阴的保暖。

2.注意营养,服用补肾壮阳的食物。

第四章　儿科疾病醋疗方

一、小儿感冒

小儿感冒俗称"伤风"，是小儿时期最常见的外感疾病。主要由于感受风邪所致。临床以发热、恶寒、头痛、打喷嚏、咳嗽为主要症状。一年四季均可发生，气候变化及冬春两季发病率较高。其发病原因，主要由于小儿脏腑娇嫩，气血未充，卫外不固，加之寒暖不能自调，外邪乘虚侵袭而致。

【临床表现】

小儿感冒以幼儿期发病最多，学龄儿童逐渐减少。临床轻症只有鼻部症状，也可以有流泪、轻咳或者咽部不适，4天内自然痊愈。如果感染涉及鼻咽部，常有发热、咽痛、扁桃体炎，发热可持续2～3天或者1周左右。重症体温可达高热，伴有冷感、头痛、全身无力、食欲锐减、睡眠不安，可因为鼻咽部分分泌物引起频繁咳嗽。小儿感冒以风寒和风热两种类型为主。

1.风寒感冒　常表现为发热较轻，不出汗，畏寒怕冷。同时，流清水鼻涕、咳嗽阵阵、痰清稀易咳出、舌苔薄白。

2. 风热感冒　主要表现为高热、汗多、口唇红、咽干痛、鼻塞、有黄鼻涕、咳嗽声音重浊、痰少不易咳出、舌苔黄腻。

3. 暑湿感冒　主要症状多见于暑天的感冒，表现为高热无汗、头痛困倦、胸闷恶心、厌食不渴、呕吐或大便溏泄、鼻塞、流涕、咳嗽。舌质红，舌苔白腻或黄腻。

【醋疗方】

醋 熏 方

〔组　　成〕　食醋适量。

〔制法用法〕　在流行性感冒发病季节，关好门窗，每立方米空间用醋 5 毫升，加水 10 毫升，用小火加热熏蒸，使空气中有较浓的酸味。每晚熏蒸 1 次，每次 30 分钟，连用 3～5 次。

〔功　　效〕　杀菌，抗病毒。适用于预防流行性感冒和其他呼吸道传染病，如流脑、流行性腮腺炎等。

黄栀醋敷方

〔组　　成〕　大黄 12 克，山栀子 12 克，僵蚕 12 克，牛膝 6 克，细辛 3 克，食醋适量。

〔制法用法〕　将前 5 味共研细末，加醋调为糊状，每取适量敷于双足心涌泉穴，上用纱布覆盖，胶布固定，4～6 小时取下。如无效或体温下降而复升者，可连续敷贴。

〔功　　效〕　通腑泄热，表里双解。适用于小儿感冒高热不退。

生姜糖醋饮

〔组　　成〕　生姜 10 克，红糖 25 克，米醋 200 毫升。

〔制法用法〕　将生姜刮去外皮，洗净捣碎，与米醋共放锅内煮沸 5 分钟，入红糖溶化。取汁趁热分 1～2 次饮完，每日 1 剂，连服 3～5 剂。

[功　　效]　辛温解表。适用于小儿风寒感冒。

雄黄南星醋敷方

[组　　成]　雄黄 12 克,生天南星 15 克,醋适量。

[制法用法]　以上前 2 味研细末,用醋调成糊状,敷于两足涌泉穴,24 小时换药 1 次。

[功　　效]　清热解毒。适用于小儿感冒发热。

萸矾面醋方

[组　　成]　吴茱萸 10 克,白矾 3 克,面粉 6 克,醋适量。

[制法用法]　将前 2 味研为细末,与面粉混匀,再用醋调成糊状,敷于患儿两足心涌泉穴,用布固定。

[功　　效]　温中下气,退热止痛。适用于小儿高热不退而两足厥冷者。

珠黄散方

[组　　成]　珍珠、大黄各等量,米醋适量。

[制法用法]　前 2 味研为极细末备用。取上药适量,用米醋调成糊,敷于脐中,纱布覆盖,胶布固定。24 小时换药 1 次。

[功　　效]　清热镇惊。适用于小儿高热。

竹青茹醋方

[组　　成]　竹青茹 90 克,醋 3000 毫升。

[制法用法]　竹青茹,加醋 3000 毫升,煎至 1000 毫升。每服 100 毫升,幼儿酌减。

[功　　效]　清热散瘀,化痰通窍。适用于小儿热痛,口噤体热。

【注意事项】

1.随气候变化,适当给小儿增减衣物,以免受寒或受热。

2.多给小儿喝温开水,补充体内水分。

3.患病期间,饮食清淡并富有营养,多饮水。居室空气要流通,但避免直接吹风。

4.随时注意患儿的病情变化,注意与其他急性发热的病症相鉴别,一旦有高热不退、呕吐严重、烦躁不安时,应尽快到医院治疗。

5.患儿治疗可每日 2 次,治疗后以微出汗为宜,切勿发汗太过。

6.若伴细菌感染时,可选用适当的抗生素治疗。

7.每次治疗时要将患儿用被子盖好,避免再次感受风寒。

二、小儿咳嗽

咳嗽是一种反射性的动作,也是保护性动作,借以将呼吸道的异物或留在呼吸道的分泌物排出。炎症、异物或刺激性气体等对呼吸道的刺激通常由迷走神经传到咳嗽中枢,反射性地引起咳嗽。

中医学认为,小儿形气未充,肌肤柔弱,卫外功能较差,且小儿寒暖不知自调,故易为风、寒、热等外邪侵袭而生咳嗽。临床上小儿咳嗽以外感咳嗽多见。

【临床表现】

因咳嗽本身是一种症状,根据中医辨证,分为外感咳嗽和内伤咳嗽两类。

1.外感咳嗽

(1)风寒咳嗽:初起咳嗽无痰或少痰,鼻塞流清涕,头身疼痛,恶寒不发热或有微热,无汗,苔薄白,脉浮缓或浮紧,指纹淡红。

(2)风热咳嗽:咳嗽,痰黄稠,咯痰不爽,发热恶风,汗出,口渴唇燥,流黄涕,咽燥干痛或痒,便秘,小便黄,舌红苔黄,脉数,指纹鲜红。

2.内伤咳嗽

(1)阳虚咳嗽:咳声不扬,痰稀色白,便溏,面色㿠白,易出汗,神疲乏力,畏寒肢冷,食欲缺乏,动则气急,苔薄白,舌淡红,脉缓无力。

(2)阴虚咳嗽:干咳无痰或少痰,吐痰胶黏,咽喉干痛,大便干燥,甚则口苦,低热或不发热,舌红无苔,脉多弦细或细数。

【醋疗方】

白矾面粉醋方

〔组　　成〕　生白矾30克,面粉适量,米醋50毫升。

〔制法用法〕　将生白矾研为细末,与米醋、面粉调和,敷于两足涌泉穴,用布包过夜,24小时换药1次。

〔功　　效〕　止咳化痰,消食化积。适用于小儿咳嗽喘息、小儿疳积。

胆矾醋方

〔组　　成〕　生胆矾30克,食醋适量。

〔制法用法〕　将生胆矾研末,用醋调匀,贴于足心,每日换药1次。

〔功　　效〕　止咳。适用于小儿咳嗽。

雄栀辛药醋敷方

〔组　　成〕　没药12克,雄黄10克,细辛16克,栀子12克,醋适量。

〔制法用法〕　将前4味共研为细末,与醋调糊,敷于胸、背部。

［功　　效］　活血化瘀,宣肺止咳。适用于小儿咳嗽。

【注意事项】

1.注意调节室温,保持适当室内湿度,及时增减衣被。

2.注意给患儿保暖,防止受凉引起病情加重。

3.尽量避免带患儿到人员密集的公共场所。

4.注意饮食调节,患儿如过食寒凉食物,容易造成肺气闭塞,从而加重咳嗽症状。

5.患儿咳嗽期间不可吃肥甘厚味的食物及橘子,否则会加重病情。

三、小儿支气管肺炎(小儿肺炎喘嗽)

支气管肺炎是儿童时期常见的呼吸道疾病之一。起病较急,临床以发热、咳嗽、气急、鼻翼扇动及肺部有散在湿啰音为主要特征。多见于3岁以下的婴幼儿,冬春季节及气候骤变时最易发生。

中医学称本病为"肺炎喘嗽",认为本病系感受外邪,郁闭肺络所致。

【临床表现】

1.风寒闭肺型　表现为发热咳嗽,恶寒无汗,气急痰鸣,痰白清稀,口不渴,舌苔薄白或白腻,舌质不红,脉浮数而紧。

2.风热闹肺型　表现为发热恶风,咳嗽气急,微汗出,口渴痰黄,咽部红赤,舌苔薄黄或黄腻,脉浮滑数。

3.痰热闹肺型　表现为发热烦躁,咳嗽气急,鼻翼扇动,面赤口渴,唇红而干,甚则口唇发绀,痰阻喉间,声如拽锯,痰色多黄稠,舌红苔黄腻,脉滑数。

4.正虚邪恋型　表现为气急不显,病程迁延,咳嗽少痰或干咳无痰,面色苍白乏华,神疲纳呆,自汗盗汗,或有低热,舌苔薄或少苔,脉细无力。

【醋疗方】

清热化痰散方

［组　　成］　天花粉、黄柏、黄芩、乳香、没药、胆南星、白芥子、生大黄、桃仁、山栀子、白芷各等分,食醋适量。

［制法用法］　将上药研为细末,贮瓶内备用。用时取适量药末以食醋调成糊,涂在纱布上,外敷胸部或背部(交替外敷),每日换药1次。

［功　　效］　清热解毒,理气化痰。适用于新生儿肺炎啰音。

三白散方

［组　　成］　白芥子100克,白附子100克,白胡椒100克,细辛100克,延胡索100克,食醋适量。

［制法用法］　除食醋外,诸药研成细末,装瓶备用。用时取适量药末,用食醋调成硬币大小药饼敷贴于背部肺俞穴、膏肓穴,外用纱布、胶布固定,约30分钟皮肤潮红即可取下。病情较重或病程迁延者可敷贴1小时左右使皮肤起疱,注意护理,2天后可自愈脱皮。

［功　　效］　温阳散寒,止嗽平喘。适用于小儿肺炎。

小儿肺炎热熨方

［组　　成］　白芥子40克,紫苏子40克,莱菔子40克,辛夷30克,香附30克,生姜5克,食盐250克,食醋少许。

［制法用法］　将上药共入铁锅中,洒食醋炒至芳香灼手时,装入柔软之布袋内,扎紧袋口,在患儿背部两旁,或啰音密集区来回推熨。每日2～3次,每次30～40分钟,1剂可用2天,6天为1

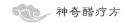

个疗程。

〔功　　效〕　温经散寒,降逆平喘。适用于小儿肺炎,肺部啰音久不吸收,咳喘痰鸣,经久不愈者。

吴茱萸醋敷方

〔组　　成〕　吴茱萸 30 克,米醋适量。

〔制法用法〕　将吴茱萸研为细末,用醋调成糊,每晚取药糊贴敷于两足心涌泉穴上,保持 12 小时,次日早晨洗去,每日换药 1 次,连用 4~5 天。

〔功　　效〕　温中散寒,燥湿疏肝,解毒散瘀,止呕平喘。适用于小儿支气管炎哮喘、小儿呕吐。

【注意事项】

1. 保持室内环境清洁,空气新鲜。对重症患儿加强观察,及时吸痰,保持呼吸畅通。

2. 饮食易于消化,富有营养,忌食油腻和过甜食物,并保证水分供给。

3. 积极防治佝偻病和营养不良,增强小儿抗病能力。

四、百日咳(顿咳)

百日咳是小儿时期常见的呼吸道传染病之一。临床以阵发性痉挛性咳嗽,咳后有特殊的吸气性吼声,即鸡鸣样的回声,最后吐出痰涎而止为特征。本病一年四季皆可发病,但好发于冬末春初,1—5 岁小儿多见。本病病程较长,不易速愈,但预后一般较好。对于体弱儿,年幼儿症状严重者,易发生兼证和变证。

中医学称本病为"顿咳",系内蕴伏痰,外感时疫所致。

【临床表现】

1. 外感咳嗽（初咳期） 表现为咳嗽阵作，逐渐加重，昼轻夜重，咳声重浊，痰液清稀，面白形寒，舌质淡，苔白而滑，脉浮。

2. 热痰顿咳（痉咳期） 2～6周，重者2个月以上。表现为阵发痉咳，停顿再咳，伴有回声，咳时面红耳赤，弯腰曲背，涕泪俱下，或呕吐痰涎，昼轻夜重。剧咳则眼睑浮肿，目赤，鼻衄，痰中带血等。苔薄黄，脉滑数。

3. 肺脾虚亏（恢复期） 表现为阵发性咳嗽逐渐减少、减轻，咳声低弱，痰白稀薄，神倦乏力，气短懒言，纳呆食少，自汗或盗汗，大便不实，舌质淡，苔薄白，脉细弱。

【醋疗方】

大蒜白糖醋方

［组　　成］ 大蒜3瓣，白糖适量，食醋10毫升。

［制法用法］ 将紫皮大蒜切片，用白开水200毫升泡15分钟左右，将大蒜片取出，加入白糖、醋。频饮，每日1剂。

［功　　效］ 行气血，暖脾胃，解毒杀虫。适用于小儿百日咳。

大蒜杏仁醋方

［组　　成］ 紫皮大蒜头250克，甜杏仁50克，白糖100克，精盐10克，醋250毫升。

［制法用法］ 将大蒜头去衣，用盐腌24小时；甜杏仁去衣，打碎成泥，将大蒜头滤去盐水，与杏仁一起浸入糖醋汁中，浸泡15天后即可佐餐食用，每次3～5瓣，喜食者可食1只。

［功　　效］ 健脾开胃，温肺顺气，灭菌解毒，化痰止咳。适用于小儿百日咳。

甘遂大戟芫花醋方

［组　　成］ 甘遂30克，大戟30克，芫花30克，面粉60克，

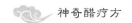

食醋适量。

[制法用法]　将前 3 味分别用醋炒至焦黄,共研为末,面粉炒黄,加水煮成糊,调入药末,制成丸如梧桐子大。1－2 岁每次 1 丸,每增 2 岁加 1 丸,清晨 1 次服下,重症可日服 2 次。

[功　　效]　泄水逐痰,解毒。适用于小儿百日咳。

【注意事项】

1.注意按时接种百日咳疫苗。

2.隔离患儿,隔离期从发病日起 40 天或痉咳开始后 30 天为限。易感儿童接触本病,留察 21 天。

3.居室保持空气流通,阳光充足。供给营养丰富、容易消化的食物,少食多餐。

五、白　喉

白喉,是感染时行疫疠之气引起的急性呼吸道传染病。临床以咽、喉、鼻等部位黏膜上形成灰白色假膜,伴有咽痛或犬吠样咳嗽、气喘、发热和烦躁等全身症状为特征。本病有传染性,任何年龄均可罹患,而以 2－6 岁儿童发病率为最高。一年四季都有发病,但以秋冬两季为多见。本病严重者全身中毒症状明显,可并发心肌炎和周围神经麻痹。

【临床表现】

1.疫毒犯肺型　表现为发热恶寒,头痛咽痛,咽喉出现假膜,舌红苔薄白略干,脉浮数。

2.疫毒化火型　表现为壮热心烦,咽干疼痛,咽喉假膜迅速蔓延,色黑,颈肿显著("牛颈"),舌红、苔黄、脉滑数。

3.肺气阻遏型　表现为假膜迅速增大,咽干喉紧,犬吠样咳嗽,喉间有痰,呼吸急迫,舌红、苔黄腻、脉滑数。

4.阴虚肺燥型 表现为咽干口燥,假膜干黄,大便燥结,舌红、苔薄黄,脉细数。

5.心肾亏损型 表现为面色苍白,精神麻木,心悸胸闷,舌淡苔白,脉结代或数急。

6.毒窜经络型 表现为语塞咽梗,呛咳或口眼㖞斜,肢体瘫痪,舌淡红、苔白、脉细。

【醋疗方】

万年青醋露方

〔组 成〕 万年青根状块茎40克,食醋100毫升。

〔制法用法〕 将万年青根状块茎洗净切碎,加入食醋,浸泡48小时,去渣取汁。口服,第一日剂量按每千克体重70毫克计算,次日服首日剂量的2/3,第三日起则服用首日剂量的1/2,共服5天。

〔功 效〕 清热解毒,强心利尿。适用于白喉、心肌炎。

万年青百草霜醋方

〔组 成〕 万年青根10克,百草霜2克,冰片少许,食醋15毫升。

〔制法用法〕 将醋置粗瓷碗中,鲜万年青根在醋碗中磨碎,磨至药汁黏稠为度。将百草霜和冰片研为细末,装瓶备用。用时先以压舌板暴露咽喉,用筷子缚上消毒纱布,蘸磨好的药汁将咽喉假膜擦拭至全部脱去并吐出,再用小竹筒将药末吹至咽喉,闭口2分钟,每30～60分钟用药1次,直至痊愈。

〔功 效〕 清热解毒,泻心降火。适用于白喉。

野菊醋方

〔组 成〕 野菊茎叶适量,食醋10毫升。

[制法用法] 将野菊茎叶用醋捣烂,涂于喉部,每1～2小时涂1次。

[功 效] 清热解毒,杀虫。适用于小儿白喉。

益母草醋方

[组 成] 鲜益母草、醋各适量。

[制法用法] 将鲜益母草洗净捣烂挤汁,加入食醋调匀,涂于患处,每1～2小时涂1次。

[功 效] 杀菌。适用于白喉。

【注意事项】

1. 6个月以上小儿,应接种白喉类毒素。

2. 保持病室空气新鲜,但不能直接吹风。

3. 隔离患者,直至症状消失,且化验连续2次阴性,然后解除隔离。

4. 对患者的住处、衣服、用具,均须严格消毒。

5. 患者发热时,要绝对休息。保持大便通畅。

6. 患儿宜进高热量、高蛋白、高营养的食物,并多食米汤、青菜、豆腐等清淡、容易消化者。禁鱼腥、辛辣等刺激性食物。保持口腔清洁。

7. 患儿病愈后要休息2周。如曾出现气阴衰竭者,则休息时间增加到10～12周。

六、流行性腮腺炎(痄腮)

流行性腮腺炎是由腮腺炎病毒所引起的一种急性呼吸道传染病,临床以发热、耳下腮部漫肿疼痛为主要特征。以冬春季节多见,发病年龄以5—9岁小儿为多。

中医学称本病为"痄腮",由于感受风湿病毒所致。

【临床表现】

1.邪毒在表型 表现为轻微发热或无热,咽红头痛,腮部一侧或双侧漫肿疼痛,咀嚼不便,舌质红,苔薄白,脉浮数。

2.温毒蕴结型 表现为壮热烦躁,口渴引水,头痛或呕吐,腮部漫肿,疼痛较甚,咀嚼困难,咽红肿痛,舌质红,苔黄,脉象滑数。

【醋疗方】

侧柏叶蛋清醋敷方

〔组　　成〕 鲜侧柏叶 150 克,鸡蛋清 2 个,食醋适量。

〔制法用法〕 将鲜侧柏叶捣烂如泥,用蛋清与食醋调成糊状,外敷患处,干燥时再换。

〔功　　效〕 清热解毒,散瘀凉血。适用于流行性腮腺炎,腮部肿痛。

赤小豆粉醋方

〔组　　成〕 赤小豆粉、食醋各适量。

〔制法用法〕 用醋调赤小豆粉,外涂敷患处。

〔功　　效〕 清热解毒,散瘀消肿。适用于流行性腮腺炎。

陈醋大蒜糊方

〔组　　成〕 陈醋、大蒜(去皮)各等量。

〔制法用法〕 将醋与大蒜共捣成糊,敷于患处。每日 1～3 次,现捣现敷,直至炎症消退为止。

〔功　　效〕 消积解毒。适用于腮腺炎及一般痈肿。

大青叶醋敷方

〔组　　成〕 鲜大青叶 100 克,白醋适量。

〔制法用法〕 将鲜大青叶捣烂,加白醋调成糊状,涂搽腮部,每日 3～4 次。

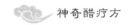

[功　　效]　泻热解毒,消肿止痛。适用于痄腮(流行性腮腺炎)。

二味拔毒散方

[组　　成]　白矾、雄黄各等分,食醋适量。

[制法用法]　将白矾、明雄黄共研为细末,用食醋拌匀(药醋之比 1∶3),每日外敷患处 4～6 次。

[功　　效]　杀虫解毒,散瘀消肿。适用于流行性腮腺炎。

黄柏石膏糊方

[组　　成]　黄柏粉 7 份,生石膏粉 3 份,食醋适量。

[制法用法]　将前 2 味混匀。用时取适量药粉,以醋调成糊,敷于患处,用纱布覆盖。每日 1 次,一般连用 2～3 天。

[功　　效]　清热解毒。适用于流行性腮腺炎。

马铃薯醋方

[组　　成]　马铃薯、食醋各适量。

[制法用法]　将马铃薯加醋磨汁,外涂于患处,干后再涂,每日数次。

[功　　效]　补气健脾,消炎解毒。适用于流行性腮腺炎。

三黄散方

[组　　成]　生大黄 15 克,川黄柏 10 克,川黄连 10 克,玄明粉 10 克,陈醋适量。

[制法用法]　将上药研为细末,陈醋调成糊,外敷患处,每日 3 次。

[功　　效]　清热解毒,活血消肿。适用于流行性腮腺炎。

吴茱萸大黄胆星糊方

〔组　　成〕　吴茱萸 4.5 克,生大黄 3 克,胆南星 1.5 克,食醋适量。

〔制法用法〕　将前 3 味共研为细末,用醋调匀,敷脚底涌泉穴。敷药前用乙醇棉球擦净局部,敷药包扎 24 小时后取下,再换新药,连用 3～4 天。

〔功　　效〕　泻火解毒。适用于流行性腮腺炎。

蒲公英醋方

〔组　　成〕　蒲公英 1 把,食醋 20 毫升。

〔制法用法〕　将鲜蒲公英洗净,捣烂,加醋调匀,外敷患处,干后换药再敷。

〔功　　效〕　清热解毒,消肿散瘀。适用于流行性腮腺炎。

【注意事项】

1.患儿及疑似本病者,均应隔离治疗。

2.冬春流行期间,应减少外出。

3.多饮水,饮食清淡,忌酸辣食物。

4.保持口腔清洁。并发睾丸炎的患儿应卧床休息。

七、麻　疹

麻疹是由麻疹病毒引起的急性发疹性传染病。临床以发热,咳嗽,流涕,眼泪汪汪,两颊出现麻疹黏膜斑,全身出现红色皮疹为特征。因其疹点如麻粒大小,故名曰"麻疹"。本病多见于 1—5 岁小儿,常发生在春冬两季,传染性很强。

【临床表现】

初起有发热、咳嗽、鼻流清涕、眼结膜充血怕光,2～3 天后发热更高,口腔颊黏膜充血,黏膜上有灰白色针尖大的麻疹黏膜斑可见。发热第 4 天耳后开始出现红色的斑丘疹,逐渐遍及全身。出疹 3～4 天后疹子消退,疹退后 1 周,皮肤上留下棕色沉着,并有皮肤脱屑。中医学临床分型包括以下几种。

1. 顺证麻疹

(1)疹前期(前驱期):表现为发热,微恶风寒,鼻塞流涕,喷嚏,咳嗽,眼睑红赤,泪水汪汪,倦怠思睡,发热第 2～3 天,口腔两颊黏膜红赤,贴近臼齿处可见麻疹黏膜斑(细小白色疹点,周围红晕),小便短黄,或大便稀溏,舌苔薄白或微黄,脉浮数。本期从开始发热至疹点出现,为期约 3 天。

(2)见形期(出疹期):表现为发热持续,起伏如潮,谓之"潮热",每潮一次,疹随外出。此时口渴引饮,目赤眵多,咳嗽加剧,烦躁或嗜睡,舌红,苔黄,脉数,疹点先从耳后发际,继而头面、颈部、胸腹、四肢,最后手心、足底、鼻准部都见疹点即为出齐。疹点初起细小而稀少,渐次加密;疹色先红后暗红,稍觉凸起,触之碍手。本期从疹点开始出现至透发完毕,为期约 3 天。

(3)恢复期(退疹期):表现为发热渐退,咳嗽减轻,胃纳与精神好转,疹点依次渐回,疹退处皮肤呈糠状脱屑,留有色素沉着,舌红,苔薄净,脉细软或细数。

2. 逆证麻疹

(1)麻毒闭肺型:表现为疹出不透,或疹点早回,或疹点密集色紫,高热不退,咳嗽气促,鼻翼扇动,口渴烦躁,舌质红而干,苔黄,脉数。

(2)麻毒内陷心包型:表现为疹点紫暗密集,高热不退,烦躁谵妄,甚则神昏抽搐,喉间痰鸣,舌绛,苔黄,脉滑数。

(3)麻毒攻喉型:表现为咽喉肿痛,声音嘶哑,或咳嗽声重,状如犬吠,舌质红,苔黄腻。

【醋疗方】

麻疹糊敷脐方

〔组　　成〕　黑牵牛子 50 克,白牵牛子 50 克,白矾 15 克,面粉、米醋各适量。

〔制法用法〕　将上 3 味药分别研为细末,加入面粉调拌均匀,再掺入米醋调成糊。取药糊适量分别敷于肚脐和两足心处,用纱布包扎固定,每日换药 1 次,连敷 2～5 天,至疹出透。

〔功　　效〕　透疹解毒。适用于小儿麻疹、疹发不透,患儿发热气促。

【注意事项】

1. 注意按时接种麻疹减毒活疫苗,或在流行期肌内注射胎盘球蛋白或丙种球蛋白。

2. 麻疹患儿要及时隔离,流行期间,未患麻疹的儿童应少去公共场所。也可煎服紫草三豆饮(紫草根、绿豆、黑豆、赤小豆)预防。

3. 患儿宜食易消化的流质和半流质饮食,忌油腻食物。保持眼睛及口腔清洁。

4. 注意保暖及避风寒,室内空气要流通,并保持一定湿度,但须避免直接吹风和过强阳光刺激。

八、小儿营养不良(小儿疳积)

小儿营养不良是指喂养不当,或因多种疾病的影响而引起的慢性营养障碍性疾病。本病可发生于任何年龄的小儿,但以 5 岁以下小儿多见,主要是脾胃虚弱,对摄入的营养物质不能吸收,以致代谢失常,迫使机体消耗自身组织所致。

中医学称本病为"小儿疳积"。疳积,是指小儿消化吸收功能长期障碍而致的慢性疾病。如小儿不思乳饮,食而不化,腹部饱胀,形体消瘦,大便不调者,称"积滞";若形体干瘦,肚腹膨大,头发干枯稀少,精神萎靡,饮食异常者,称"疳证"。因二者病因相同,故统称"疳积"。

【临床表现】

临床以面色萎黄、皮肤干枯、肌肉消瘦、腹部膨大、青筋暴露、毛发稀疏无光泽为特征。患儿形体消瘦,重者干枯羸瘦,饮食异常,大便干稀不调,腹胀,面色不华,毛发稀疏枯黄,烦躁不宁或萎靡不振,揉眉擦眼,吮指,磨牙。中医学常见的临床分型包括以下几种。

1. 疳证

(1)脾胃虚弱(又称"疳气")型:表现为形体消瘦,食欲减退,盗汗自汗,精神烦躁,毛发枯黄,大便正常或稍稀,小便常色白如米泔水,舌苔薄白,脉细濡。

(2)脾虚食积(又称"疳积")型:表现为形体明显消瘦,精神萎靡,肚腹膨胀,面黄无华,毛发稀黄如穗,纳呆食少,或多吃多便,舌质淡,苔薄白腻,脉细滑。

(3)气血两亏(又称"干疳")型:表现为面色㿠白,毛发干枯,极度消瘦,皮肤干瘪起皱,腹凹如舟,杳不思食,啼哭无力,大便稀薄或便秘,时有低热,舌质淡,苔少色白,脉沉细。

2. 积滞

(1)乳食积滞型:表现为不思乳食,脘腹胀满,时有疼痛,嗳腐吞酸,烦躁哭闹,夜卧不宁,手足心热,大便秽臭,青苔薄白腻,脉滑。

(2)脾虚夹滞型:表现为面色苍黄,疲倦乏力,不思乳食,腹满喜按,大便溏薄,夜卧不安,舌质淡,苔白腻,脉细滑。

【醋疗方】

白术散方

[组　　成]　白术 25 克,枳实 15 克,大黄 10 克,白醋适量。

[制法用法]　将药研为细末,装瓶备用。取药末适量,用白醋调成糊,敷于脐中及周围,盖以塑料薄膜,纱布包扎。每日 1 次。

[功　　效]　健脾行滞,通腑化积。适用于小儿积滞。

醋莱槟积方

[组　　成]　槟榔 12 克,枳实 10 克,莱菔子 10 克,食醋适量。

[制法用法]　前 3 味共研为细末,用醋调匀,敷脐腹部。

[功　　效]　理气消食,除胀,通便。适用于小儿疳积食滞引起的腹痛。

大茱连丸

[组　　成]　蓬莪术(醋煮)7.5 克,京三棱(醋煮)7.5 克,干姜(炮)60 克,青皮(去白)60 克,陈皮(去白)60 克,木香 60 克,丁香 60 克,巴豆(去壳、心、膜,出油)21 粒,绿小细茱萸 6 克,醋适量。

[制法用法]　上药,共研细末,醋糊为丸,如麻子大,每服 7～10 丸,大者加服,用生姜、大枣汤送下。

[功　　效]　理气除满,消食开胃。适用于小儿饮食过度,腹部膨胀,胸膈痞满,强食不化,口渴烦躁,坐卧不安,肢体倦怠。

红 丸 子

[组　　成]　三棱 2.5 千克,莪术 2.5 千克,青皮 2.5 千克,

陈皮 2.5 千克,炮姜 1.5 千克,胡椒 1.5 千克,醋适量。

[制法用法]　前 6 味,为细末,醋煮面糊为丸,梧桐子大,矾红为衣,每服 30 丸,食后姜汤送下,小儿减量。

[功　　效]　逐瘀行气,软坚化结。适用于脾积不食,血癥气块,小儿食积,骨瘦面黄,肚胀气急。

食积复合方

[组　　成]　阿魏 15 克,黄连(炒)15 克,花碱(即石碱,研如泥)9 克,山楂 35 克,连翘 45 克,半夏(皂角水浸 1 宿)30 克,神曲 50 克,米醋 500 毫升。

[制法用法]　将阿魏以醋浸 1 宿,研如泥;后 6 味研为细末,共捣成糊,制丸如萝卜子大。每次 20 丸,空腹以米汤送服。

[功　　效]　消痞化积,消食。适用于小儿食积、腹如蜘蛛状、腹痛、尿色白浊。

食积饼贴脐方

[组　　成]　苍术 25 克,荞麦粉 60 克,米醋适量。

[制法用法]　将苍术研为细末,过筛,与荞麦粉拌匀,掺入米醋后炒热,捏成圆形如 5 分硬币大的药饼。将药饼敷在患儿的脐窝上,盖以纱布,用胶布固定,2～3 天换药 1 次。

[功　　效]　健脾开胃,消食化积。适用于小儿疳积。

姜 醋 饮

[组　　成]　生姜末 3 克,醋少许。

[制法用法]　将生姜末加水煎汤,再加入食醋,趁热服用。

[功　　效]　理中助运消滞。适用于小儿积滞。

萝卜糖醋方

[组　　成]　生萝卜 250 克,白糖、米醋各适量。

［制法用法］　将生萝卜洗净，削去表皮，用凉开水冲洗后切成薄片，加入米醋和白糖拌匀，佐餐食用，每日 2 次。

［功　　效］　开胃消食，止咳化痰，杀虫止痢。适用于小儿积滞。

七圣丸

［组　　成］　三棱、莪术、川楝子、青皮、陈皮、芫花、杏仁各等分，醋适量。

［制法用法］　先用醋浸芫花一夜，炒渐干，次入莪术、三棱，同炒赤色，又入青皮、陈皮、川楝子等同炒，微令焦，取出为末。前药为各 15 克，杏仁亦 15 克，汤浸，去皮尖、双仁不用，或再研入巴豆 20 粒，去油和匀，醋糊为丸，黍米大。1 岁儿童常服 2 丸，临卧温热汤送下。

［功　　效］　消食化积，行气逐瘀。适用于小儿疳积黄瘦。

乳积复合方

［组　　成］　巴豆10 粒，胡椒 20 粒，丁香 20 粒，青皮 20 枚，米醋 500 毫升。

［制法用法］　巴豆去皮，分作 20 片，青皮汤浸去白，每枚入巴豆 1 片，胡椒、丁香各 1 粒，用棉绒缠之。再用醋煮，醋干后取出巴豆，焙干研末，用烂饭制成丸如粟米大。每服 2 粒，米汤送下，可根据小儿年龄大小加减。

［功　　效］　温中健脾，理气消积。适用于小儿乳食不化、腹急气逆。

一捻金

［组　　成］　大黄、槟榔、黑牵牛子、白牵牛子、人参各等分，食醋适量。

［制法用法］　将前 5 味药共研细末，每取药末适量，用食醋

调成糊状,敷于脐部,每日1次,以微泻为度。

[功　　效]　益气消积,除胀化痰。适用于小儿肚腹膨大,不思饮食;或风痰吐沫,气喘咳嗽。

【注意事项】

1.提倡母乳喂养,乳食定时定量,按时按序添加辅食,供给多种营养物质,以满足小儿生长发育的需要。

2.添加食物不要过急过快,应根据患儿情况给予营养丰富、易于消化的食物。食物要新鲜多样,多吃蔬菜和水果。

3.合理安排患儿生活起居,保证充足的睡眠时间,经常户外活动,呼吸新鲜空气,多晒太阳,增强体质。

4.纠正饮食偏嗜、过食肥甘滋补、贪吃零食、饥饱无常等不良饮食习惯。

5.发现体重不增或减轻,食欲减退时,要尽快查明原因,及时加以治疗。

6.治疗期间,必须忌食过硬、过香、过于油腻及油炸食物,不食生冷之物,给予易消化及有营养的食物。

九、小儿腹泻(小儿消化不良)

小儿腹泻又称小儿肠炎或消化不良,是一种胃肠功能紊乱综合征,以腹泻为主要表现。腹泻原因很多,如能确定其病因为某种特异性细菌或病毒,可称之为该细菌性或病毒性肠炎,如病原微生物不能确定,或由其他原因引起者,统称小儿腹泻,本病以夏秋季节发病率最高。

中医学认为,本病多由感受风寒、暑湿,或伤于乳食,或服食攻伐药物过度,以致脾胃功能失常所致。其病机主要由于小儿脾胃虚弱,受内外因素刺激损伤脾胃所致。

【临床表现】

小儿腹泻通常表现为每日排便 5～10 次不等,大便稀薄,呈黄色或黄绿色稀水样,似蛋花汤,或夹杂有未消化食物,或含少量黏液,有酸臭味,偶有呕吐或溢乳、食欲减退。患儿体温正常或偶有低热。重者血压下降,心音低钝,可发生休克或昏迷。中医常见的临床分型包括以下几种。

1. 伤食泻　临床表现为脘腹胀满,时见腹痛,痛则欲泻,泻后痛减,粪便酸臭,或如败卵,嗳气、呕吐、不思乳食、夜卧不安、舌苔厚腻或微黄。

2. 风寒泻　临床表现为泄泻清稀,臭味不甚,肠鸣腹痛,或兼恶寒发热、舌苔白滑。

3. 湿热泻　临床表现为泻下稀薄,水分较多,或如水注,粪色深黄而臭,或微见黏液,腹部时感疼痛,食欲缺乏,肢体倦怠,发热或不发热,小便短黄,口渴,舌苔黄腻。

4. 脾虚泻　临床表现为大便稀溏,多见食后即泻,色淡不臭,时轻时重,面包萎黄,肌肉消瘦,神疲倦怠,舌淡苔白,易反复发作。

5. 脾肾阳虚泻　临床表现为久泻不止,食入即泻,粪质清稀,完谷不化,或见脱肛,形寒肢冷,面色㿠白,舌淡苔白,脉象微细。

【醋疗方】

葱盐饼贴脐方

［组　　成］　葱白 2～3 根,精盐、食醋各适量。

［制法用法］　将葱白切碎,与精盐、食醋混合一起,放入砂锅内炒热,取出捣烂如泥,捏成圆形药饼 1 个。将药饼烘热,贴在患儿脐孔,热敷 20～30 分钟,每晚 1 次。

［功　　效］　温中散寒,止泻。适用于小儿腹泻、排便次数多,每日排便十余次,甚至数十次,大便呈绿色、水样或蛋花样。

陈醋三辛方

[组　　成]　丁香 2 克,吴茱萸 30 克,胡椒 30 克,陈醋适量。

[制法用法]　将前 3 味研末和匀,每次用药末 1.5 克,用陈醋调成糊,敷于患儿脐部,外以纱布固定,每日换药 1 次。

[功　　效]　温中止泻。适用于伤食、风寒和脾虚泄泻。

久泻涂脐方

[组　　成]　枯矾 25 克,面粉 10 克,米醋适量。

[制法用法]　将枯矾研为细末,加米醋和面粉,调如糊。取药糊 10~15 克,涂布于患儿脐窝上,外加纱布覆盖,再用胶布固定。每日换药 1~2 次。

[功　　效]　燥湿止泻。适用于小儿久泻不止。

木香醋糊方

[组　　成]　木香 10 克,鸡屎藤 10 克,砂仁 10 克,白术 10 克,酒曲 20 克,陈醋适量。

[制法用法]　将前 5 味共研为细末,加陈醋调如糊状,洗净脐孔后,取药糊敷于上面,上用纱布覆盖,胶布固定,外加热敷,每日换药 1 次。

[功　　效]　理气消积,健脾止泻。适用于小儿泄泻。

暖胃和中散方

[组　　成]　吴茱萸 15 克,灶心土 20 克,食醋适量。

[制法用法]　前 2 味研为细末,用食醋调成糊,加温(以不烫手为度),纳脐中令满为宜,然后用胶布固定。每 1~2 小时换药 1 次,根据病情可换药 2~3 次。

[功　　效]　健脾和胃,温中止痛。适用于小儿慢性腹泻。

炮姜散醋敷方

〔组　　成〕　炮姜3克,吴茱萸5克,炒艾叶5克,砂仁5克,肉豆蔻5克,食醋适量。

〔制法用法〕　先将前5味共研为细末,用醋调成糊,敷于患儿脐部,每日1次。

〔功　　效〕　温中,散寒,止泻。适用于小儿腹泻。

神仙救苦散

〔组　　成〕　罂粟壳15克,槟榔15克,醋适量。

〔制法用法〕　罂粟壳醋炒为末,再以铜器炒过,另将槟榔炒赤,研末,各收。每用等分,赤痢蜜汤服,白痢砂糖下,忌口味。

〔功　　效〕　破积行水,涩肠止泻。适用于小儿下利,症见赤白利下,日夜百行不止。

玉　华　丹

〔组　　成〕　矾(净瓦盆合定,用火煅过)240克,醋、木瓜各适量。

〔制法用法〕　将矾研为极细末,煮醋面和丸、如黍米大,用木瓜煎汤,食后服。

〔功　　效〕　除风燥湿,酸涩止泻。适用于小儿伏暑泄泻。

云南白药醋糊方

〔组　　成〕　云南白药、食醋各适量。

〔制法用法〕　将2味调成糊状(以能涂开又不易流失为宜),直接均匀涂于神阙穴及脐周,然后用纱布覆盖,再加一层塑料薄膜,最后用胶布固定,每隔24～48小时换药1次,5天为1个疗程。

〔功　　效〕　活血化瘀,行气收敛。适用于小儿肠炎。

温中散方

[组　　成]　吴茱萸6克,苍术7克,白胡椒2克,肉桂3克,枯矾3克,食醋适量。

[制法用法]　将上药研为细末,分为3份,每次取1份以食醋调匀置于脐中,外用麝香膏或胶布固定,每日换药1次。

[功　　效]　燥湿健脾,涩肠止泻。适用于婴幼儿腹泻。

【注意事项】

1. 治疗期间应调整患儿饮食,减少胃肠负担。

2. 轻症应停喂不易消化食物和脂类食物,重症应暂时禁食,但一般不超过6～8小时,并静脉补液。

3. 注意饮食卫生,按时添加辅食。

4. 增强体质,避免不良刺激。

5. 加强体弱婴幼儿护理,避免交叉感染,合理应用抗生素。

6. 做好肛门的清洁护理,以免肛门周围红肿和发生溃烂。

7. 多饮水以免小儿脱水。

十、小儿厌食

　　厌食是指小儿较长时间见食不贪、食欲缺乏、厌恶进食的病症,是目前儿科临床常见病之一。本病多见于1-6岁小儿,其发生无明显的季节差异,一般预后良好。少数长期不愈者可影响儿童的生长发育,也可成为其他疾病的发生基础。

　　现代医学认为,引起本病的原因,一是由消化道的病变所引起,如十二指肠溃疡、胃溃疡、肝炎、慢性肠炎、泻痢或长期便秘等;二是由全身性疾病所引起,如结核病、肝功能低下、高血压、酸中毒及内分泌紊乱等。其他如过量服用金霉素、磺胺类药物，或长期的低盐饮食，也可导致食欲低下。另外，小儿情绪变化也是诱发厌食的因素之一。同时不良的饮食习惯，如进食不定时、饭前吃糖果、生活不规律，以及外界气候的变化，也是造成厌食的原因，必须及时治疗。

　　中医学称厌食症为"纳呆""恶食"等，其病机多因喂养不当，饮食失节，而致脾胃不健所引起。

【临床表现】

　　小儿厌食临床主要表现为食欲缺乏或食欲消失。其他症状也以消化功能紊乱为主，如嗳气恶心、迫食、多食后脘腹作胀，甚至呕吐、大便不调、面色欠华、形体偏瘦等。中医常见的临床分型包括以下几种。

　　1.脾失健运型　　主要症状为面色萎黄、不思饮食，甚至拒食。若强行进食后则会恶心、呕吐、腹胀。患者舌质淡，舌苔白不厚或薄腻。

　　2.胃阴不足型　　主要症状为口干多饮、不思饮食、大便干结，小便色黄，有的小儿皮肤干燥。舌苔多为花剥苔或无舌苔。

　　3.脾胃气虚型　　主要症状为面色㿠白、无光泽，形体瘦弱，除厌食外，若进食稍多，则大便不通或大便溏泻。患者舌质淡，舌苔薄白。

【醋疗方】

爱食粉方

　　[组　　成]　藿香、苍术、草豆蔻、荜茇、广木香、槟榔、甘松、薄荷、丁香、大黄、鸡内金、山楂各等量，食醋适量。

　　[制法用法]　将上药研为细末，装瓶备用。取药末适量，用

食醋调和成饼,敷脐,绷带固定,夜敷晨去。14 天为 1 个疗程。

[功　　效]　芳香健脾开胃。适用于小儿厌食症。

白矾醋敷方

[组　　成]　白矾、醋各适量。

[制法用法]　将白矾研细末,用醋调成膏状,敷于两足涌泉穴。每日换药 1 次,至病愈止。

[功　　效]　温中健胃。适用于小儿厌食症。

敷脐散方

[组　　成]　炒白术 10 克,炒苍术 10 克,砂仁 10 克,陈皮 10 克,焦山楂 10 克,鸡内金 10 克,薄荷 6 克,冰片 1 克,食醋适量。

[制法用法]　将上药共研为细末,装瓶备用,用时取上药末 5 克,用食醋调和成饼,敷于脐中,以塑料膜覆盖,纱布固定。每 2 日换药 1 次,1 个月为 1 个疗程。

[功　　效]　和中健脾,消食导滞。适用于小儿厌食症。

开胃散方

[组　　成]　胡黄连 6 克,三棱 10 克,莪术 10 克,陈皮 15 克,枳壳 15 克,谷芽 15 克,食醋适量。

[制法用法]　将上药研为细末,用食醋调成湿糊,于每晚贴敷神阙、命门穴,晨起去掉。连用 4 周为 1 个疗程。

[功　　效]　消食化积。适用于小儿厌食症。

生姜糖醋方

[组　　成]　生姜、红糖、醋各适量。

[制法用法]　将生姜洗净切片,用醋浸 1 昼夜,醋以浸没生姜片为度。再取 3 片浸泡好的生姜,加入红糖,用沸水冲泡,代茶

饮。

　　［功　　效］　消食化积。适用于小儿厌食症。

【注意事项】

　　1.饮食要规律,定时进餐,保证饮食卫生;生活规律,睡眠充足,定时排便;营养要全面,多吃粗粮杂粮和水果蔬菜;节制零食和甜食,少喝饮料。

　　2.改善进食环境,使孩子能够集中精力去进食,并保持心情舒畅。避免"追喂"等过分关注孩子进食的行为。

　　3.少吃零食,纠正偏食、挑食不良饮食习惯。多吃蔬菜水果,保持大便通畅。少吃油腻、过甜、过冷、坚硬食物和饮料。

　　4.加强体育锻炼,不盲目吃药,不滥用保健品。

十一、小儿呕吐

　　呕吐是小儿常见的一种证候,可因各种原因引起。但总属胃失和降、胃气上逆所致。小儿呕吐最易损伤脾胃,长期反复的呕吐,致脾胃虚损,气血不足,而转疳证,严重影响小儿的生长发育。

【临床表现】

依中医辨证呕吐可分为以下几种。

　　1.**寒吐**　表现为饮食稍多即吐,时作时止,多为清稀痰水或不消化的乳食,呕吐物酸臭不甚,腹痛喜暖,面色苍白,四肢乏温,大便溏薄,或完谷不化,小便清长,舌质淡,苔薄白,脉细而无力,指纹色红。

　　2.**热吐**　表现为食入即吐,呕吐物恶臭,身热口渴,面赤烦躁,大便臭秽或秘结,小便黄赤,舌质红,苔黄腻,脉数,指纹色紫。

　　3.**伤食吐**　表现为呕吐频繁,吐物酸臭腐馊,有未消化的食

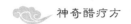

物残渣或乳片,脘腹痞闷,腹胀厌食,矢气恶臭,大便秘结或泻下酸臭,苔厚腻,脉滑数。

【醋疗方】

白 龙 丸

[组　　成]　熟附子 150 克,白石脂 7.5 克,龙骨 7.5 克,醋适量。

[制法用法]　前 3 味共研为末,醋面糊丸黍米大。每米饮,量儿大小服(未注用量)。

[功　　效]　温阳补火,涩肠止泻。适用于小儿吐泻,注下。

姜醋敷足方

[组　　成]　生姜 10 克,白酒 20 毫升,面粉 30 克,陈醋 30 毫升。

[制法用法]　将生姜捣烂后调上述诸药为糊。外敷足心,每日 1 次。

[功　　效]　温中止呕。适用于腹部喜暖畏寒呕吐者。

苦酒白丸子

[组　　成]　半夏(洗)9 克,人参 9 克,桔梗 1.2 克,附子(炮,去皮脐)1.2 克,干姜 1.2 克,苦酒适量。

[制法用法]　前 5 味共为末,以苦酒和丸,如小豆大。1 岁儿每服 1 丸,每日 3 次。

[功　　效]　温中散寒,和胃止呕。适用于小儿吐利中寒并客忤。

明矾醋敷方

[组　　成]　明矾 30 克,面粉、醋各少许。

[制法用法]　将明矾研细末,加面粉,用醋调成糊状,敷于两

足涌泉穴。

〔功　　效〕　温中止呕。适用于小儿呕吐。

生姜糖醋饮

〔组　　成〕　生姜、醋、红糖各适量。

〔制法用法〕　生姜洗净切片,用醋浸腌 24 小时。用时取 3 片姜,加适量红糖,以沸水冲泡片刻。代茶饮。

〔功　　效〕　和胃止呕。适用于小儿呕吐。

天南星醋敷方

〔组　　成〕　天南星 30 克,醋适量。

〔制法用法〕　将天南星研为细末,与醋调匀,敷于涌泉穴,用布包固定,12 小时后去除。

〔功　　效〕　祛风定惊,化痰散结。适用于小儿流涎,小儿呕吐等。

吴茱萸醋敷方

〔组　　成〕　吴茱萸 30 克,米醋适量。

〔制法用法〕　将吴茱萸研为细末,再用醋调成糊状,每晚敷贴在两足心涌泉穴,保持 12 小时,次日早晨洗去,每日换药 1 次,连用 4～5 天。

〔功　　效〕　温中散寒,燥湿疏肝,解毒散瘀,止呕平喘。适用于小儿呕吐。

茱萸大黄醋敷方

〔组　　成〕　吴茱萸 5 克,生大黄 3 克,胆南星 2 克,醋适量。

〔制法用法〕　以上前 3 味共研细末,用醋调成糊状,敷于涌泉穴,用纱布包扎固定,24 小时后取下,再换新药,连用 3～4 天。

〔功　　效〕　温中止呕。适用于小儿呕吐。

【注意事项】

1.对呕吐患儿应适当控制饮食;呕吐频繁者,必要时应予禁食,待病情缓解后,再酌增饮食量。

2.呕吐时应及时将患儿头部置于侧位,避免呕吐物吸入气管。

3.反复呕吐导致水、电解质代谢紊乱者,应及时给予静脉补液。

4.注意观察患儿呕吐与饮食、服药的关系以及呕吐物的内容物、颜色及次数。如果患儿呕吐次数多,又为喷射性的呕吐,并伴有发热,应尽早去医院治疗。

5.注意饮食调理,宜食富于营养易消化的食物;进食要定时定量,纠正偏食的习惯。

十二、小儿惊厥(小儿惊风)

惊风属现代医学"小儿惊厥",是小儿时期常见的一种重急病证,临床以昏迷、抽搐为特征,又称"抽风"。惊风可发生于任何季节,年龄以1—5岁小儿最多见,年龄越小,发病率越高。惊风可分为急惊风和慢惊风两类。起病急暴,属阳属实者,称急惊风;病久已虚,属阴属虚者,称慢惊风。急惊风来势急骤,以高热伴抽搐、昏迷为特征,以外感风邪、时邪,内蕴湿热疫毒及暴受惊恐为主要病因。慢惊风来势缓慢,以反复抽搐为特征。基本上没有发热,或仅有低热。

【临床表现】

1.急惊风

(1)感受风邪型:表现为发热头痛,咳嗽咽红,鼻流清涕,乳蛾红肿,烦躁不安,高热之际,突然昏迷抽搐,舌苔薄黄,脉浮数。

(2)感受暑温型:多见于盛夏炎热季节,症见壮热多汗,头痛项强,恶心呕吐,烦躁昏睡,甚则昏迷、四肢抽搐,反复惊厥不已,舌苔黄腻,脉洪数。

(3)感受疫邪型:表现为起病较急,高热烦渴,谵妄神昏,反复抽搐,肌肤发斑,舌质红绛,舌苔黄燥,脉弦数。

(4)湿热疫毒型:表现为起病急骤,高热,谵妄,呕吐,腹痛,神识不清,反复惊厥,排出的大便腥臭挟脓血,舌苔黄腻,脉滑数。

(5)惊恐惊风型:表现为面色时青时赤,惊惕频作,甚则抽搐,偶有发热,大便色青,舌苔薄,脉稍数。

2.慢惊风

(1)土虚木亢型:表现为神疲面黄,嗜睡露睛,四肢不温,阵阵抽搐,大便清稀,舌质淡,苔白,脉沉弱。

(2)阴虚风动型:表现为形瘦低热,手足心热,肢体拘挛或强直,时有抽搐虚烦便干,舌质红少津,苔光剥,脉细弦数。

(3)气血两虚型:表现为肢体困惫,精神疲乏,身热起伏,语声低怯,面黄多汗,时时下利,手足瘛疭,舌淡嫩,苔薄,脉沉细。

(4)脾肾阳衰型:表现为面色㿠白,囟门低陷,神萎昏睡,口鼻气凉,额汗涔涔,抚之不温,四肢厥冷,手足蠕蠕震颤,大便清冷,舌质淡,苔薄白,脉沉细无力。

【醋疗方】

赭石醋方

[组　　成]　赭石12克,食醋适量。

[制法用法]　将赭石研极细末,用醋调匀,敷于涌泉穴。

[功　　效]　平肝降逆,凉血止血。适用于小儿抽搐。

赭石醋淬方

[组　　成]　赭石30克,醋适量。

[制法用法] 赭石,火煅醋淬十次,研细末,水飞后晒干,收贮备用。每次服3克。或1.5克,煎真金汤调下。连进3剂,如患儿脚胫上出现红斑,即是邪出病愈之证。如始终不现红斑,即不可治。

[功　　效] 平肝息风,解痉镇惊。适用于急、慢惊风,症见吊眼撮口、搐搦不定等症。

黄土酒醋熨方

[组　　成] 黄土1000克,白酒、醋各适量。

[制法用法] 将黄土倒入盆中,加入白酒、醋各半,调和炒热,布包熨腹部以下到足。

[功　　效] 镇惊。适用于小儿惊风。

胡椒木鳖子醋丸方

[组　　成] 胡椒、木鳖子仁各等分,黑豆、食醋各适量。

[制法用法] 将前3味研为细末,加醋调糊为丸如绿豆大。每服10丸。

[功　　效] 定惊。适用于小儿惊风、眼珠内钩。

附子茱萸醋敷方

[组　　成] 牛附子5克,吴茱萸10克,面粉30克,醋适量。

[制法用法] 以上前2味共捣烂如泥,敷于两手心、两足心。每日换药1次,3～5天为1个疗程。

[功　　效] 散寒止痛。适用于小儿惊风。

连萸附子醋敷方

[组　　成] 黄连6克,吴茱萸10克,附子3克,陈醋适量。

[制法用法] 将前3味研为细末,用陈醋调成糊,贴两足心。

[功　　效] 调阴阳,定惊风。适用于小儿高热、四肢抽搐。

牛 黄 膏

〔组　　成〕　牛黄小枣大,甘草末9克,甜消9克,朱砂1.5克,龙脑3克,寒水石(研细)15克,醋350毫升。

〔制法用法〕　先将牛黄,用独茎萝卜根水并醋煮尽,焙干,与上药共研细末,蜜和为剂。每次半皂子大,食后用薄荷汤温化下。

〔功　　效〕　清热镇惊,安神通窍。适用于小儿惊风。

镇惊膏贴脐方

〔组　　成〕　活蚯蚓1条,生吴茱萸7克,白芥子3克,米醋适量。

〔制法用法〕　将吴茱萸、白芥子混合研为细末,与蚯蚓共捣烂,再加米醋调成膏。取药膏贴于患儿脐中及足心(涌泉穴)上,外盖纱布,用胶布固定,每日换药1～2次。

〔功　　效〕　息风化痰,镇惊。适用于小儿惊厥、四肢抽搐、牙关紧闭、高热神昏。

茱萸芥子醋敷方

〔组　　成〕　生吴茱萸2.1克,白芥子1克,醋适量。

〔制法用法〕　以上前2味共研细末,用醋调成膏状,敷于两足涌泉穴。

〔功　　效〕　消疮肿,除痹痛。适用于小儿惊风。

治小儿惊醋方

〔组　　成〕　青竹茹90克,醋1800毫升。

〔制法用法〕　取青竹茹,用醋煎为600毫升,去滓,服60毫升(一日量,数次分服)。

〔功　　效〕　逐痰化瘀,安神定志。适用于小儿惊风,兼治小儿口噤体热病。

【注意事项】

1.保持病室安静,减少刺激,保证患儿安静休息。

2.居室空气要流通,夏季要采取降温措施。若为传染病引起,要注意隔离患儿。

3.急惊风发作时,患儿侧卧,松解衣领。纱布包压舌板放患儿上下齿间,防止抽搐时咬伤舌体。给予吸氧。

4.密切观察体温、血压、脉象、呼吸、汗出、瞳孔等变化。

5.长期卧床患儿,常改变体位,并用乙醇摩擦受压部位。昏迷、抽搐病儿,常吸痰,保持呼吸道畅通。

6.积极治疗引起惊风的原发疾病。

十三、小儿遗尿

小儿遗尿是指小儿在睡眠中尿床的一种病症。凡年满3周岁以上,膀胱排尿作用已由大脑皮质控制,但发生遗尿者,即为病态。其发病原因有体质性与习惯性两大类。体质性有多种因素,如泌尿生殖器畸形,隐性脊柱裂,大脑发育不全等先天性疾病及泌尿系感染、寄生虫病、脊柱或颅脑受伤,发育营养不良等原因,均可导致大脑功能紊乱,或脊髓的反射弧失常,或因局部性刺激,均可诱发本病。

中医学称本病为"遗尿""遗溺"。其病机主要由于肾气不足,肺脾气虚,或肝经湿热内迫,致膀胱失约而致。

【临床表现】

小儿遗尿主要表现为小儿在睡中,小便自遗,醒后方知。小儿遗尿以原发性遗尿占大多数,其中尤以夜间遗尿最常见,以男孩多见；夜间遗尿者约有半数每晚尿床，甚至每晚遗尿 2～3 次，白天过度活动、兴奋、疲劳或躯体疾病后往往遗尿次数增多，日间遗尿较少见。遗尿患儿常常伴夜惊、梦游、多动或其他行为障碍。

1. 肾气不足型　每睡即遗，尿量较多，熟睡不易叫醒，形寒肢冷，面色苍白无华，舌淡，苔白，脉沉迟无力。

2. 脾肺气虚型　睡中遗尿，尿频而量多，神疲乏力，面色不华，大便溏稀，食欲缺乏，舌淡，脉沉细。

【醋疗方】

赤石脂姜附醋敷方

〔组　　成〕　赤石脂、炮干姜、制附子各等分，米醋适量。

〔制法用法〕　将前 3 味共研细末，过筛。用米醋调成糊状，敷肚脐，用胶布固定。每日 1 次，连用 3～5 天。

〔功　　效〕　温肾固涩，引火归元。适用于小儿下元虚冷型遗尿。

龙骨醋敷方

〔组　　成〕　龙骨 15 克，米醋适量。

〔制法用法〕　龙骨用火煅后研末，再用米醋调为糊状，敷于脐部，然后用纱布覆盖，再用胶布固定，每日换药 1 次，连用 5～7 天。

〔功　　效〕　涩精缩尿。适用于小儿遗尿。

麻黄益智醋敷方

〔组　　成〕　麻黄 3 克，益智仁 1.5 克，肉桂 1.5 克，食醋适量。

〔制法用法〕　以上前 3 味共研细末，每次取 3 克药末，用醋调成饼状，将药饼敷于脐部，然后用胶布固定，36 小时后取下。隔12 小时再敷药，连用 3 次，然后每隔 1 周用药填脐 1 次，连续 2 次巩固疗效。

　　［功　　效］　温肾助阳,固精止遗。适用于小儿遗尿。

三子膏方

　　［组　　成］　五倍子5克,五味子2.5克,菟丝子7.5克,食醋适量。

　　［制法用法］　将三子研为细末,临睡前将药末用醋调成糊,敷于脐部,纱布覆盖,胶布固定。次晨取下。

　　［功　　效］　固精缩尿。适用于小儿遗尿。

温肾缩泉膏方

　　［组　　成］　紫石英15克,硫黄15克,石菖蒲5克,五倍子5克,生姜汁、食醋各适量。

　　［制法用法］　前4味药研为细末,用鲜生姜汁、食醋调成糊,置于两层纱布之间,敷于脐部,外用胶布固定,晚间临睡前贴,早晨起床取下,每晚1次,连用7天为1个疗程。

　　［功　　效］　温肾益火,固涩止遗。适用于小儿遗尿症。

五乌散方

　　［组　　成］　何首乌3克,五倍子3克,食醋适量。

　　［制法用法］　前2味研成细末,用食醋调成糊,临睡前敷于脐部,胶布固定,次晨取下,连用5次为1个疗程。

　　［功　　效］　益肝补肾,收敛固涩。适用于下元虚寒之小儿遗尿症。

【注意事项】

　　1.注意保暖,避免风寒。

　　2.养成良好的作息制度和卫生习惯,避免过度疲劳,掌握尿床时间和规律,夜间唤醒患儿起床排尿1～2次,逐渐养成自控排尿习惯。白天避免过度兴奋或剧烈运动,以防夜间睡眠过深。

3.要正确处理好引起遗尿的精神因素,耐心地对其进行教育、解释,以消除精神紧张,以免引起情绪不安。

4.临睡前不进流质饮食,汤药在睡前 2 小时服用,晚饭后避免饮水,睡觉前排空膀胱内的尿液,可减少尿床的次数。

十四、小儿汗症

> 小儿汗症,是指小儿在安静状态下,全身或局部出汗过多为主的病证。汗症有盗汗与自汗之分,夜间入睡后汗出,醒后汗止者为盗汗;白天安静状态下,或稍作活动即汗出较多者为自汗。汗症多见于婴幼儿和学龄前期儿童,尤其平素体质虚弱者,则更易发生汗症。婴幼儿睡后头部微有汗出,以及气候炎热,衣被过厚,剧烈活动,乳食过急等导致的汗出,均属正常生理现象,不为病态。

【临床表现】

1.表虚不固型 表现为全身自汗或盗汗,以头部、肩背部明显,动则尤甚,面色少华,肢端欠温,容易感冒,舌质淡,苔薄白,脉细弱。

2.营卫不和型 表现为自汗为主,遍体汗出,微寒怕风,时有低热,精神疲倦,纳呆食少,舌质淡红,苔薄白,脉缓。

3.气阴两虚型 表现为盗汗为主,也可盗汗、自汗并见,体弱神萎,心烦少寐,手足心热,口干低热,舌质淡少苔,或见花剥苔(地图舌),脉细软。

4.脾胃积热型 表现为自汗盗汗,面黄形瘦,纳呆口臭,腹胀腹痛,大便秘结,或大便臭秽,小便色黄或如米泔,时有低热,睡眠不宁,舌苔黄腻,脉滑稍数。

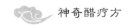

【醋疗方】

五倍子醋膏方

〔组　　成〕　五倍子末5克,食醋适量。

〔制法用法〕　用醋将五倍子末调成膏,于睡前敷贴于脐中,以胶布固定,次晨取下,连用4次为1个疗程。

〔功　　效〕　敛汗。适用于小儿盗汗、自汗。

五倍子赤石脂醋敷方

〔组　　成〕　五倍子100克,赤石脂100克,没食子100克,煅龙骨100克,牡蛎粉100克,辰砂5克,食醋适量。

〔制法用法〕　以上6味共研细末,每次10～20克药末,用水、醋各半调成糊状,每晚睡前敷于脐部,然后用纱布覆盖,再用胶布固定,次晨取下。

〔功　　效〕　收敛固涩止汗。适用于顽固性小儿盗汗。

益气敛汗散方

〔组　　成〕　黄芪15克,五倍子35克,煅龙骨20克,食醋适量。

〔制法用法〕　将前3味研成细末备用。取药末适量,用食醋调成药饼,置脐部,用胶布固定,每晚睡前贴,次日除去,连用7天。

〔功　　效〕　升阳益气,收敛固涩,固表止汗。适用于小儿自汗症。

止汗散方

〔组　　成〕　五倍子20克,龙骨10克,朱砂10克,陈醋适量。

〔制法用法〕　将上药研成细末备用。临睡前取适量药粉用醋调成药团如蚕豆大纳入脐中,用胶布固定。每次敷 12 小时,3次为 1 个疗程。

[功　　效]　安神,敛汗。适用于小儿盗汗症。

治小儿盗汗方

[组　　成]　五倍子 60 克,霜桑叶 120 克。

[制法用法]　五倍子研细末,每次用 5 克,醋调做饼,外贴神厥穴(肚脐处),再用纱布包扎固定,每晚换药 1 次;霜桑叶为末,每服 5 克,米汤水送服,早、晚各 1 次。

[功　　效]　清热凉血,摄精敛汗。适用于各种原因所引起的小儿盗汗。

【注意事项】

1.患儿宜多晒太阳,户外活动,注意锻炼身体,增强体质。

2.早产儿、双胞胎,经常腹泻或有其他消化道疾病的患儿应注意加用维生素 D。

3.加强营养,合理膳食,荤素搭配,粗细兼吃,纠正患儿的偏食,厌食习惯,以增强体质。

4.避免接触感染。不到人口稠密的公共场所去,室内不要吸烟,保持空气流通。

5.积极治疗各种急、慢性疾病,并注意病后调理。

6.患儿勤换衣被,保持皮肤清洁与干燥。汗后避免直接吹风。

十五、小儿脱肛

小儿脱肛即直肠脱垂,是指小儿肛管、直肠或直肠黏膜向外翻出,脱垂于肛门外的一种症状,多见于 3 岁以下的儿童。由于儿童骶弯度未成形,直肠呈垂直位,支持直肠的组织又较薄弱,所以当腹腔内压增加时,直肠没有骶骨和周围组织的有效支持,易于向下滑动,发生脱肛。

中医学认为,本病的发生是小儿先天不足,病后体弱或腹泻日久,耗伤正气,气虚陷下,升摄无力,导致直肠脱垂。

【临床表现】

按中医辨证,脱肛可分为虚证和实证,但以虚证为多。

1. 虚证 表现为脱出的直肠色淡红,不易自行还纳,肿痛不甚。面色苍白或萎黄,形体消瘦,精神萎靡,神疲乏力,肢体欠温,自汗出,舌质淡,苔薄白,脉细弱,指纹色淡。

2. 实证 表现为脱出的直肠色鲜红,伴少量鲜红色渗出液,肛周红肿热痛伴瘙痒,大便干燥,小便短赤,患儿常哭闹不安,舌质红,苔黄腻,脉数,指纹色紫。

【醋疗方】

鳖头升麻醋敷方

[组　　成] 鳖头(焙干)1个,五倍子5克,升麻5克,枳壳10克,米醋适量。

[制法用法] 将前4味混合研为细末,以米醋调拌成糊。将药糊涂满患儿脐孔,外盖纱布,用胶布固定。每2日换药1次,10次为1个疗程。

[功　　效] 益气举肛。适用于小儿脱肛。

木鳖子丸方

[组　　成] 木鳖子15克,枳壳(麸炒去瓤)15克,五灵脂

(微炒)15 克,沉香 6 克,面粉、食醋各适量。

　　[制法用法]　先将沉香、枳壳、五灵脂一同研为细末,将木鳖子去壳,加入上药,一同研细,再用醋煮面糊为丸,如粟米大。3 岁小儿每次 30 丸,醋调清茶送下,饭前服用。

　　[功　　效]　散结消肿,解毒生肌。适用于小儿痢疾、肠滑脱肛。

【注意事项】

　　1.加强肛门护理和清洁。每次大便后用温水先清洗肛门,并及时将脱出的直肠揉托还纳。

　　2.大便时间不能太长,更不要久坐痰盂。

　　3.加强营养和饮食卫生,防止腹泻或便秘。

　　4.鼓励患儿作提肛锻炼。

　　5.对营养不良,身体虚弱引起的脱肛患儿要给以充足的营养食物,如鸡蛋、虾蟹、海鱼、瘦肉、豆类、米面、蔬菜、水果等,以增加营养,增强肛周肌肉收缩力,使脱肛好转。

　　6.脱肛患儿忌辣椒、蒜、花椒、烈性酒等刺激性食物。忌肥甘厚味之品,如肥肉、多油汤类、糯米饭、糍粑等黏滞难消化食物。久泻者忌蜂蜜、葱、蒜、豆类、土豆、萝卜、芹菜、韭菜等质粗通便食品。

十六、小儿口腔溃疡(小儿口疮)

　　小儿口腔溃疡又名口疮,是一种以周期性反复发作为特点的口腔黏膜局限性溃疡损害,可以自愈,可发生于口腔黏膜的任何部位,以唇、颊、舌部多见,严重者可以波及咽部黏膜。不少患儿随着病程的延长,溃疡面积增大,数目增多,疼痛加重,愈合期延长,间隔期缩短等,影响进食和说话。

中医学认为,本病主要因脾胃积热,或心火上炎而致,亦有由虚火上浮而发者。

【临床表现】

1.心火内炽型　表现为口舌生疮,舌上为多,色红灼痛,心烦不安,面赤口渴,小便短赤,舌尖红,苔薄黄,脉数。

2.脾热内盛型　表现为口内溃疡,布于口颊、上腭、齿龈及口角等处,周围焮红,疼痛拒食,口臭涎多,或发热便秘,舌质红,苔黄,脉滑数。

3.虚火上炎型　表现为口内溃疡较少,周围色不红或微红,疼痛不甚,反复发作或迁延不愈,神疲乏力,口干颧红,午后低热,舌红少苔,脉细数。

【醋疗方】

半连膏方

[组　　成]　生半夏 6 克,黄连 3 克,栀子 3 克,食醋适量。

[制法用法]　前 3 味研为细末,临睡前取药末适量用醋调成糊,敷脐中纱布包扎。每日换药 1 次,重者可连敷 2～4 次。

[功　　效]　清心泻火。适用于小儿鹅口疮。

大黄丁香醋方

[组　　成]　大黄 9 克,丁香 1.5 克,炒绿豆 6 克,米醋适量。

[制法用法]　以上前 3 味共研细末,再与米醋调成糊状,敷于患儿两足涌泉穴。

[功　　效]　清热解毒渗湿。适用于小儿口腔溃疡。

黄辛散方

[组　　成]　大黄、细辛各等分,食醋适量。

[制法用法]　将前 2 味研为细末,取适量药末醋调成糊,敷于脐部,胶布固定。每日换药 1 次。

　[功　　效]　泻热通络。适用于小儿鹅口疮。

黄柏米醋方

　[组　　成]　黄柏 20 克,米醋适量。

　[制法用法]　将黄柏浸入米醋中 7 天。取汁涂于患处,每日数次,连涂 4～5 天。

　[功　　效]　清热燥湿,泻火解毒,退虚热。适用于脾虚湿热型鹅口疮。

口疮糊敷脐方

　[组　　成]　细辛 30 克,米醋适量。

　[制法用法]　将细辛研为细末,加米醋调成糊,涂敷于患儿的脐窝,以胶布固定。每日换药 1 次,至病愈为止。

　[功　　效]　通阳祛风,止痛。适用于小儿口颊、舌边、上腭发生白色溃烂小疮,红肿疼痛。

口疮膏敷脐方

　[组　　成]　大黄、硝石、白矾各等量,米醋、面粉各少量。

　[制法用法]　将大黄、硝石、白矾共研为细末,加入米醋、面粉调成膏。取药膏 3 小团,分别敷于患儿脐孔中央和足心(涌泉穴)处,盖以纱布扎牢,并以胶布固定,每日 1 次。敷 3～4 次即可见效。

　[功　　效]　泻火解毒。适用于小儿口疮、口腔糜烂。

三子醋敷方

　[组　　成]　莱菔子 10 克,白芥子 10 克,地肤子 10 克,醋适量。

［制法用法］　以上前 3 味用砂锅小火炒至微黄,共研细末,用醋调成膏状。把药膏分涂于 2 厘米见方的纱布或白布上,膏厚 2 毫米,1 厘米见方。将其贴于两足涌泉穴,用胶布固定。每日 1 次,可连用 3～5 次。

［功　　效］　解毒收湿,敛疮生肌。适用于小儿鹅口疮。

山茱萸陈醋方

［组　　成］　山茱萸 400 克,陈醋 200 毫升。

［制法用法］　将山茱萸研为细末,用陈醋调成糊状,分别置于两块 3 厘米×3 厘米干净纱布中央,敷贴于双足涌泉穴处。

［功　　效］　补肝肾,涩精气,助水脏。适用于阴虚火旺所致的口疮。

吴茱萸蜜醋方

［组　　成］　吴茱萸 2 克,蜂蜜 2 克,陈醋 2 毫升。

［制法用法］　将吴茱萸研细末,用蜂蜜、陈醋调成糊状,贴敷于两足涌泉穴,外用纱布包扎,胶布固定,每日换药 1 次,3 次为 1 个疗程。

［功　　效］　祛寒除湿,引热下行。适用于小儿口腔溃疡。

吴茱萸醋敷方

［组　　成］　吴茱萸 25 克,食醋适量。

［制法用法］　将吴茱萸研为细末,用醋调成糊,敷于患儿的足心,夜敷晨取。

［功　　效］　滋阴潜阳,理气开郁。适用于虚火上浮型鹅口疮。

吴茱萸蚯蚓醋方

［组　　成］　吴茱萸、干蚯蚓、五倍子各等分,醋适量。

〔制法用法〕 以上前 3 味共研细末,用醋调成糊状,敷贴于涌泉穴。

〔功 效〕 清热解毒,引热下行。适用于小儿口腔溃疡。

吴茱萸面粉食醋方

〔组 成〕 吴茱萸 18 克,小麦面 15 克,食醋适量。

〔制法用法〕 将吴茱萸研为细末,与小麦面拌匀,入醋煮成糊状,分 2 份,摊在青布上,贴于双脚心,干则换之,一夜为度。

〔功 效〕 益气健脾,导热下行。适用于小儿鹅口疮。

吴茱萸胡连陈醋方

〔组 成〕 吴茱萸 15 克,天南星 6 克,胡黄连 9 克,大黄 9 克,陈年老醋适量。

〔制法用法〕 将前 4 味共研为细末,加陈年老醋,调成糊状,敷双足涌泉穴 24 小时。

〔功 效〕 清热燥湿,引热下行。适用于小儿鹅口疮。

吴茱萸附子醋敷方

〔组 成〕 吴茱萸 10 克,附子 10 克,醋适量。

〔制法用法〕 上药共研细末,用米醋调成稀糊状,涂敷患儿涌泉穴,先以塑料布裹一层,然后再以洁净布裹一层,以不松不紧为宜。连涂 2 次即效。

〔功 效〕 滋阴潜阳,引火归元。适用于虚火上浮型鹅口疮。

细辛散方

〔组 成〕 细辛末 3 克,食醋适量。

〔制法用法〕 将细辛末用醋调成丸,纳脐中,胶布固定。每 2 日换药 1 次。

〔功 效〕 祛风散寒。适用于小儿鹅口疮。

【注意事项】

1. 保持口腔清洁,多饮水,忌食辛辣的食物。

2. 有高热的患儿,要注意口腔护理,并保持大便畅通。

3. 幼托机构发生此病,要注意口腔用具的消毒与隔离。

十七、小儿多涎

小儿多涎,是指小儿口角流涎,难以控制为特征的一种病症。正常生理情况下,婴儿(半岁前)的口腔发育尚未完善,不仅深度不够,而且不会控制唾液的流向,所以口角流涎较多。若超过半岁或更大的幼儿仍然经常性大量流涎应视为病态。多与口腔黏膜炎症及脑炎后遗症、神经麻痹、先天性脑疾病有关。

中医学认为,本病多为脾热上蒸或脾胃虚寒,升降失常,运化无力所致。脾热上蒸的涎,多黏稠而臭;脾胃虚寒的涎多清稀。

【临床表现】

由于长期流口水,可导致口周潮红、糜烂,尤以两侧口角为甚。中医临床表现包括以下几种类型。

1. 脾胃湿热型　主要表现为口角流涎,涎液稠黏,甚则口角赤烂,小便短赤,大便臭秽或燥结,面赤唇红,舌质红,苔黄厚,脉浮数。

2. 脾胃虚寒型　主要表现为口角流涎,涎液清稀,纳食减少,小便清长,大便正常或溏薄,面白唇淡,舌质淡,苔薄白,脉细弱。

【醋疗方】

白附子醋敷方

[组　　成]　白附子适量,醋适量。

［制法用法］　白附子捣烂,用醋调成饼状,临睡前敷于涌泉穴,用绷带固定,次日早晨取下。

［功　　效］　温中散寒。适用于小儿流涎。

南星蒲黄醋敷方

［组　　成］　制天南星 30 克,生蒲黄 12 克,醋适量。

［制法用法］　将前 2 味共研细末,与醋调成饼,敷于涌泉穴,用布包固定。

［功　　效］　祛风定惊,化痰散结。适用于小儿流涎。

肉桂醋饼方

［组　　成］　肉桂 10 克,食醋适量。

［制法用法］　将肉桂研为细末,与醋调成糊饼。在小儿睡前将药饼贴在两足心处,用纱布固定,次晨取下,连敷 3～5 天。

［功　　效］　温中补阳,散寒止痛。适用于小儿流涎。

石燕子红曲醋方

［组　　成］　石燕子 1 对,红曲 25 克,陈醋 50 毫升。

［制法用法］　将石燕子反复烧红用陈醋淬,再与红曲共研为细末。1－2 岁小儿每次服 0.5～1.0 克;3－4 岁小儿每次服 1.5克;5－7 岁儿童每次服 2.0～2.5 克。每日 2 次。

［功　　效］　健脾止涎。适用于小儿流涎。

天南星醋方

［组　　成］　天南星 30 克,食醋适量。

［制法用法］　将天南星研为细末,与醋调成糊,敷于涌泉穴(男左女右),用胶布固定,12 小时后除去。

［功　　效］　祛风定惊,化痰散结。适用于小儿流涎和呕吐。

天南星肉桂醋敷方

[组　　成]　天南星9克,肉桂9克,吴茱萸9克,醋适量。

[制法用法]　前5味,研细末,用醋调敷双侧涌泉穴,胶布固定,夜置晨去。

[功　　效]　温阳摄水,引火归元。适用于婴幼儿多涎症。

吴茱萸醋方

[组　　成]　吴茱萸30克,食醋10毫升。

[制法用法]　将吴茱萸研为细末,加醋调成糊状,在小儿临睡前,将药饼贴在两足心处,用纱布固定,次晨取下,连敷3～5天。

[功　　效]　益气健脾,温中燥湿。适用于小儿多涎。

五倍子益智仁醋敷方

[组　　成]　五倍子12克,吴茱萸10克,益智仁10克,制天南星10克,薏苡仁10克,醋适量。

[制法用法]　将前5味,共研细末,入醋调成糊状,外敷双侧涌泉穴,绷带胶布固定,夜贴晨取,3次为1个疗程。

[功　　效]　温中益肾,化湿摄涎。适用于婴幼儿流涎症。

茱萸胡椒醋敷方

[组　　成]　吴茱萸30克,胆南星20克,胡椒10克,醋适量。

[制法用法]　以上前3味研细末,混匀,瓶贮备用。每次15克,用醋调成糊膏状,洗脚后敷贴于涌泉穴,用纱布扎紧。12小时换药1次。

[功　　效]　温中散寒,燥湿疏肝,解毒散瘀。适用于小儿流涎。

【注意事项】

1. 培养小儿良好的卫生习惯,注意清洁口腔。

2. 保持口周、下颌、颈部等部位的干燥,可在颈部涂擦爽身粉,并要及时更换颌下垫物。

3. 若因口腔炎症或其他病症所引起的小儿多涎,应抓住根本进行治疗。

4. 积极治疗引起流涎的原发病如面神经麻痹、脑炎后遗症等。

第五章　男科疾病醋疗方

一、遗　精

遗精是指不因性交而精液自行外泄的一种男性性功能障碍性疾病。如果有梦而遗精者称为"梦遗"；无梦而遗精者，甚至清醒的时候精液自行流出称为"滑精"。但如果是发育成熟的男子，每月偶有 1～2 次遗精，且次日无任何不适者，属生理现象，不是病态。若遗精次数过频，每周 2 次以上或一夜数次，且有头昏眼花、腰腿酸软、两耳鸣响等症状者，则应及时治疗。

中医学认为，遗精相当于现代医学中的性神经衰弱症，其病机为肾失封藏，精关不固。

【临床表现】

遗精临床表现为频繁遗精，每周 2 次以上。患者多有性欲减低、早泄、阳痿等症，以及生殖器、附属性腺的某些慢性炎症。常伴失眠健忘、神疲头晕、耳鸣目眩、精神抑郁、形瘦面灰、心悸自汗、腰酸腿软、小便频数等神经衰弱症状。中医学分为以下几种。

1. 阴虚火旺型 多为有梦遗精,阳事易举,或易早泄。伴两颧潮红,头昏心慌,心烦少寐,神疲乏力。舌质偏红,苔少,脉细。

2. 肾精不固型 多见滑精不禁,精液清冷,精萎萎靡,腰腿酸冷,面色苍白,头晕耳鸣或见囊缩湿冷,舌淡,苔白滑,脉沉溺无力。

3. 湿热下注型 遗精频作,茎中涩痛,小便热赤,口苦或渴,舌苔黄腻,脉滑数。

【醋疗方】

白芷五味子醋敷方

〔组　　成〕 白芷5克,五味子10克,食醋适量。

〔制法用法〕 烘脆研成极细末,用醋及水调成面团状,临睡前敷肚脐,外用消毒纱布覆盖,以橡皮膏固定,每天换药1次,连敷3～5天。

〔功　　效〕 固下涩精。适用于遗精。

固精膏方

〔组　　成〕 五倍子30克,煅龙骨9克,煅牡蛎9克,远志9克,桂枝9克,木通9克,食醋适量。

〔制法用法〕 将上药共研为细末,用食醋调和如泥,临睡前敷于脐中,按紧,外用纱布覆盖,胶布固定。每日换药1次,5天为1个疗程。

〔功　　效〕 交通心肾,固涩止遗。适用于梦遗、滑精。

加味米醋饮方

〔组　　成〕 五味子25克,芡实25克,蒺藜25克,金樱子25克,覆盆子25克,益智仁25克,莲须25克,桑螵蛸25克,龟甲25克,食醋150毫升。

〔制法用法〕 将上药用醋浸泡1小时,再加水煎服,每日1

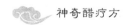

剂,早晚各服 200 毫升。

[功　　效]　补肾、涩精。适用于重症滑精。

克反散方

[组　　成]　甘遂、甘草各等分,生姜、食醋各适量。

[制法用法]　将前 2 味研成细末,用醋调成糊。先用鲜姜擦身柱穴至皮肤发红,然后再将药糊敷在穴位上,用纱布固定,每日 1 次。

[功　　效]　益精养气。适用于遗精。

龙 骨 丸

[组　　成]　糯米饭(晒干)120 克,赤石脂(炒令焦黄)60 克,龙骨(煅、别研)60 克,白茯苓(去皮)60 克,醋适量。

[制法用法]　前 4 味共研细末,醋煮面糊为丸,焙如干,梧桐子大。每服 50 丸,空腹盐汤送下,食前服。

[功　　效]　健脾益肾,涩精止遗。适用于白浊,梦遗滑精。

牡蛎醋糊丸

[组　　成]　牡蛎粉,不拘多少,醋适量。

[制法用法]　用牡蛎粉,醋调糊状,做成丸子,如梧子大。每服 30 丸,米汤送下,每日服 2 次。

[功　　效]　滋阴潜阳,涩精止遗。适用于梦遗、便溏。

牡 蛎 丸

[组　　成]　牡蛎 90 克,赤石脂 90 克,盐末 30 克,醋 30 毫升。

[制法用法]　将牡蛎盛瓷盒子内,再用盐末盖头铺底,以炭火烧半日,取出;赤石脂捣碎,醋拌匀湿,于生铁铫子内慢火炒令干,2 味同研如粉,醋煮面糊为丸,如梧桐子大。每服 15 丸,空腹

服时用盐汤送下。

　　〔功　　效〕 滋阴潜阳,涩精止遗。适用于梦遗,早泄,白浊,小便不禁。

女贞五倍子醋敷方

　　〔组　　成〕 女贞子30克,五倍子30克,食醋适量。

　　〔制法用法〕 以上前2味共研细末,用醋调成饼,敷于脐部,外用消毒纱布覆盖,再用胶布固定,每日换药1次,连用3～5次。

　　〔功　　效〕 补肾固精。适用于遗精。

三子醋煎方

　　〔组　　成〕 五味子25克,金樱子25克,覆盆子25克,芡实25克,沙苑子25克,益智仁25克,莲须25克,龟甲25克,食醋适量。

　　〔制法用法〕 上药用食醋浸泡1小时,再加水煎服,每日1剂,早晚各服200毫升。

　　〔功　　效〕 敛阴益阴,滋阴潜阳。适用于重症滑精。

神 龙 丹

　　〔组　　成〕 文蛤(炒)6克,白龙骨(煅)9克,白茯苓(去皮、木)15克,醋适量。

　　〔制法用法〕 前3味药共研细末,醋糊为丸,如梧桐子大。每服30丸,空腹时用温水送下。

　　〔功　　效〕 滋阴潜阳,宁心安神,涩精止遗。适用于遗精。

四妙固真丹

　　〔组　　成〕 好苍术(刮净)500克,一份茴香、食盐各30克;一份川椒、补骨脂各30克;一份川乌头、川楝子肉各30克;一份醇醋、老酒各250毫升。

　　[制法用法]　好苍术 500 克,分 4 份:一份与小茴香、食盐同炒;一份与川椒、补骨脂同炒;一份与川乌头、川楝子肉同炒,一份用醇醋、老酒同煮干焙,连同各炒药共研为末,用酒煮糊为丸,梧酮子大。每服 50 丸,男以温酒,女以醋汤,空服下。

　　[功　　效]　益肾助阳,祛风除湿。适用于元气久虚,遗精白浊,五淋及小肠膀胱疝气,妇人赤白带下,血崩便血等疾病。

五倍子散方

　　[组　　成]　五倍子 30 克,食醋适量。

　　[制法用法]　将五倍子研为细末,用食醋调成膏,敷于脐中,每 2 日换药 1 次。

　　[功　　效]　固涩止遗。适用于遗精。

五 白 散

　　[组　　成]　五倍子 10 克,白芷 5 克,食醋适量。

　　[制法用法]　前两味共研细末,用食醋和水调成药团状,贮存备用。临睡前,取药团适量,搓成药饼,敷于脐中。外以纱布覆盖,胶布固定,每日换药 1 次。

　　[功　　效]　敛阴涩精,固涩止遗。适用于有梦或无梦的遗精。

　　【注意事项】

　　1.养成良好的生活习惯,婚后保持正常的性生活。

　　2.经常更换内衣裤,保持性器官清洁卫生。

　　3.调整睡眠习惯,夜间睡眠时下身及足部不宜过暖,睡眠姿势以仰卧、侧卧为宜。

　　4.调适情志,注意饮食营养,少进烟、酒、茶、咖啡、葱蒜辛辣等刺激性物品。

　　5.遗精的时候不要中途忍精,不要用手捏住阴茎不使精液流出,以免败精贮留精宫,变生他病。

6.睡眠时不要俯卧,以免压迫和摩擦阴茎,引起阴茎充血,诱发遗精。内裤要常换,尽量使其柔软,衣裤发硬也会诱发遗精。

二、早　泄

早泄是指性交时间极短,或阴茎插入阴道就射精,随后阴茎即软,不能正常进行性交的一种病症,是一种最常见的男性性功能障碍。常伴阴茎易举,或举而不坚,心烦口干等症。

中医学认为,早泄多由于房劳过度或频繁手淫,导致肾精亏耗,肾阴不足,相火偏亢,或体虚羸弱,虚损遗精日久,肾气不固,导致肾阴阳俱虚所致。过度兴奋,紧张冲动也是引起早泄的原因之一。

【临床表现】

1.湿热下注型　表现为性欲如常或亢进,精液稠厚,口苦口黏,小便黄赤、灼热,舌红,苔黄腻,脉弦数或滑数。

2.肝气郁结型　表现为性欲低下或如常,情志不畅、忧郁烦闷,少腹胀满或会阴睾丸胀痛,脉弦、舌质紫暗。

3.肾阴虚亏型　表现为性欲亢进,精液量少、稠厚,前列腺液常不易取出,兼有耳鸣、耳聋、腰酸膝软、五心烦热、尿黄、便干,舌红,少苔、少津,脉细数。

4.肾气不固型　表现为性欲偏低,精液较清稀,腰酸膝软,夜尿频多,或遗精,舌淡,脉细弱或沉弱。

5.心脾两虚型　表现为性欲一般,精液检查多无特殊改变,可有心悸气短,健忘多梦,乏力倦怠,食少纳呆,便溏泄泻,舌质淡,脉细弱。

【醋疗方】

二妙散方

［组　　成］　罂粟壳 2 克,五倍子 3 克,食醋适量。

［制法用法］　将上 2 药蜜炙为末,醋调成软膏,敷于脐中,用胶布固定,勿使脱落,7 天更换 1 次。

［功　　效］　涩精止遗。适用于早泄。

露蜂房醋敷方

［组　　成］　露蜂房 10 克,白芷 10 克,食醋适量。

［制法用法］　以上前 2 味烘干发脆,共研细末,用醋调成糊,敷于脐部,外用消毒纱布覆盖,再用胶布同定,每日换药 1 次,连用 3～5 次。

［功　　效］　祛寒湿,强阳道。适用于早泄。

桑螵蛸丸

［组　　成］　附子(炮,去皮、脐)15 克,五味子 15 克,龙骨 15 克,桑螵蛸(切细,炒)7 枚,醋适量。

［制法用法］　前 4 味共研细末,醋糊为丸,如梧桐子大。每服 30 丸,空腹时用温酒送下。

［功　　效］　温肾固阳,涩精止遗。适用于下焦虚冷,精滑不固,遗沥不断,阳痿早泄等症。

【注意事项】

1.禁止自慰,节制房事,避免剧烈的性欲冲动,避免用重复性交的方式来延长第二次的性交时间。

2.进行适当的文体活动,如听音乐,锻炼身体,调节情操,增强体质,有助于防治早泄。

3.戒酒,避免辛辣刺激。多食一些具有补肾固精作用的食物,如牡蛎、胡桃肉、芡实、栗子、甲鱼、文蛤、鸽蛋、猪腰等食品,增强体质。

三、勃起功能障碍(阳痿)

勃起功能障碍又称为阳痿,是指青壮年男子,由于虚损、惊恐或湿热等原因,致使宗筋弛纵,引起阴茎痿软不举,或临房举而不坚的病证。本病多因肾虚、惊恐、精神刺激所致;或因纵欲过度、精气虚损;或少年手淫、思虑忧郁;或湿热下注、宗筋弛纵等因素所致。尤以肾阳虚和精神因素者居多。阳痿分为器质性和功能性两种。器质性阳痿又称为原发性阳痿,多见于阴茎发育异常、先天畸形、海绵体肌损害、瘢痕及阴囊水肿、睾丸纤维化等;精神性阳痿又称功能性或继发性阳痿,占阳痿病例的85%~90%,多由大脑皮质对勃起的抑制加强或中枢功能紊乱所致。

中医学认为,阳痿多由房室劳损,少年误犯手淫或惊恐伤肾引起,导致肝肾不足、命门火衰。

【临床表现】

阳痿临床表现为患者房事时阴茎不能完全勃起或勃起不坚,时时滑精,或阴茎虽能勃起,但是时间短暂,每多早泄。常伴有精神不振,头晕目眩,面色苍白,腰酸腿软,畏寒肢凉,阴囊多汗,小便黄赤等症状。阳痿患者多伴早泄,持续3个月以上。中医常见的临床分型包括以下几种。

1.命门火衰型阳痿 表现为不举,面白神疲,畏寒喜暖,头晕目眩,精神萎靡,腰膝酸软,舌淡,苔白,脉沉细。

2.心脾两虚型阳痿 表现为精神不振,面黄食减,心悸失眠,健忘自汗,舌淡,苔薄白,脉细弱。

3.惊恐伤肾型阳痿 表现为胆怯心悸,多疑苦闷,失眠,苔薄

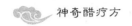

腻,脉弦细。

4.湿热下注型阳痿　表现为阴茎痿软不坚,小便短赤,余沥不尽,阴囊潮湿,舌红,苔黄腻,脉滑数。

【醋疗方】

斑龙丸(又名青囊斑龙丸)

[组　　成]　鹿角胶(炒成珠)240 克,鹿角霜 240 克,菟丝子(酒浸)240 克,柏子仁 240 克,茯苓 120 克,补骨脂 120 克,米醋适量。

[制法用法]　前 6 味药共为细末,米醋煮糊为丸,梧桐子大,每服 50 丸,空腹姜盐汤送下。

[功　　效]　补肾壮阳,补虚安神。适用于肾亏体虚,阳痿遗精。

夺天丹

[组　　成]　驴肾内外各 1 具,鹿茸(酒浸,切片,再切小块)1 具,黄芪 150 克,白术 150 克,人参 90 克,熟地黄 90 克,山茱萸 90 克,杜仲 90 克,当归 90 克,白芍 90 克,补骨脂 60 克,菟丝子 60 克,茯苓 60 克,龙骨 60 克,五味子(用山药末炒)30 克,附子 30 克,柏子仁 30 克,砂仁 15 克,地龙 10 条,酒、醋各适量。

[制法用法]　先将龙骨用酒浸 3 天,再用醋浸 3 天,火烧 7 次,用浸药之酒、醋淬 7 次;同时将驴肾用酒煮 6 小时,将龙骨研末,拌入驴肾内,再煮 6 小时,另将余药共研为末,以驴肾汁拌和。晾干则加蜜捣为丸,梧桐子大。每服 15 丸,早、晚热酒送下。

[功　　效]　补肾壮阳,益气健脾。适用于男子阳痿及阴茎细小而不育者。

枸杞羊肾醋汤方

[组　　成]　鲜枸杞叶 250 克,羊肾 1 具,葱白 15 根,生姜 3片,食醋适量。

〔制法用法〕　将羊肾洗净，剖开，去脂膜，切片，与其他4味一起煮成汤。经常食用。

〔功　　效〕　补肾气，益精髓。适用于腰酸、阳痿。

韭子丸方

〔组　　成〕　韭子1000克，米醋6000毫升，蜂蜜适量。

〔制法用法〕　将韭子拣净，醋煮千沸，焙干，研末，炼蜜为丸，如梧子大。每服30丸，空腹温酒下。

〔功　　效〕　补肾壮阳，涩精止遗。适用于肾阳虚冷，男子阳痿、梦遗及女子带下。

壮 阳 灵

〔组　　成〕　制附子10克，肉桂6克，肉苁蓉20克，淫羊藿15克，巴戟天15克，阳起石10克，制马钱子8克，韭菜子10克，菟丝子15克，赤芍15克，蜈蚣5条，水蛭10克，麝香2克，冰片6克，食醋适量。

〔制法用法〕　上药除食醋外，共研极细末，瓶贮备用。治疗时取药粉适量，用食醋调成膏约5分硬币大小，0.5厘米厚，贴脐部，盖以塑料薄膜与敷料，用胶布固定，每贴72小时，隔日复贴，直至痊愈。另外根据不同病因，配合心理治疗、性行为治疗及内服中药。

〔功　　效〕　补肾阳，疏肝，活血，通络。适用于勃起功能障碍。

【注意事项】

1. 劳逸结合，适当锻炼，消除紧张情绪，加强性知识教育及饮食调养。

2. 积极治疗引发本病的其他疾病，避免房事过度，戒烟酒。

3. 消除心理障碍，保持心情舒畅。

4. 治疗期间，禁止房事。

5. 不可滥用壮阳药物。

四、阴囊湿疹

阴囊湿疹是湿疹中最常见的一种,局限于阴囊皮肤,有时延及肛门周围,少数可延至阴茎。以皮疹多样性,对称分布,剧烈瘙痒,反复发作,易演变成慢性为特征。阴囊由于其潮湿的生理环境,容易感染湿疹。

【临床表现】

慢性阴囊湿疹根据临床表现可分为干燥型和潮湿型两种。

1. 干燥型 表现为水肿变厚,有薄痂和鳞屑,呈灰色,由于浸润变厚,间有裂隙,可有不规则的色素消失。

2. 潮湿型 表现为整个阴囊肿胀突出,有轻度糜烂、溢液、结痂和显著浸润、肥厚,皱纹深阔,稍发亮,色素加深,阴囊比正常显著增大,由于严重瘙痒间有累累抓痕。

【醋疗方】

黄柏苍术醋敷方

[组　　成] 黄柏100克,苍术100克,精盐3~5克,醋250毫升。

[制法用法] 将黄柏和苍术研成细末,与精盐混匀,再与醋调成糊状,敷于患处。

[功　　效] 清热解毒,泻火燥湿。适用于阴囊湿疹。

五倍子孩儿茶醋敷方

[组　　成] 五倍子、孩儿茶各等分,米醋适量。

[制法用法] 研末和匀,湿性者干撒上,干性者以醋调搽于患处。

［功　　效］　燥湿收敛。适用于阴囊湿疹。

茱柏膏方

［组　　成］　吴茱萸 80 克，黄柏 80 克，苦参 60 克，枯矾 20 克，食醋、凡士林各适量。

［制法用法］　前 4 味研极细末，过 100 目筛，混匀，装瓶备用。用时先用清水或温水洗净患处，取药粉、食醋各适量，用凡士林调成膏，外敷患处，每日 2～3 次。

［功　　效］　清热燥湿，敛疮，杀虫止痒。适用于阴囊湿疹。

【注意事项】

1. 消除精神紧张因素，避免过于疲劳，注意休息。治疗期间忌房事，忌烟、酒。

2. 居住条件要干爽、通风、便于洗浴。每天清洗阴囊部位，不要用肥皂水清洗。不能使用刺激性的药物涂抹阴囊部位。

3. 不要穿过紧的衣服，保持良好的通透性。及时换洗内裤，尤其是运动后，要及时清洁换洗内裤。

4. 有阴囊瘙痒时，忌搔抓、揉搓、摩擦、烫洗等。

5. 清洗患处时，动作要轻揉，不要强行剥离皮屑，以免造成局部感染，如红、肿、热、痛，影响治疗，使病程延长。

6. 平时应注意清淡饮食，少吃生冷食物，少吃辛辣鱼腥食物，多食富含维生素类食品，如新鲜水果、蔬菜等。

7. 在日常用药中，抗疟药、β-受体阻滞药均可诱发或加重病情。

五、不 育 症

男子不育症是指由于男性因素引起的不育。一般把婚后同居 2 年以上未采取任何避孕措施而女方未怀孕，称为不育症。有的男子婚后有过生育史，而后不能生育者,称为继发性男子不育症。发生率为 10% 左右。其中单属女方因素约为 50%,单纯男方因素约为 30%,男女共有约 20%。临床上把男性不育分为性功能障碍和性功能正常两类,后者依据精液分析结果可进一步分为无精子症、少精子症、弱精子症、精子无力症和精子数正常性不育。

【临床表现】

1.肾阳虚衰证 表现为腰酸腿软,疲乏无力,面色㿠白或灰暗,性欲减退,阳痿早泄,小便清长,精子数少,精子活动力弱,或肾气虚弱,无力送出精液。舌质淡,苔薄白,脉沉细。

2.肾阴不足证 表现为头晕耳鸣,浑身乏力,手足心热,遗精滑精,精少精薄,精子活动力弱或精液黏稠不化。舌红,苔少,脉细数。

3.肝郁气滞证 表现为精神抑郁,胸闷不舒,两胁胀痛,嗳气泛酸,不思饮食,性欲低下,阳痿不举或举而不坚,精子质量下降,或性交时不能射精。舌暗,苔薄,脉弦细。

4.湿热下注证 表现为头晕身重,少腹急满,小便短赤,阳事不举或阴茎勃起不坚,精子数少或死精子过多。舌苔薄黄,脉弦滑数。

5.气血两虚证 表现为身体虚弱,神疲力倦,面色萎黄,头晕目眩,性欲减退,阳事不举或精子数少、成活率低,活动力弱。舌淡苔薄,脉沉细无力。

【醋疗方】

鲜虾韭菜醋方

［组　成］ 鲜虾 250 克,鲜嫩韭菜 100 克,植物油、黄酒、

酱油、姜丝、食醋各适量。

〔制法用法〕　将鲜虾洗净剥虾仁；鲜嫩韭菜拣好洗净，切成小段。炒锅上火，加油煸炒虾仁，入黄酒、酱油、食醋、姜丝，稍烹即好。再将韭菜段煸炒至嫩熟为度，烩入虾仁即成。经常食用。

〔功　　效〕　补虚助阳。适用于阳痿、不育症及不孕症的辅助治疗。

【注意事项】

1. 及时进行青春期性卫生教育。对未婚和已婚青年，要提倡进行婚前教育，宣传生殖生理方面的有关知识，科学地指导青年男女正确认识两性关系，夫妻和睦，性生活和谐，才能建立起幸福美满的家庭。

2. 勿过量饮酒及大量吸烟，少吃芹菜，不食棉籽油。

3. 治疗相关疾病，如腮腺炎、附睾炎、前列腺炎、精囊炎、精索静脉曲张、附睾肿瘤等。

4. 消除有害因素的影响。对接触放射线，有毒物品或高温环境而致不育者，又不能用其他方面的因素进行解释，可适当调动工作。

5. 性生活要适度。性交次数不要过频，也不宜相隔时间太长，否则，可影响精子的质量。一般每周1～2次为宜。如果能利用女方排卵的时间进行性交，往往可以提高受孕的机会。

六、睾　疝

睾疝多数是"腹股沟斜疝"。由于腹股沟部与泌尿生殖系统相邻，老年因生理功能衰退，易出现尿频、尿急、夜尿增多等膀胱或前列腺疾病，往往会引发睾丸疝气；小孩则可因疝气的挤压而诱发睾丸疝气。

【临床表现】

临床表现为一侧或双侧阴囊萎缩,阴囊内未触及睾丸,腹股沟区可能触及睾丸状物或有斜疝症状,如隐睾已恶变,则有时可触到腹部或腹股沟区的肿块。成人双侧隐睾者,可造成男性不育。

【醋疗方】

大黄醋敷方

[组　　成]　大黄末、醋各适量。

[制法用法]　用大黄末加醋涂之。

[功　　效]　行气消滞。适用于睾疝。

枳壳山楂醋敷方

[组　　成]　枳壳10克,山楂10克,荔枝核10克,黑山栀仁10克,米醋适量。

[制法用法]　上药共研细末。用米醋调敷患处。

[功　　效]　祛湿止痛。适用于睾疝。

【注意事项】

1.小儿疝气患者应尽量避免和减少哭闹、咳嗽、便秘、生气、剧烈运动等。

2.疝气患者应注意休息,坠下时,用手轻轻将疝气推回腹腔。

3.疝气患者应尽量减少奔跑与久立、久蹲,适时注意平躺休息。

第六章 外科疾病醋疗方

一、急性化脓性炎症(疖)

疖是一种生于皮肤浅表的急性化脓性疾病,随处可生,发于暑天者,又称"热疖"。初起色红、灼热、疼痛、突起根浅,肿势范围多在1～2寸,有出脓即愈的特点。也可因治疗或护理不当而形成"蝼蛄疖"(俗称"蝼蛄拱头",或呈反复发作,日久不愈的称"多发性疖"),相当于现代医学的急性化脓性炎症。

中医学认为,本病由于内郁湿火,外感风邪,两相搏结,蕴阻肌肤而成;或由于在夏秋季节感受暑湿热毒之邪而生;或因天气闷热,汗出不畅,暑湿热毒蕴蒸肌肤,引起痱子,复经搔抓,破伤染毒而发。

【临床表现】

最初为毛囊口脓疱或局部圆锥形隆起的炎性硬块,有红、肿、痛,2～3天内,炎症继续发展,硬结增大,疼痛加剧。随着炎症中央的组织坏死,溶解和形成脓肿,硬结逐渐变软,疼痛减轻,中央出现黄白色脓头,脓头大都能自行破溃,破溃或经切开引流后,脓腔塌陷,逐渐为肉芽组织所填满,最后形成瘢痕而愈合。有时感染扩散,可引起淋巴管炎、淋巴结炎。中医临床分为两种类型。

1.暑毒蕴结型　表现为局部红肿,焮赤,灼热疼痛,伴发热口渴,胸闷泛恶,舌红,苔薄黄或黄腻,两脉洪数,小溲赤热。

2.正虚邪恋型　表现为患处肿硬不消,脓水淋漓,皮下溃空如囊状,伴低热,纳呆神疲,大便溏薄,舌淡边有齿痕,苔薄,脉软数。

【醋疗方】

白萝卜醋汁方

[组　　成]　白萝卜 100 克,食醋 20 毫升。

[制法用法]　将白萝卜洗净,捣烂取汁,与醋调匀,涂抹患处,每日 3～4 次。

[功　　效]　清热解毒。适用于疖肿初起。

葱白米粉醋方

[组　　成]　葱白 30 克,米粉 120 克,食醋适量。

[制法用法]　将葱白切细,与米粉一起炒成黑色,研为细末。用时取药与食醋调匀成糊,摊于纸上,贴于患处。

[功　　效]　解毒散瘀。适用于疖肿。

赤小豆醋方

[组　　成]　赤小豆、食醋各适量。

[制法用法]　将赤小豆用水浸软,捣烂,用醋调匀成糊状,备用。用时将醋糊敷于患处,每日 1 次,连用 3～4 次。

[功　　效]　拔毒排脓,消肿。适用于疖肿成脓期。

蝉蜕僵蚕醋敷方

［组　　成］　蝉蜕、僵蚕各等分,醋适量。

［制法用法］　将以上前2味共研为末,再用醋调匀,涂于患部四周,留疮口,俟根出稍长,然后拔根出,再用药涂疮。

［功　　效］　清热解毒。适用于疔疮。

二豆醋方

［组　　成］　赤小豆15克,绿豆15克,食醋适量。

［制法用法］　将赤小豆、绿豆共研为细末,用食醋调成糊,敷于患处,每日1次。

［功　　效］　拔毒排脓,消肿。适用于疖肿成脓者。

芙蓉醋蜜膏方

［组　　成］　芙蓉叶粉、食醋、蜂蜜各等分。

［制法用法］　将上3味调成糊,敷于患处,每日2次。

［功　　效］　清热解毒。适用于疖肿及脓头痱子。

鲜大蒜陈醋方

［组　　成］　鲜大蒜汁、陈醋各等分。

［制法用法］　取上药放入砂锅内,用文火煎成膏状,用时将药膏涂在敷料上,外敷患处,每日换药1次。

［功　　效］　杀虫解毒,散瘀消肿。适用于疮疖、痈肿。

五倍子醋膏方

［组　　成］　五倍子10克,醋适量。

［制法用法］　将五倍子研粉,过100目筛,用醋调成糊状,敷于疖肿上,厚约2毫米,每日更换1～2次,每次换药需清洁创面,或涂疖肿四周。若治疗枕部疖肿,先剃光枕部头发,清洁消毒后

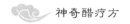

方可进行。

[功　　效]　散肺消肿,解诸热毒。适用于拔除疖子脓栓、枕部疖肿。

猪脑膏

[组　　成]　公猪脑1个,好醋适量。

[制法用法]　将猪脑放锅内,入好醋浸泡透,文武火煎成膏药样,取出,随疮大小贴之。先用小米泔水洗净疮上,贴膏2～3天,揭看,内生肉芽,再用小米泔煎洗,又贴3～5天,肌肉长平。

[功　　效]　补骨髓,益虚劳。适用于疮疡,生肌长肉。

【注意事项】

1.注重个人卫生,勤换衣服、勤洗澡。

2.出行时,避免日光强晒。

3.饮食宜清淡,多食蔬菜、水果,忌辛辣腥发之品。

二、急性化脓性淋巴结炎(外痈)

外痈是一种发生于体表的急性化脓性疾病。其特点是局部光软无头,红肿热痛,结块范围多在3～4寸,发病迅速,易肿、易脓、易溃、易敛,且发无定处,随处可生。这里的痈证,不是现代医学所称的"痈",其中绝大多数属皮肤浅表脓肿和发生在各个部位的急性化脓性淋巴结炎。

中医学认为本病多因风邪外袭,情志内伤,邪毒壅盛而致气血凝滞热盛内腐。

【临床表现】

痈早期呈大片酱红色炎症浸润区,高出体表约1厘米,坚硬、水肿,与正常组织界限不清。接着中央区皮肤坏死,形成粟粒状脓栓,脱落很慢;中心部塌陷,状似蜂窝,溢出脓血样分泌物。患处剧痛,患者常有轻度寒战、发热、全身不适、恶心、唇痛,也有导致海绵窦血栓形成的危险。中医临床分型包括以下几种类型。

1.火毒凝结型 表现为局部红肿高突,灼热疼痛,根脚收束,脓液稠黄,能迅速化脓脱腐,伴全身发热,口渴,尿赤。苔黄,脉数有力。

2.湿热壅滞型 局部症状与火毒凝结型相同。伴全身壮热,朝轻暮重,胸闷呕恶,苔白腻或黄腻,脉数。

3.阴虚火炽型 表现为肿势干塌,根脚散漫,皮色紫滞,疼痛剧烈,脓腐难化,脓水稀少或带血水。伴全身发热烦躁,口渴多饮,大便爆结,小便短赤。舌红,苔黄燥,脉细弦数。

4.气虚毒滞型 表现为肿热平塌,根脚散漫,皮色灰暗不泽,胀重于痛,腐肉不化,脓液稀少,易成空腔。伴全身畏寒高热,或身热不扬,小便频数,口渴喜热饮,精神萎靡,面色少华,舌质淡红,苔白或微黄,脉数无力。

【醋疗方】

白丁香醋敷方

[组　　成] 白丁香适量,醋适量。

[制法用法] 将白丁香研末,再与醋调匀,敷于患处。

[功　　效] 清热解毒。适用于痈肿。

醋墨汁方

[组　　成] 墨1块,食醋适量。

[制法用法] 以食醋研墨,至极浓,用毛笔蘸墨汁,涂于痈肿周围,干了再涂,一夜可消肿。

[功　　效] 清热解毒,疗痈止痛。适用于痈肿初起及背痈症。

醋蛋赤豆方

［组　　成］　赤小豆 20 克,鸡蛋 1 个,食醋适量。

［制法用法］　将赤小豆研为细末,将鸡蛋打碎取蛋清,与食醋和赤小豆末调匀如糊。外用,涂于患处。

［功　　效］　解毒,消肿,止痛。适用于痈毒红肿热痛。

赤小豆瓜蒌醋方

［组　　成］　赤小豆、瓜蒌根各等分,食醋适量。

［制法用法］　将赤小豆和瓜蒌根研为细末,与醋调匀如糊。外用,涂于患处。

［功　　效］　清热散瘀,降火润燥,排脓消肿。适用于痈毒红肿热痛。

大黄醋糊方

［组　　成］　大黄、食醋各适量。

［制法用法］　将大黄研为细末,用醋调成糊,敷贴患处,药干即换。

［功　　效］　清热解毒,疗痈消肿。适用于痈肿。

大黄蛋清醋敷方

［组　　成］　大黄末 25 克,鸡蛋、食醋各适量。

［制法用法］　将大黄研为末,用鸡蛋清和醋调匀。外用,敷于患处。

［功　　效］　泻实热,行瘀滞,解毒,消肿。适用于痈肿。

蛋清醋围方

［组　　成］　鸡蛋 1 个,白芷粉 60 克,陈醋 6 毫升。

［制法用法］　鸡蛋去黄取清,与后 2 味搅匀,捏成长条,位于

患处周围,将疮孔留出。每日1次。

　　[功　　效]　清热解毒,消肿散结,排脓。适用于疮、痈初起,毒势尚未蔓延。

鹅蛋壳米醋方

　　[组　　成]　鹅蛋壳1个,米醋适量。

　　[制法用法]　将新生鹅蛋壳烧灰研为末,用米醋调匀。外用,敷于患处。

　　[功　　效]　消肿,止痛。适用于痈肿。

鹅倍散方

　　[组　　成]　干鹅粪250克,五倍子250克,食醋适量。

　　[制法用法]　前2味研为细末,装瓶备用。临用时取药末适量用食醋调成糊,涂敷患处,用胶布固定。早晚各1次。

　　[功　　效]　清热解毒,活血消肿。适用于疮疖、痈肿。

蛤粉醋调方

　　[组　　成]　蛤粉30克,食醋适量。

　　[制法用法]　将蛤粉用醋调匀,涂搽患处,药干即换。

　　[功　　效]　清热解毒,消肿散结。适用于痈疽红肿。

干姜醋方

　　[组　　成]　干姜30克,食醋适量。

　　[制法用法]　将干姜炒焦,研为细末,再用醋调成糊,敷于患部四周,留出痈头。

　　[功　　效]　温中散寒,燥湿化瘀。适用于痈疽初起。

黄醋敷方

　　[组　　成]　大黄10～20克,醋1杯。

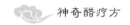

［制法用法］ 取大黄捣筛,每取药末 3～4 克,以醋调和贴肿痛处,药干即易。每日 3 次,即瘥减不复作,脓自消除。

［功　　效］ 泻实热,行瘀滞,解毒消肿。适用于痈肿振焮不可忍。

绿豆猪芽皂荚醋敷方

［组　　成］ 绿豆粉 30 克,猪芽皂荚 30 克,醋适量。

［制法用法］ 将绿豆粉炒成黄黑色,再与猪芽皂荚共研细末备用;每次取药末适量,用米醋调匀成糊状,敷于患处。

［功　　效］ 清热解毒。适用于一切肿毒初起。

马勃醋方

［组　　成］ 马勃 30 克,米醋 100 毫升。

［制法用法］ 取马勃研成粉,用米醋调匀,敷于患处。

［功　　效］ 清热,止血,散瘀。适用于疮肿、痈疽。

面　醋　方

［组　　成］ 白面、醋各适量。

［制法用法］ 醋熬白面为膏,涂于患处。

［功　　效］ 补中益气,化瘀解毒。适用于一切痈肿,烫火伤。

三七磨醋方

［组　　成］ 三七根 1 枝,米醋适量。

［制法用法］ 三七根在醋中研磨后,取醋汁调涂患处,每日3～4 次。

［功　　效］ 活血散瘀,消肿。适用于痈肿疼痛不止。

蒜硝醋黄膏方

［组　　成］ 大蒜头 12 头,芒硝 2 克,大黄末 2 克,凡士林、

食醋各适量。

　　〔制法用法〕　将大蒜去皮洗净,与芒硝一起捣成糊;将大黄末与醋调成膏。用凡士林擦患处,敷以蒜糊(范围要稍大于患处,约 3 毫米厚),用纱布包扎固定。1 小时后去掉敷药,用温水洗净,再敷以醋调大黄膏,6～8 小时后去药。一般 1 次即愈,必要时可再敷 1 次。

　　〔功　　效〕　散瘀,解毒,消肿。适用于痈疽、脓肿。

土茯苓醋糊方

　　〔组　　成〕　土茯苓、食醋各适量。

　　〔制法用法〕　将土茯苓研为细末,用醋调成糊,敷于患处,药干即换。

　　〔功　　效〕　除湿解毒。适用于疮疡红肿。

乌头浸醋方

　　〔组　　成〕　乌头 5 枚,食醋 600 毫升。

　　〔制法用法〕　用食醋浸泡乌头 3 日,弃乌头取醋液。涂洗患处,每日 3～4 次。

　　〔功　　效〕　祛风除湿,解毒散瘀。适用于痈疽。

五倍蜜醋膏方

　　〔组　　成〕　五倍子 100 克,蜂蜜 20 毫升,食醋 30 毫升。

　　〔制法用法〕　将五倍子焙成焦黄,待冷后研成细末,用蜜、醋调成膏,外敷患处。每日换药 1 次。

　　〔功　　效〕　清热解毒,活血散痈,消肿。适用于发背痈肿、毛囊炎。

消肿散结散方

　　〔组　　成〕　大黄 30 克,牛蒡子 10 克,冰片 3 克,食醋适量。

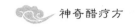

　　[制法用法]　前2味研为细末,临用时加冰片,用醋调成糊,贴敷患处。每日换药1次。

　　[功　　效]　清热泻火,消肿散结。适用于颈痈。

一 笔 消

　　[组　　成]　雄黄30克,胆矾30克,硼砂30克,藤黄30克,铜绿30克,皮硝30克,草乌30克,麝香6克,蟾酥、醋各适量。

　　[制法用法]　将前8味药研为极细末,和蟾酥为条状,如笔管大。用时以醋磨浓,将新笔蘸药涂四周,连涂数次即愈,屡用屡验。

　　[功　　效]　清热解毒,消肿散结。适用于一切痈肿。

紫薇花醋方

　　[组　　成]　紫薇花、食醋各适量。

　　[制法用法]　将紫薇花研为细末,与醋调匀成糊。外用,敷于患处。

　　[功　　效]　活血化瘀,解毒消肿。适用于痈疽肿毒、头面疮疖、手脚生疮等。

紫花地丁醋敷方

　　[组　　成]　紫花地丁100～150克,食盐1克,小麦粉少许,醋100毫升。

　　[制法用法]　三伏天收取紫花地丁,切碎,和少许小麦粉,加入盐和醋搅匀,浸一夜后即成。敷于患处。

　　[功　　效]　清热解毒。适用于痈疽发背,无名肿毒。

【注意事项】

　　1.调整饮食。平时应少食辛辣刺激之品,忌饮烈性酒,以防辛辣之品损伤脾胃,致使肠胃积湿生热而诱发本病或加重病性。应多食新鲜蔬菜、水果,保持大便通畅。

2.防止潮湿。尤其是暑天,天气炎热,常因工作环境差,或工作繁忙而汗湿衣襟,加之更换内衣不勤,容易发生本病。因此,应养成良好的生活习惯,经常更换内衣,淋浴,保持皮肤清洁、干燥、卫生。

3.应积极治疗原发疾病,如毛囊炎、疖肿、湿疹等。

4.防止搔抓。无论是颈部、腋部、脐部或是身体其他部位皮肤有破损或有湿疹,都应积极对症治疗,避免用力搔抓,因搔抓后可继发感染而形成脓肿。

三、瘰疬(淋巴结结核)

淋巴结结核,中医学称之为瘰疬,是体现于肌表的毒块组织,是由肝肺两方面的痰毒热毒凝聚所成。现代医学则指,人体内有专事于清毒杀毒从而保护血管,组织的淋巴系统,遭遇来自体内外无法清除杀灭的毒菌,凝聚和集结于肌表组织形成的毒瘤。淋巴结核初起时结块如豆,数目不等,无痛无热,后渐增大串生,久则微觉疼痛,结块粘连,推之不移,溃后脓汁稀薄,久不收口,可形成窦道或漏管。

中医学认为,本病为情志所伤,肝气郁结,脾虚生痰。肝郁则化热,痰热互搏,敫于颈项之脉络,而成瘰疬。亦因素体虚弱,肺肾阴亏,致使阴亏而火旺,痰火凝结而成瘰疬。

【临床表现】

1.初期　表现为淋巴结核如指头大小,一枚或数枚不等,皮色不变,按之坚实,推之能动,不热不痛。

2.中期　表现为病变淋巴结的体积逐渐增大,与周围组织粘连而活动逐渐减少。有的肿块之间互相融合成串成块,推之不动,渐感疼痛。如皮色渐转暗红,按之微热及微有波动感者,为内脓已成。患者伴有低热、盗汗、厌食、烦躁、疲劳等。

3.后期 表现为淋巴结核部分脓肿自行溃破,流出干酪样稀薄脓液,夹有败絮样物。创口呈潜行性(空壳),四周紫暗,此愈彼溃,形成窦道,经久不愈。淋巴结核窦道可以有多个支道,伸向各个方向,有的深达几厘米,此型在临床上也称为破溃型。患者全身伴有潮热、骨蒸、咳嗽、盗汗,或面少华色、精神倦怠、头晕、失眠,或腹胀、便溏、消瘦、纳呆等。

【醋疗方】

阿胶藤黄膏

[组　　成] 阿胶2份,藤黄末1份,食醋适量。

[制法用法] 将阿胶砸碎后放入瓷锅内,加入食醋轻淹阿胶为度,加热熬汁用棍挑成丝或入水成珠即可,然后分摊于细布上,大小以掩盖病灶为度。趁其余热再将藤黄末均匀撒在上面即成。用时直接贴于病灶处。7～15天更换1次。

[功　　效] 化毒消肿,滋阴补血。适用于淋巴结结核。

慈菇醋磨方

[组　　成] 山慈菇20克,食醋适量。

[制法用法] 将山慈菇用醋磨细,调涂患处,每日2～3次。

[功　　效] 肿散消结,化痰解毒。适用于颈部淋巴结结核。

醋调神功散方

[组　　成] 制乌头、嫩黄芪各等分,米醋适量。

[制法用法] 将前2味研为细末,用米醋调稠,温敷肿处,每日1次。

〔功　　效〕　益气温阳,消肿散结。适用于湿毒瘰疬,症见肿胀、疼痛、皮色如常,日久将溃时皮色透红、微热、甚痛。

醋带消结方

〔组　　成〕　海带 250 克,陈醋 100 毫升。

〔制法用法〕　将海带加醋一同煮汤服用。隔日 1 次,经常服用有效。

〔功　　效〕　清热解毒,散结消肿。适用于颈淋巴结结核。

芥子醋糊方

〔组　　成〕　白芥子、食醋各适量。

〔制法用法〕　将白芥子研为细末,用醋调成糊,外敷患处。

〔功　　效〕　解毒,祛痰,散结。适用于热毒瘰疬。

瘰疬膏方

〔组　　成〕　胖大海 5 个,猪苦胆 9 个,麝香 1.5 克,食醋 500 毫升。

〔制法用法〕　将食醋倒入铜锅内,将胖大海捣烂,猪苦胆切碎(连胆汁同用),倒入锅中煎煮。小火熬 10 分钟后用纱布过滤,再将滤汁熬成稠糊,出锅时加入麝香调匀,收膏装瓶备用。用时将药膏摊于纱布上,贴于患处,每日 1 次,至痊愈为止。

〔功　　效〕　活血化瘀,软坚散结。适用于淋巴结结核。

文蛤蜈蚣醋调方

〔组　　成〕　文蛤 1 个,蜈蚣 1 条,麝香、食醋、麦麸各适量。

〔制法用法〕　将整文蛤钻一孔,金头蜈蚣研为粗末,装入文蛤内,纸糊封口,外再用纸糊 7 层,用晒干麦麸拌炒,以纸黑焦为度,去纸,研为极细末,加麝香再研,用陈醋调稠,温敷坚硬核处,外用薄纸盖之,每日 1 次。

〔功　　效〕　清热解毒,软坚散结。适用于瘰疬坚硬、难消难溃。

乌头木鳖子醋方

〔组　　成〕　草乌头 1 个,木鳖子 2 个,葱头 1 个,蚯蚓粪少许,米醋适量。

〔制法用法〕　将草乌头、木鳖子用米醋磨细,再捣入葱头、蚯蚓粪,调匀敷患处,外贴纸条,留通气孔。

〔功　　效〕　温阳散寒,散结消肿。适用于瘰疬初起(未破发寒热者)。

夏枯草膏

〔组　　成〕　鲜夏枯草、醋各适量。

〔制法用法〕　夏至前采鲜夏枯草,用水洗净,以黄泔水(榨豆腐流下的水)浸泡一昼夜,然后煎熬成浓汁,去渣后再煎收膏,用瓷瓶储入备用,上覆以醋,以免泄气变质。使用时,取布一块,将药膏加醋调匀,平摊于布上,贴于患处,3 天换药 1 次。

〔功　　效〕　清肝泻火,软坚化结。适用于瘰疬痰核,乳中结核。

猪胆汁陈醋膏方

〔组　　成〕　猪苦胆 10 个,花椒 10 克,陈醋 500 毫升。

〔制法用法〕　将猪胆汁与陈醋调匀,用小火熬成膏。用时先用花椒熬水洗净患处,然后将药膏抹在纱布上敷于患处,每日换药 1 次。

〔功　　效〕　清热解毒,消肿散结。适用于颈部淋巴结结核。

皂角子散

〔组　　成〕　不蛀皂角子100粒,硇砂6克,米醋1000毫升。

〔制法用法〕　上药,同煮干,炒令酥。看瘰子多少,如1个服1粒,10个服10粒,细嚼米汤下。

〔功　　效〕　消肿解毒,化瘀软坚。适用于年久瘰疬。

【注意事项】

1.保持情绪的舒畅、平静,尽量控制急躁易怒的情绪。

2.摄取优质蛋白质和含钙丰富的食品,如肉类、家禽、鱼类、蛋类、豆制品及奶类。多吃些富含维生素的新鲜蔬菜、水果和豆类,配合一些动物蛋白质。

3.不宜食用过多的脂肪,禁用海产品食物和刺激性食物。忌食辛辣食物,禁烟戒酒。

四、急性网状淋巴管炎(丹毒)

中医学将急性网状淋巴管炎称为丹毒,是由β-溶血性链球菌引起的皮肤软组织及网状淋巴管的急性炎症,是以皮肤突然发红,色如涂丹为主要表现的急性感染性疾病。一般好发于小腿及头面部。初起患部鲜红一片,色如丹涂脂染,边缘清楚,灼热,痒痛间作,迅速漫延扩大,发热恶寒,头痛口渴;甚者可见壮热烦躁、神昏谵语、恶心呕吐等毒邪内攻之证。本病的病原菌是A族β-溶血性链球菌,多由皮肤或黏膜破伤而侵入,但也可由血行感染。

中医学认为,本病为毒邪外侵,火毒内炽,气血壅滞所致。

【临床表现】

丹毒临床表现为起病急,局部出现界限清楚之片状红疹,颜色鲜红,并稍隆起,压之褪色。皮肤表面紧张炽热,迅速向四周蔓延,有烧灼样痛感;临床上常伴有发热、怕冷、头痛等症状;病变常在面部或下肢出现,局部呈淡红色或红色水肿斑片,压之褪色,局部边界清楚,表面紧张发亮,向四周扩散,有灼痛,伴有附近淋巴结肿大和压痛;有反复发作的特点,网状淋巴管受损并出现淋巴回流障碍时可产生局部象皮肿,但不引起化脓或皮肤坏死。中医常见的临床分型包括以下几种。

1. 风热毒蕴证　表现为局部皮肤红肿发热,疼痛剧烈,边界清楚,恶寒伴高热,头痛,口干渴,心烦急,尿赤短,便干燥,舌质红,苔黄或厚,脉浮数。

2. 湿热感毒证　表现为局部皮肤红肿疼痛,边界尚清,表面可有水疱、血疱,伴恶寒、低热,渴不欲饮,食欲缺乏,舌质红,苔黄白而腻,脉滑数。

【醋疗方】

白颈蚯蚓米醋方

[组　　成]　白颈蚯蚓、米醋各适量。

[制法用法]　将白颈蚯蚓去内脏晒干,研成粉末,贮瓶备用。使用时,将白颈蚯蚓粉末用米醋调成糊状,涂抹患处,每日数次,至愈。

[功　　效]　清热解毒,散瘀止痛。适用于丹毒。

槟榔醋调方

[组　　成]　槟榔、醋各适量。

[制法用法]　将槟榔研为细末,用醋调成糊状,涂敷于患处。

[功　　效]　散瘀破积,解毒敛疮。适用于丹毒从脐上起者。

寒水石石膏醋方

[组　　成]　寒水石 12 克,石膏 100 克,食醋适量。

[制法用法]　将前 2 味共研为细末,与醋调匀,敷于患处。

[功　　效]　解毒消肿。适用于丹毒。

蛞蝓冰片醋敷方

[组　　成]　活蛞蝓数只,冰片少许,醋适量。

[制法用法]　将活蛞蝓醋浸捣烂,加入冰片少许,调匀敷于患处。

[功　　效]　清热解毒。适用于丹毒。

马兰甘草醋敷方

[组　　成]　马兰、甘草、醋各适量。

[制法用法]　将马兰、甘草磨醋,搽患处。

[功　　效]　凉血,清热,利湿,解毒。适用于丹毒。

木鳖子醋敷方

[组　　成]　木鳖子适量,醋适量。

[制法用法]　将木鳖子研为细末,再用醋调匀,涂敷患部,每日 3 次。症状严重者可配内服药。

[功　　效]　散结消肿,解毒生肌。适用于丹毒。

龙葵醋方

[组　　成]　龙葵叶、醋各适量。

[制法用法]　龙葵叶加醋细研,敷于患处。

[功　　效]　清热解毒,活血消肿。适用于丹毒。

荞麦面醋敷方

[组　　成]　荞麦面、醋各适量。

[制法用法]　将荞麦面炒黄,再用醋调成糊状,敷于患处,每日早晚各换药 1 次。

[功　　效]　清热解毒,化瘀止痛。适用于丹毒、火疖子。

乳香没药醋敷方

[组　　成]　乳香末 6 克,没药末 6 克,淀粉 60 克,米醋 250 毫升。

[制法用法]　将米醋放在砂锅内煮沸,再将乳香末和没药末放入搅匀,随搅随下淀粉,待成糊状后便倒在牛皮纸上涂抹,厚度约 1.5 厘米,面积要大于患部的面积,待药糊稍凉,趁温热时敷于患部,用纱布固定。

[功　　效]　清热解毒,散瘀消肿。适用于痈、丹毒等。

小麦糊醋敷方

[组　　成]　小麦 1000 克,食醋适量。

[制法用法]　将小麦加水浸泡 3 天,捣烂过滤,去渣,静止沉淀,将沉淀物晒干,继以小火煸炒,使之成焦黄色,再研为细末,用食醋调成糊。取麦糊外敷患处,中央留孔,每日换药 1 次。

[功　　效]　解毒,消肿,止痛。适用于丹毒,疖肿,痈疽,疔疮等。

水蛭芒硝大黄醋敷方

[组　　成]　水蛭 5 克,芒硝 25 克,大黄 25 克,醋适量。

[制法用法]　将以上前 3 味共碾末,再与醋调匀,敷于患处。

[功　　效]　解毒消肿。适用于丹毒。

鲜苔醋泥方

〔组　　成〕　鲜青苔、陈醋各适量。

〔制法用法〕　将醋倒入盛鲜青苔的碗内，搅拌，将苔醋捣烂如泥，敷于患处。

〔功　　效〕　清热解毒，凉血散瘀。适用于流火丹毒。

消丹散方

〔组　　成〕　青黛15克，石膏30克，梅片6克，雄黄6克，血竭6克，凡士林、食醋各适量。

〔制法用法〕　将前5味共研为细末，贮入瓶中备用。先用乙醇棉球消毒患处皮肤，然后用梅花针叩刺患处，以皮肤出血为度。再取消丹散适量，加凡士林、醋调成糊，外敷患处，隔日1次，3次为1个疗程。

〔功　　效〕　清热解毒，散瘀止痛。适用于丹毒。

鸭跖草叶食醋方

〔组　　成〕　鲜鸭跖草叶（宽叶）50片，食醋500毫升。

〔制法用法〕　将叶片放入食醋内浸泡1小时，用叶片外敷患处（将病灶全部覆盖），干后更换，每日换药4～6次，至全身症状减轻，红肿灼热、疼痛消失后停用。

〔功　　效〕　清热解毒，利水消肿，散瘀凉血。适用于丹毒。

五倍子蜜醋膏方

〔组　　成〕　五倍子粉150克，蜂蜜60毫升，食醋300毫升，梅片适量。

〔制法用法〕　先用砂锅将醋、蜂蜜煮沸，徐徐加入五倍子粉，搅拌，熬成药膏，再入梅片调匀，收贮备用。用时外敷患处。

〔功　　效〕　散瘀消肿。适用于丹毒。

蜈蚣百部醋敷方

[组　　成]　干蜈蚣1条,百部6克,雷丸1个,白矾少许,醋适量。

[制法用法]　将以上前4味同研为末,再用醋调匀,敷于患处。

[功　　效]　解毒消肿。适用于丹毒。

【注意事项】

1.患者应卧床休息,多饮水,床边隔离。

2.患者下肢丹毒要抬高患肢30～40°,促进静脉和淋巴回流。

3.除急性期或炎症严重外,一般鼓励经常活动。

4.有肌肤破损者,应及时治疗,以免感染毒邪而发病。因脚湿气导致下肢复发性丹毒患者,应彻底治愈脚湿气,可减少复发。

5.应及时使用有效的抗生素治疗。

6.局部感染形成脓肿时,应及时切开引流。

7.严禁搔抓、水烫患处,并防止交叉感染。

五、急慢性睾丸炎、附睾炎等(疝气)

疝气,是指睾丸、阴囊肿胀疼痛,或牵引少腹疼痛为特征的一类疾病,多因感受外邪、房劳、愤怒、劳倦及先天因素有关。因本病多由邪聚阴分而致,且发病部位又多是肝经所过,故有"诸疝皆属于肝"之说。凡以睾丸、阴囊肿胀疼痛,或牵引少腹疼痛为主要临床表现者,如西医学中的急、慢性睾丸炎、附睾炎、睾炎鞘膜积液等疾病,均在本治疗范围之列。

【临床表现】

1.肝经湿热证 表现为睾丸肿痛明显,痛引腹股沟区,睾丸肿硬,皮肤潮红,灼热痛剧,寒战高热,头痛口渴,小便短赤,舌质红,苔薄黄或黄腻,脉滑数。

2.瘟毒下注证 多见于少年、儿童,常因痄腮并发睾丸肿痛,伴恶寒,发热,一般不化脓,舌苔黄,脉弦数。

3.火毒壅盛证 表现为睾丸红肿、痛剧,或有跳痛,沿会阴部放射,局部皮肤灼热,睾丸肿硬,拒按,伴发热恶寒,小便短赤,舌质红,苔薄黄腻,脉滑数。

4.瘀滞结节证 表现为睾丸或附睾部结块,按之质硬,疼痛坠胀,舌质淡苔薄或见有瘀点瘀色,脉沉涩。

5.肝肾亏虚证 表现为睾丸肿大日久,质软,隐痛,头晕乏力,腰酸耳鸣,性欲减退,舌质淡红,苔薄白,脉细。

【醋疗方】

艾绒醋方

［组　　成］ 艾绒、食醋各适量。

［制法用法］ 将艾绒用醋浸透,患者仰卧硬板床上,暴露脐部,将突出的脐疝手法复位后,再将饱含醋液的艾绒填入脐孔,以满为度,用胶布固定,不能脱落。每日换药 1 次,20 天为 1 个疗程。

［功　　效］ 散寒除湿。适用于脐疝。

艾绒盐醋方

［组　　成］ 艾绒、盐、醋各适量。

［制法用法］ 将食盐一撮炒热,醋调涂脐中,上以艾绒搓成黄豆大,燃火灸之。

［功　　效］ 滋阴养血,散瘀解毒。适用于小肠疝气,症见小腹连睾丸疼痛及睾丸偏肿痛。

醋煅赭石方

[组　　成]　赭石、食醋各适量。

[制法用法]　将生赭石置于火中煅红,将醋喷洒于赭石上,待凉后研为细末。每次服 6 克,白开水送下。

[功　　效]　舒肝,止痛。适用于小肠疝气。

陈醋麦麸葱根方

[组　　成]　麦麸 250 克,葱根 3 个,陈醋 500 毫升。

[制法用法]　将麦麸用醋拌匀,入锅炒热,以不灼手为宜,再把葱根捣成糊状。先把葱根敷在小腹部,然后敷醋麦麸熨之,须反复加热,保持温度,熨小腹 20～30 分钟,见汗得效。

[功　　效]　温阳通脉,散瘀止痛。适用于各类疝气。

大黄米醋方

[组　　成]　大黄、米醋各适量。

[制法用法]　将大黄研细末,入米醋调成糊状,涂于患处,干则易。

[功　　效]　清热除湿,散瘀止痛。适用于疝气偏坠,作痛。

夺命丹

[组　　成]　吴茱萸(去枝、梗)500 克,泽泻(去毛)60 克,醋、酒、水、童便各适量。

[制法用法]　将吴茱萸分为 4 份。125 克酒浸,125 克醋浸,125 克水浸,125 克童子小便浸一宿,同焙干,与泽泻共研为末,酒煮面糊丸,如梧桐子大。每服 50 丸,空腹服,用盐汤或酒吞下。适用于产后胞衣不下及死胎。

[功　　效]　温中下气,散瘀除湿。适用于小肠疝气,偏坠掀痛,脐下撮痛,以及外肾肿硬,日渐滋长。

黑豆熨方

[组　　成]　黑豆约1碗,米醋适量。

[制法用法]　黑豆用米醋炒,青布袋盛,熨心腹。更以椒葱汤淋涤腰胯,平常注意保暖。

[功　　效]　温阳通脉,散寒止痛。适用于因久坐卑湿,忽阴囊虚肿,气上药。

茴香楝实丸

[组　　成]　炒川楝子30克,茴香30克,山茱萸30克,食茱萸30克,青皮30克,马兰花(醋炒)30克,芫花30克,醋适量。

[制法用法]　上药,为细末,醋糊为丸,梧桐子大,每服30丸,食前温酒送下。

[功　　效]　疏肝理气,除寒止痛。适用于疝气,瘕聚。

鸡头根盐醋方

[组　　成]　鸡头根(芡实根)不拘多少,盐、醋各适量。

[制法用法]　鸡头根,切片,煮熟,盐、醋食之。

[功　　效]　补脾益肾,行气止痛。适用于偏坠气块。

疗疝醋蛋方

[组　　成]　鸡蛋2个,食醋250毫升。

[制法用法]　将鸡蛋用醋浸1天,将醋煮至减半。趁热吃蛋喝醋,每日1次。食后汗出效果更佳。

[功　　效]　滋阴养血,散瘀解毒。适用于小肠疝气、睾丸坠痛。

木鳖黄柏醋方

[组　　成]　木鳖子1个,黄柏末、芙蓉末、食醋各适量。

〔制法用法〕 用醋磨木鳖子,取汁与黄柏末、芙蓉末调匀,敷于患处。

〔功　　效〕 散结消肿,解毒生肌。适用于阴疝偏坠痛甚者。

青皮茴香米醋方

〔组　　成〕 青皮 15 克,小茴香 15 克,米醋 300 毫升。

〔制法用法〕 用米醋煎煮青皮、小茴香,直至米醋煮干,再加水 500 毫升煎至约 400 毫升。温服。

〔功　　效〕 破气散结,疏肝止痛。适用于小肠疝气。

热灰醋涂方

〔组　　成〕 醋、热灰各适量。

〔制法用法〕 上 2 味,醋和热灰熨之。

〔功　　效〕 温阳化湿,散瘀止痛。适用于有人阴冷,渐渐冷气入阴囊,肿满恐死,日夜痛闷,不得眠。

失 笑 散

〔组　　成〕 五灵脂、蒲黄各等分,醋 2 杯。

〔制法用法〕 将前 2 味共研细末,以醋调末成膏,加水一碗,煎至七成,趁热服下。痛未止,可再服。或用醋糊和药末为丸,童便和酒送服。

〔功　　效〕 活血化瘀,行气止痛。适用于小肠疝气及心腹痛(心腹痛包括妇女妊娠期间及产后心痛、小腹痛、血气痛等症)。

吴茱萸丸方

〔组　　成〕 吴茱萸 300 克,泽泻 60 克,白酒 120 毫升,食醋 120 毫升,童便 120 毫升。

〔制法用法〕 将吴茱萸分为 4 份,分别泡入酒、醋、白开水、童便中,浸泡一夜后,分别取出焙干,同泽泻共研为细末,用醋调糊为丸,如梧桐子大,每服50丸,空腹服用,用盐汤送下。

〔功　效〕　温经止痛。适用于小肠疝气。

【注意事项】

1.不管是在日常生活中,还是性生活中,都要注意卫生。

2.重视性器官的卫生,经常清洗,尤其是包皮过长的男性,要经常清除污垢。

3.性生活要有节制,不要太过频繁。

4.尽量少穿牛仔裤。男性的生殖系统都是需要一定的温度条件的,经常穿牛仔裤的话,会升高局部温度,给精子的生成造成影响。

六、痔

痔是人体直肠末端黏膜下和肛管皮肤下静脉丛发生扩大和曲张所形成的柔软静脉团,称为痔,又名痔疮、痔核等。医学所指痔包括内痔、外痔、混合痔。

中医学认为,本病多因久坐、久立、负重远行或饮食失调、嗜食辛辣肥甘、泻痢日久、劳倦过度等导致气血运行不畅,络脉瘀阻,蕴生湿热而引发。

【临床表现】

常见症状表现为便后出血,无痛性;大便时出现肛周疼痛现象,痔核可出现肿胀、疼痛、瘙痒、出血,随着病情的加重,排便时可脱出肛门,重者在咳嗽、压腹、用力下蹲时即可脱出。分为以下几种。

1.内痔　位于齿线以上,是直肠上静脉丛的曲张静脉团块。临床常见的症状有便血、肛门脱出、便秘、分泌黏液、伴肿胀疼痛等。肛门检查可见齿线以上有隆起物,色紫红,质软。

2.外痔 位于齿线以下,是直肠下静脉丛的曲张静脉团块。临床常见的症状有肛门不洁及异物感、一般不出血、肿胀、疼痛和肛缘出现隆起物,又可分为结缔组织外痔、炎性外痔、血栓外痔和静脉曲张性外痔4种。肛门检查可见齿线以下有赘生皮瓣,大小不一,表面光滑,一般不痛。

3.混合痔 位于齿线上下,互相贯通,是直肠上下静脉的曲张静脉团块,兼有内痔和外痔的特征。

【醋疗方】

白及散方

[组　　成] 白及200克,莪术200克,大黄10克,石膏10克,全蝎10克,冰片10克,三棱20克,食醋适量。

[制法用法] 将上药研成细末备用。先嘱患者排空大便,清洁肛门,取侧卧位,然后根据血栓痔的大小,取适量药粉,用食醋调成糊,敷患处加敷料覆盖固定,敷药4小时为宜,连敷2～3天。

[功　　效] 散瘀消肿,涩肠止血。适用于血栓性外痔。

醋煮赤小豆方

[组　　成] 赤小豆500克,食醋、白酒各适量。

[制法用法] 将赤小豆洗净,用醋煮熟晒干,再用白酒浸至酒尽为止,晾干,研为细末。每次用白酒送服5克,每日3次。

[功　　效] 活血散瘀,止血。适用于内痔出血。

寸金锭子

[组　　成] 藤黄3克,雄黄3克,硫黄3克,轻粉3克,粉霜3克,麝香3克,砒霜3克,黄丹3克,牡蛎粉15克,红藤根15克,干漆15克,酽醋适量。

[制法用法] 上药为细末,研匀,烧陈米饭和捣为丸,如枣核

大。每用1丸,塞肛门中,深2寸许,放令定,用新砖球子2个,炭火烧赤,酽醋中蘸过,绵裹一个,于肛门上熨之,冷即换。来日大便下臭败恶物,为除根也。

[功　　效]　祛风胜湿,杀虫解毒。适用于痔疾。

黑丸子

[组　　成]　干姜30克,百草霜30克,木馒头60克,乌梅37.5克,败棕榈37.5克,侧柏叶37.5克,乱发37.5克,桂心9克,白芷15克,醋适量。

[制法用法]　前7味共烧灰存性,再加桂心、白芷(俱不见火)同为末,醋糊为丸,梧桐子大,每服30～50丸,空腹米饮送下。

[功　　效]　温阳散寒,涩血止血。适用于久年痔漏下血。

加减济生乌梅丸

[组　　成]　乌梅(用肥大肉多者)1500克,僵蚕500克,人指甲15克,象牙屑30克,酒500毫升,醋500毫升。

[制法用法]　将乌梅用酒、醋浸泡1宿,去核,焙焦存性,僵蚕用米拌,炒至微黄。人指甲先用碱水或肥皂水洗净,晒干,再和滑石粉入锅内同炒至指甲黄色鼓起为度,取出筛去滑石粉,放凉,然后将上述前4味经炮制后的药,共研为细末,炼蜜为丸,每丸重9克,装入瓷坛或玻璃瓶内,放干燥通风处备用。常用量为每日3次,每次1丸,温开水送下,儿童酌减。1剂为1个疗程,连服2～3个疗程。

[功　　效]　化痰散结,软坚除癥。适用于直肠息肉及各种息肉。

甲鱼头骨磨醋方

[组　　成]　甲鱼头骨1个,陈醋适量。

[制法用法]　用甲鱼头骨磨醋,取汁抹于肛门患处,等极痒

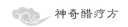

至不痒为止。1～2 次即愈。

[功　　效]　消肿止痛。适用于痔疾肿痛。

九子连环草醋敷方

[组　　成]　九子连环草适量,醋适量。

[制法用法]　用醋磨九子连环草,取汁备用。涂于患处。

[功　　效]　解毒散结,舒筋活血。适用于痔疾。

龙骨食醋汤

[组　　成]　煅龙骨 30 克,食醋 100 毫升。

[制法用法]　将上 2 味加水 100 毫升,煎服。每日 1 剂,连服 3 天。

[功　　效]　燥湿固涩,敛血止痛。适用于内痔出血。

米醋煮羊血方

[组　　成]　羊血 250 克,米醋 300 毫升,精盐少许。

[制法用法]　羊血凝固后用开水烫一下,将血倒出,切成小方块,加米醋煮熟,再加精盐调味,只吃羊血,不饮汤。

[功　　效]　散瘀止血,解毒杀虫。适用于内痔出血。

马齿苋醋熏方

[组　　成]　马齿苋 1 把,米醋适量。

[制法用法]　将鲜马齿苋和米醋共煎汤,以药汤的热气熏肛门,每日 1 次,每次 30 分钟,3 天为 1 个疗程。

[功　　效]　消肿止痛,止血。适用于痔疾出血。

马钱子醋敷方

[组　　成]　生马钱子数枚,醋适量。

[制法用法]　将生马钱子去皮放在瓦上用醋磨汁,敷于患

处,每日 1～3 次。

〔功　　效〕　散结消肿,通络止痛。适用于外痔等。

食醋配制液

〔组　　成〕　食醋 500 毫升,蒸馏水 500 毫升。

〔制法用法〕　取原醋(醋酸含量 5%～6%,不含酱色)与蒸馏水混匀,装瓶封口,经高压灭菌 100℃消毒 30 分钟后备用。pH 为 4.5。患者取侧卧位,将食醋配制液用灌肠器抽出 20～30 毫升徐徐注入肠腔内,每日 1 次,并嘱憩息 10 分钟。

〔功　　效〕　散瘀止血,收敛止痛。适用于痔出血。

无名异醋洗方

〔组　　成〕　无名异、食醋各适量。

〔制法用法〕　将无名异用炭火煅红后,以米醋淬 7 次,研为细末,化在温水中洗患处;另用棉花裹此药填入疮口中,数次可愈。

〔功　　效〕　疗疮解毒,止痛生肌。适用于痔漏。

海螵蛸磨苦酒方

〔组　　成〕　海螵蛸(乌贼骨)、三年陈醋各适量。

〔制法用法〕　将陈醋放入粗器碗内,用海螵蛸磨醋取汁,涂于患处。

〔功　　效〕　除湿敛疮,散瘀止血。适用于痔漏。

香菜醋方

〔组　　成〕　香菜、香菜子、醋各适量。

〔制法用法〕　先用香菜煮汤熏洗患部,同时用醋煮香菜子,用布蘸湿后趁热覆盖患部。

〔功　　效〕　消肿化瘀。适用于痔疾肿痛,肛门脱垂。

严氏断红丸

[组　　成]　侧柏叶(微炒黄)30克,川续断(酒浸)30克,鹿茸(燎去毛,醋煮)30克,附子(炮,去皮、脐)30克,黄芪(去芦)30克,阿胶(锉,蛤粉炒成珠)30克,当归(去芦,酒浸)30克,白矾(枯)15克,醋适量。

[制法用法]　上为细末,醋煮米糊为丸,如梧桐子大。每服70丸,空腹,食前米饮送下。

[功　　效]　温阳补肾,益气养血。适用于肠风、痔疾已久,脏腑虚寒,便血不止,面色萎黄,日渐羸瘦。

治阴痔方

[组　　成]　乌头7个,浓醋适量。

[制法用法]　乌头,煅存性,用浓醋熬后,熏洗患处。

[功　　效]　酸收、固脱。适用于肝郁湿热型或脾虚型阴痔。

猪脏丸

[组　　成]　猪脏1条,槐花、米醋(均无计量)。

[制法用法]　取猪脏,洗净,控干;槐花炒,为末,填入脏内,两头扎紧,米醋煮烂,捣和,丸如梧桐子大。每服50丸,食前当归酒下。

[功　　效]　补虚损,健脾胃,益气摄血。适用于痔瘘下血。

直肠息肉方

[组　　成]　云南白药、食醋各适量。

[制法用法]　用一块棉球,沾满醋拌云南白药粉末,在直肠镜下,送达直肠病变部位,然后退出直肠镜,每日换药1次。

[功　　效]　活血散瘀,祛毒消肿。适用于直肠息肉。

【注意事项】

1. 避免劳累、久站负重。

2. 多吃水果蔬菜,保持大便通畅。少食辛辣刺激食物,戒烟酒。

3. 平时可常做提肛锻炼。经常参加体育活动,体育锻炼有益于血液循环,可以调和人体气血,促进胃肠蠕动,改善盆腔充血,防止大便秘结,预防痔疾。

4. 养成定时排便的习惯,这对预防痔疾的发生,有着极重要的作用。

七、直肠脱垂(脱肛)

直肠脱垂是直肠黏膜、直肠全层或部分乙状结肠向下移位,脱出肛门外的一种慢性疾病。中医学又称为脱肛、垂肠痔。直肠脱垂分内脱垂和外脱垂两种,如只是下垂而未脱出肛外称为内脱垂或内套叠;脱出肛外显而易见者称为外脱垂,临床较常见,故直肠脱垂多指外脱垂而言。本病任何年龄均可发病,但多见于小儿、经产妇和老年人,男性多于女性。儿童多为直肠黏膜脱垂,成人多为直肠全层脱垂,50岁以上女性多为直肠与部分乙状结肠脱垂。

中医学认为,本病多由中气不足,气虚下陷,肛门松弛所致;或兼有大肠湿热下注而成。

【临床表现】

主要症状为有肿物自肛门脱出。初发时肿物较小,排便时脱出,便后自行复位。以后肿物脱出渐频,体积增大,便后需用手托回肛门内,伴有排便不尽和下坠感。最后在咳嗽、用力甚至站立时亦可脱出。随着脱垂加重,引起不同程度的肛门失禁,常有黏液流出,导致肛周皮肤湿疹、瘙痒。因直肠排空困难,常出现便秘,大便次数增多,呈羊粪样。黏膜糜烂,破溃后有血液流出。内脱垂常无明显症状,偶尔在行肠镜检查时发现。中医常见的临床分型包括以下几种。

1. 中气不足型 表现为直肠黏膜或全层脱出,轻重不一,有的便时脱出,有的增加腹压即脱出,黏膜色淡红,黏液不多,里急后重及肛门坠胀疼痛感不明显,伴食纳不佳。舌淡,苔薄白,脉沉细。

2. 下焦湿热型 表现为直肠黏膜或全层脱出,灼热肿痛,血性黏液较多,里急后重,排尿不畅,肛门坠胀,疼痛剧烈。舌红,苔黄腻,脉洪数。

【醋疗方】

醋淬磁石方

[组　　成] 磁石 60 克,食醋适量。

[制法用法] 将磁石用火煅红,用醋淬 7 次,待凉,研细,每服 3 克,空腹用米汤送服。

[功　　效] 纳气固脱,益精除湿。适用于大肠脱肛。

醋煮胡荽子

[组　　成] 胡荽子、醋各适量。

[制法用法] 秋冬捣胡荽子,醋煮熨之。

[功　　效] 益气涩肠,散瘀解毒。适用于肠头挺出(脱肛)。

大枣陈醋方

[组　　成] 大枣 120 克,陈醋 250 毫升。

[制法用法] 将大枣洗净,用陈醋煮枣,待煮至醋干即成。

分 2～3 次将枣食完。

　　［功　　效］　养血补肝,散瘀解毒。适用于久治不愈的脱
肛。

举 肛 丸

　　［组　　成］　半夏 15 克,天南星 15 克,枯白矾 15 克,枯红矾
150 克,鸡冠花(炒)150 克,白附子 150 克,诃子肉(煅)30 克,黑附
子(生)30 克,枳壳 30 克,刺猬皮(炙)2 枚,瓜蒌(烧存性)1 枚,胡
桃仁(烧存性)15 枚,醋适量。

　　［制法用法］　将前 12 味药共研为细末,醋糊为丸,如梧桐子
大。每服 30 丸,空腹时用温酒或温开水送下。

　　［功　　效］　温阳补肾,回阳固脱,收涩温中。适用于寒湿
泄泻,延久不愈,肛门下脱者。

缩肛糊涂脐方

　　［组　　成］　黄芪、升麻、枳壳、五倍子各等量,陈醋适量。

　　［制法用法］　将前 4 味混合,研为细末。临用时取药末 30
克,以米醋调成薄糊,把药摊于纱布中间,敷于脐窝,以胶布固定。
药干后再换药敷之。每日 3～5 次,频换频敷。

　　［功　　效］　益气固脱,缩肛。适用于肛脱不能回缩且日久
不愈。

乌梅醋洗方

　　［组　　成］　乌梅 30 克,米醋 20 毫升。

　　［制法用法］　将乌梅加水煎煮,取汁放入米醋,趁热熏洗患
处,用毛巾将直肠托回肛门内。

　　［功　　效］　敛肺涩肠,解毒散瘀。适用于脱肛。

香菜醋敷方

〔组　　成〕　香菜、香菜子、食醋各适量。

〔制法用法〕　用香菜煮汤熏洗患部；同时用醋煮香菜子，用布蘸湿后趁热覆盖患部。

〔功　　效〕　消肿化瘀。适用于痔疾肿痛、肛门脱垂。

蚤休醋敷方

〔组　　成〕　蚤休根茎30～60克，米醋适量。

〔制法用法〕　用蚤休根茎磨米醋，取汁敷于患处，涂药后用消毒纱布压送复位，每日可涂药醋2～3次。

〔功　　效〕　清热解毒，消肿散瘀。适用于脱肛、带状疱疹等。

【注意事项】

1.直肠脱垂患者首先应在医生指导下积极治疗引起直肠脱垂的各种因素，同时治疗慢性咳嗽、便秘等诱因，并改变营养不良状况。

2.直肠脱垂后应立即复位，护理者或患者可用手将其轻轻托回。如脱垂后因水肿不易复位，严重者需去医院在麻醉下进行复位。复位后需静卧30分钟，并口服缓泻药。

3.鼓励直肠脱垂患者坚持做辅助操，如每日练习收缩肛门动作2次，每次做5～10分钟，以增强肛门括约肌的收缩能力。

4.部分直肠脱垂患者也可试用中药补中益气汤加减或针灸治疗，以补气、升提、固涩法为主。

5.对重度直肠脱垂或经非手术久治无效者，应劝其接受肛门环缩术或直肠悬吊固定等手术。

6.排便时禁用蹲位，可在床上用便盆平卧位排便，以减少脱垂的机会。

7.饮食习惯上适宜清淡，容易消化，少渣滓食物，不宜吃刺激性、油腻食物,如辣油、芥末、辣椒、带鱼、螃蟹等食物。

八、急性阑尾炎(肠痈)

急性阑尾炎是外科常见病,居各种急腹症的首位。常见临床表现为转移性右下腹痛及阑尾点压痛、反跳痛,另外还有持续伴阵发性加剧的右下腹痛、恶心、呕吐,多数患者白细胞和嗜中性粒细胞计数增高。右下腹阑尾区(麦氏点)压痛是该病重要体征。急性阑尾炎一般分为急性单纯性阑尾炎,急性化脓性阑尾炎,坏疽及穿孔性阑尾炎和阑尾周围脓肿四种类型。

中医学称本病为肠痈,认为其多为饮食失节,暴怒忧思,跌仆奔走而致胃肠运化失职,湿热内壅所致。

【临床表现】

1. 急性单纯性阑尾炎 表现为阑尾轻度肿胀,浆膜充血,附有少量纤维蛋白性渗出。阑尾黏膜可能有小溃疡和出血点,腹腔内少量炎性渗出。阑尾壁各层均有水肿和中性白细胞浸润,以黏膜和黏膜下层最显著。阑尾周围脏器和组织炎症尚不明显。

2. 急性化脓性(蜂窝织炎性)阑尾炎 表现为阑尾显著肿胀、增粗,浆膜高度充血,表面覆盖有脓性渗出。阑尾黏膜面溃疡增大,腔内积脓,壁内也有小脓肿形成。腹腔内有脓性渗出物,发炎的阑尾被大网膜和邻近的肠管包裹,限制了炎症的发展。

3. 急性穿孔性(坏疽性)阑尾炎 表现为阑尾壁的全部或一部分全层坏死,浆膜呈暗红色或黑紫色,局部可能已穿孔。穿孔的部位大多在血供较差的远端部分,也可在粪石直接压迫的局部,穿孔后或形成阑尾周围脓肿,或并发弥漫性膜炎。此时,阑尾黏膜大部已溃烂,腔内脓液呈血性。

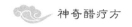

【醋疗方】

肠痈散方

[组　　成]　延胡索 30 克,红藤 15 克,紫花地丁 15 克,陈醋适量。

[制法用法]　前 3 味共研为细末,用陈醋调成膏贴敷患处,每日换药 1 次。

[功　　效]　清热解毒,散瘀止痛。适用于单纯性阑尾炎。

大黄散方

[组　　成]　大黄 200 克,冰片 10 克,面粉、食醋各适量。

[制法用法]　将大黄烘干,研为末,加入冰片搅匀,用食醋调匀保持一定湿度,再加面粉以增加黏稠度。用时外敷右下腹包块处,外用胶布固定。每日或隔日更换 1 次。

[功　　效]　清热解毒,消痈排脓。适用于阑尾周围脓肿。

化痈散方

[组　　成]　生白矾 500 克,生栀子 500 克,陈醋适量。

[制法用法]　将白矾、栀子研成细末,用陈醋调成稀糊,敷于腹部阑尾部,6 小时更换 1 次。

[功　　效]　攻里通下,清热解毒。适用于阑尾炎。

化瘀消痈散方

[组　　成]　大黄 30 克,延胡索 10 克,乳香 10 克,没药 10 克,冰片 6 克,陈醋适量。

[制法用法]　将前 4 味研为细末,临用时加冰片,用陈醋调膏贴于右下腹处,每日换药 1 次。

[功　　效]　荡腑清热,化瘀定痛。适用于单纯性阑尾炎。

蒜硝大黄醋方

［组　　成］ 大蒜12头,芒硝2克,大黄末2克,食醋适量。

［制法用法］ 将大蒜去皮,洗净,与芒硝一起捣成糊,用醋在患处涂擦,再将大蒜芒硝糊敷上,周围以纱布围成圈,以防药液流失;2小时后去掉,以温水洗净腹部压痛点的皮肤,再用醋调大黄末敷12小时,每日1次。

［功　　效］ 泻实热,破积滞,行瘀血,健胃止痢。适用于急性阑尾炎。

石膏黄柏醋敷方

［组　　成］ 生石膏30克,黄柏15克,冰片3克,陈醋适量。

［制法用法］ 将前3味药共研细末,密封保存。每取药末适量,加醋调成糊状,敷于患处,每日换药1次。

［功　　效］ 清热解毒,消痈止痛。适用于急性阑尾炎。

【注意事项】

1. 禁止饮酒,忌食生、冷、辛辣食品。少食油炸及不易消化食物。

2. 避免暴饮暴食,做到少食多餐。

3. 防止过度疲劳。因为过劳会使人体抗病能力下降而导致病情突然加重。

4. 适量饮水。既可以中和胃酸,减轻胃液对溃疡面的刺激,同时还可补充因腹泻造成的身体轻度脱水。

5. 慎用药物,特别是一些解热镇痛药和消炎药,对胃肠刺激较大,严重时还会引起消化道出血甚至穿孔,最好不用或少用。

6. 调节饮食结构,多吃素、少吃荤;多吃软、少吃硬。少食辛辣油腻的,多食蔬菜水果,适当补充营养,加强身体锻炼。

九、血栓性浅静脉炎（恶脉、青蛇毒）

　　血栓性浅静脉炎是发生于体表浅静脉的血栓性、炎性病变。临床表现以浅静脉走行处呈条索状突起、色赤、形如蚯蚓、硬而疼痛为特征，多发于青壮年，以四肢为多见，次为胸腹壁。属于中医学"赤脉""青蛇毒""恶脉""黄鳅痛"等范畴。本病是一种多发病、常见病，与季节无关，男女均可罹患。

　　中医学认为，本病多由湿热蕴结、寒湿凝滞、痰浊瘀阻、脾虚失运、外伤血脉等因素致使气血运行不畅，留滞脉中而发病。

【临床表现】

　　1. 湿热蕴结证　表现为患肢肿胀、发热，皮肤发红、胀痛，喜冷恶热，或有条索状物；或微恶寒发热；苔黄腻或厚腻，脉滑数。

　　2. 脉络瘀阻证　表现为患肢疼痛、肿胀、皮色红紫，活动后则甚，小腿部挤压刺痛，或见条索状物，按之柔韧或似弓弦；舌有瘀点、瘀斑，脉沉细或沉涩。

　　3. 肝气郁结证　表现为胸腹壁有条索状物，固定不移，刺痛，胀痛，或牵掣痛；伴胸闷、嗳气等；舌质淡红或有瘀点、瘀斑，苔薄，脉弦或弦涩。

【醋疗方】

醋调散方

　　［组　　成］　煅石膏 350 克，黄柏 500 克，食醋适量。

　　［制法用法］　将上药研为细末，用食醋加凉开水调成糊，涂敷患处，外用纱布固定，每晚敷药 1 次。

［功　　效］　活血化瘀,消肿止痛。适用于血栓性浅静脉炎。

醋调如意金黄散方

［组　　成］　天花粉 100 克,黄柏 50 克,大黄 50 克,姜黄 50
克,白芷 50 克,厚朴 20 克,陈皮 20 克,甘草 20 克,苍术 20 克,天
南星 20 克,陈醋适量。

［制法用法］　将上药共研为细末,用醋调成糊,外敷患处,纱
布包扎固定,并抬高患肢,每 2 小时换药 1 次。

［功　　效］　清热解毒,消肿止痛。适用于静脉炎。

祛腐生肌散

［组　　成］　象皮末 10 克,乳香 10 克,没药 10 克,煅龙骨
10 克,熟石膏 15 克,孩儿茶 10 克,天南星 20 克,轻粉 3 克,冰片 3
克,食醋适量。

［制法用法］　将前 9 味药共研细末,用食醋调敷患处并包
扎,每日换药 1 次。

［功　　效］　活血止痛,祛腐生肌。适用于血栓闭塞性脉管
炎溃烂不收口者。

七叶一枝花醋汁

［组　　成］　七叶一枝花根茎约 5 克,食醋 20 毫升。

［制法用法］　在平底瓦盘中放食醋 20 毫升,将七叶一枝花
根茎研磨成汁状,用棉签涂患处,每日 3～4 次。

［功　　效］　清热解毒,消肿散瘀。适用于服用抗癌药物引
起的静脉炎。

【注意事项】

1.在寒冷季节和在有空调的房间中适当保暖。

2.降低血液黏稠度。治疗上可多饮水,平时多食黑木耳。

3.患肢锻炼不能操之过急,活动量要适当,以不引起肢体疼

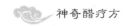

痛为度。

4.防止足癣等创伤对患肢造成威胁。

5.饮食上忌辛辣、鱼虾、烟酒等刺激性食物,夏季应忌羊肉、狗肉等热量较大的食物,冬季天气寒冷时可适当食用。沿海地区由于生活习惯海鲜类可以不忌,应吃新鲜蔬菜,如菠菜、油菜、胡萝卜、白菜等含维生素C较高的蔬菜,瘦肉不限,每天临睡前服用一袋新鲜牛奶或香蕉。

十、甲 沟 炎

甲沟炎俗称"冻甲",是指指甲周围组织,包括两侧的旁甲沟和底部近侧甲沟的发炎,一般症状为红、肿、痛,严重时会有化脓现象。指甲的近侧(甲根)与皮肤紧密相连,皮肤沿指甲两边向远端伸延,形成甲沟。甲沟炎是甲沟或其周围组织的感染,多因微小刺伤、挫伤、倒刺(逆剥)或剪指甲过深等损伤而引起,致病菌多为金黄色葡萄球菌。

【临床表现】

初起时一侧甲沟发生红肿疼痛,短时间内可化脓感染,可扩散至指甲根部和对侧甲沟,形成指甲周围炎,也可扩散至甲下形成甲下脓肿。此时疼痛加剧,肿胀明显,在指甲下方可见到黄白色脓液将指甲漂起,如不及时处置可发展成脓性指头炎甚至引起指骨骨髓炎,也可变为慢性甲沟炎、经久不愈甲沟炎或甲下脓肿,因感染较表浅,故全身症状往往不明显。

【醋疗方】

醋调大黄粉方

[组　　成] 大黄粉、食醋各适量。

[制法用法] 用食醋将大黄粉调成糊,外敷患处,每日或隔日清洗后换药1次。

[功　　效] 活血化瘀,清热解毒。适用于甲沟炎。

生薤热醋方

[组　　成] 生薤一把,醋适量。

[制法用法] 生薤用醋煮熟,捣烂,涂疮上,愈乃止。

[功　　效] 清热解毒,散瘀生肌。适用于手指赤色,随月生死。

蜈蚣醋敷液

[组　　成] 大蜈蚣1条,鸡蛋1个,食醋50毫升。

[制法用法] 将蜈蚣研为细末,用醋、鸡蛋清调成稀糊液,放入酒盅内,把手指(趾)放入浸泡1小时,每日2次。

[功　　效] 攻毒散结,消肿排脓。适用于甲沟炎。

乌梅酒

[组　　成] 乌梅仁、醋各适量。

[制法用法] 乌梅仁,杵为末,苦酒和。以指渍之,须臾愈。

[功　　效] 消肿排脓,活血止痛。适用于甲沟炎。

猪脂醋膏方

[组　　成] 黄芪60克,竹茹30克,猪脂500毫升,苦酒150毫升。

[制法用法] 将前2味药,用苦酒浸一宿,入猪油,微火煎成200毫升。去滓,取脂涂疮上,每日3次。

[功　　效] 益气养阴,清热凉血。适用于甲疽(趾甲边红肉突出成疽),时瘥时发者。

【注意事项】

1.平时爱护指甲周围的皮肤,不使其受到任何损伤,指甲不宜剪得过短,更不能用手拔"倒刺"。

2.木刺、竹刺、缝衣针、鱼骨刺等是日常生活中最易刺伤甲沟的异物,参加劳动或忙于家务时,应格外小心。

3.平时注意手指的养护,洗手后、睡觉前擦凡士林或护肤膏,可增强甲沟周围皮肤的抗病能力。

4.手指有微小损伤时,可涂擦2%碘酒后,用创可贴包扎,以防止发生感染。

5.甲沟炎早期可用热敷、理疗,直接涂抹甲嵌膏、甲沟康或外敷鱼石脂软膏或三黄散,必要时服用磺胺药或抗生素。

6.如已化脓则应到医院及时切开,将脓液引流出来。防止感染蔓延引起指骨骨髓炎。

7.如果甲下积脓,应将指甲拔去,以利于充分引流和彻底治愈。

8.注意高蛋白饮食。多吃蔬菜水果。

十一、蛇虫咬蜇伤

蛇咬伤分为无毒与有毒两种情况。前者按一般外伤处理即可。后者局部红肿、疼痛,以至伤处起水疱;甚则发黑形成溃疡,出现头晕、头痛、瞳孔散大、呼吸困难等症;严重者,面部失去表情、舌强不能言语、血压下降、黏汗淋漓、头项软瘫等,最后晕厥而亡。故毒蛇咬伤后,应立即在伤口近心端缚扎,以防毒素扩散。严重者,应及时送医院抢救。

虫蜇伤,即是诸虫通过它们的毒刺及毒毛刺或口器刺吮而使人发病,轻者仅有局部皮肤症状,严重者可引起寒战、高热等全身中毒症状。能蜇伤人体的虫类颇多，常见的有蜂蜇伤、蜈蚣蜇伤、蝎蜇伤等。一般病程较短，数天后症状可以消失，不需内治。严重者可配合内服中成药。

【临床表现】

1. 蛇咬伤

（1）神经毒致伤：表现为伤口局部出现麻木，知觉丧失，或仅有轻微痒感。伤口红肿不明显，出血不多，约在伤后 30 分钟后，觉头昏、嗜睡、恶心、呕吐及乏力。重者出现吞咽困难、声嘶、失语、眼睑下垂及复视。最后可出现呼吸困难、血压下降及休克，致使机体缺氧、发绀、全身瘫痪。如抢救不及时则最后出现呼吸及循环衰竭，患者可迅速死亡。

（2）血液毒致伤：表现为咬伤的局部迅速肿胀，并不断向近侧发展，伤口剧痛，流血不止。伤口周围的皮肤常伴有水疱或血疱，皮下瘀斑，组织坏死。严重时全身广泛性出血，如结膜下瘀血、鼻衄、呕血、咳血及尿血等。个别患者还会出现胸腔、腹腔出血及颅内出血，最后导致出血性休克。患者可伴恶心、呕吐及腹泻，关节疼痛及高热。治愈后常留有局部及内脏的后遗症。

（3）混合毒致伤：表现兼有神经毒及血液毒的症状。从局部伤口看类似血液毒致伤，如局部红肿、瘀斑、血疱、组织坏死及淋巴结炎等。从全身来看，又类似神经毒致伤。此类伤员死亡原因仍以神经毒为主。

2. 虫蜇伤

（1）蚊、蠓叮咬：表现因人而异，有的人只出现针尖至针帽大小的红斑疹或瘀点，毫无自觉症状；有的则出现水肿性红斑、丘疹、风团，自觉瘙痒。婴幼儿面部、手背或阴茎等部位被蚊虫叮咬后常出现血管性水肿。

（2）蜂蜇伤：蜇伤后立即有刺痛和灼痒感,很快局部出现红肿,中央有一瘀点,可出现水疱、大疱,眼周或口唇被蜇则出现高度水肿。严重者除局部症状外还可出现畏寒、发热、头痛、头晕、恶心、呕吐、心悸、烦躁等全身症状或抽搐、肺水肿、昏迷、休克甚至死亡。蜇伤后7～14天可发生血清病样迟发超敏反应,出现发热、荨麻疹、关节痛等表现,毒蜂蜇伤者还可发生急性肾衰竭和肝损害等。

（3）蝎蜇伤：蜇伤后局部即刻产生剧烈疼痛,并出现明显的水肿性红斑、水疱或瘀斑、坏死,甚至引起淋巴管炎或淋巴结炎,这是溶血性毒素所致。患者往往伴有不同程度的全身症状如头痛、头晕、恶心、呕吐、流泪、流涎、心悸、嗜睡、大汗淋漓、喉头水肿、血压下降、精神错乱、甚至呼吸麻痹导致死亡,这是神经性毒素作用于中枢神经系统和血管系统引起。幼儿如被野生蝎蜇伤可在数小时内死亡。

【醋疗方】

醋 茶 方

[组　　成] 食醋400毫升。

[制法用法] 当茶饮。在内服的基础上可配合外用方。

[功　　效] 清热解毒。适用于毒蛇咬伤。

大蜗虫醋方

[组　　成] 大蜗虫12克,蒲公英60克,夏枯草30克,明矾3克,醋适量。

[制法用法] 将以上前4味捣烂,用醋调匀,敷于患处。

[功　　效] 散瘀解毒。适用于蛇虫咬伤。

地耳草醋方

[组　　成] 地耳草100克,醋15毫升。

〔制法用法〕 将地耳草洗净,再捣烂取汁,加入食醋,温开水调服。每日口服 1 次。另将药渣加水酒少许再捣烂,外敷伤口周围。

〔功　　效〕 清热利湿,解毒消肿,散瘀止痛。适用于毒蛇咬伤等。

附子磨醋方

〔组　　成〕 附子 1 枚,清醋 300～600 毫升,浓醋适量。

〔制法用法〕 如遇蝎蜇、虫咬时,急饮清醋,使蝎毒不扩散,然后用浓醋磨附子,取汁涂搽患处。

〔功　　效〕 解毒止痛。适用于蝎蜇、虫咬伤。

鸡屎醋调方

〔组　　成〕 鸡屎、白米醋各适量。

〔制法用法〕 用白米醋将乌骨白毛鸡屎调成稀糊,涂于患处。

〔功　　效〕 解毒消肿,止痛。适用于蜈蚣咬伤。

金荞麦醋敷方

〔组　　成〕 金荞麦、醋各适量。

〔制法用法〕 将金荞麦研细粉,用醋调糊状,搽患处。

〔功　　效〕 清热解毒,排脓散瘀。适用于蛇、蜈蚣咬伤。

明矾醋方

〔组　　成〕 明矾适量,醋适量。

〔制法用法〕 将明矾研为细末,用醋调成糊状,敷于患处。

〔功　　效〕 杀虫解毒,散瘀止痛。适用于蝎子蜇伤。

浓醋湿敷方

[组　　成]　食醋适量。

[制法用法]　用布蘸浓醋湿敷患处,随时加醋湿敷。

[功　　效]　清热解毒,消肿止痒。适用于黄蜂蜇伤。

蛇伤四味方

[组　　成]　五灵脂 4.5 克,雄黄 1.5 克,食醋 500 毫升,白酒适量。

[制法用法]　将五灵脂、雄黄研末,用醋、酒调服,每日 1 次。

[功　　效]　活血化瘀,解毒。适用于毒蛇咬伤、蝎蜇伤。

生铁磨醋方

[组　　成]　生铁 1 块,食醋适量。

[制法用法]　用醋磨生铁块,取汁涂于患处。

[功　　效]　清热解毒,散瘀止痛。适用于蜈蚣咬伤。

鲜独丁子食醋方

[组　　成]　鲜独丁子 200 克,食醋 1000～1500 毫升。

[制法用法]　将鲜独丁子洗净,与醋装入盆内,外洗伤口,边洗边顺伤口挤压。如果创口太大或已封口者,可剥开伤口,促使毒液外流。每次洗 30～60 分钟,每隔 1～2 小时洗 1 次,必要时每日 2 剂,直至肿消痛止。

[功　　效]　祛风除湿,散瘀止痛。适用于毒蛇咬伤。

芋艿醋方

[组　　成]　芋艿数个,醋适量。

[制法用法]　用芋艿磨醋,涂敷患处。

[功　　效]　消肿散结,散瘀解毒。适用于蛇虫咬伤。

【注意事项】

1. 普及识别毒蛇和毒咬伤后的急救自救知识。

2. 不去可能有毒蛇之处,去时必须穿长靴、长袜、戴帽子,切勿拿棍打草惊蛇等,以防万一。看见毒蛇要绕开走。

3. 一旦被蛇咬伤,首先坐下,尽量减少运动,避免血液循环加速。

4. 尽量辨认蛇的类型。如果确信是毒蛇咬伤,且咬伤时间在5分钟以内,并且医务人员要30分钟以上才能赶到,应切开伤口并吸出毒液。

5. 轻轻地用肥皂和水洗伤口。不要擦伤口,应用布轻拍,以使其干燥。如果需移动患者,应抬着他,而不要让他自己走动。

6. 被蚊子、蚂蚁及毛壁虱咬伤,先将患部用清水及肥皂激底洗净。然后,用苏打粉(碳酸氢钠)加水制成膏药敷于患部。毛壁虱咬伤,可用刷子或刷布清洁局部。如果发生红肿,可用冰敷,可以快速起到消肿的作用。

7. 在皮肤上涂啤酒酵母或蒜头,可达驱虫效果。或者在外出前,先用含氯漂白水作一次盆浴,每缸水加一杯漂白水。昆虫不喜欢此味道。

十二、冻 疮

冻疮是冬季易发的因低温导致的局部微循环障碍所致的皮肤病,常发生在手、足、耳、鼻尖等远离心脏而又经常暴露的部位或由于衣鞋窄紧使局部血液循环受阻的部位,多因寒邪侵袭、气血冰凝而成。冻疮一旦发生,在寒冷季节里常较难快速治愈,要等天气转暖后才会逐渐好转,欲减少冻疮的发生,关键在于入冬前就应开始预防。

中医学认为,本病乃因寒冷侵袭,气滞血瘀所致。

【临床表现】

冻疮初起时皮肤发白,其后出现局限性红斑、肿胀、皮温降低、触摸发凉、压之退色。在温暖的环境里,患者会感到病灶处灼痛和瘙痒,出现大小不等的水疱,甚至会溃烂;如无感染会逐渐干枯结痂、自愈。中医常见的临床分型包括以下几种。

1.寒凝血瘀型 症见局部麻痹感,肤色青紫或暗红,肿胀结块或有水疱,灼痛、发痒,边界不清,外表紧张有光泽,压之褪色,四肢末不温,形寒畏冷。舌质紫,苔白,脉沉或沉细。

2.寒湿郁阻型 见于冻疮的重症患者,症见皮损紫红漫肿。外表可见水疱或血疱,破裂后外表糜烂,渗出,溃疡,形寒肢冷,面色无华。舌质淡,苔白腻,脉沉细弱。

3.寒凝化热型 症见冻伤后局部坏死,疮面溃烂流脓,四周红肿色暗,疼痛加重,伴有发热口干,舌红苔黄,脉数。

4.气虚血瘀型 症见神疲体倦,气短懒言,面色少华,疮面不敛,疮周暗红,漫肿,麻木。舌淡苔薄白,脉细数无力。

【醋疗方】

花生衣醋方

[组　　成] 花生衣 60 克,樟脑粉 1 克,乙醇适量,食醋 100 毫升。

[制法用法] 将花生衣炒黄,研碎,过筛取粉末,加入醋调成糊,放入樟脑粉,用乙醇调匀,将药糊敷于患处,然后用纱布固定,一般轻症者 2~3 天即可治愈。

[功　　效] 活血散瘀,消肿止痛。适用于冻疮初期之红肿发痒而未溃烂者。

解冻热醋方

[组　　成] 陈醋 250 毫升。

[制法用法] 将醋置火上加热,用纱布一块蘸热醋,趁温湿

敷,每日1～2次。

　　〔功　　效〕　活血通脉,散瘀止痛。适用于冻疮初起未破溃者,蜂蜇伤等。

治手脚冻疮方

　　〔组　　成〕　醋不拘多少,藕适量。

　　〔制法用法〕　以醋洗足浸泡,再以藕敷之。

　　〔功　　效〕　温通血脉,消肿止痛。适用于冻疮。

【注意事项】

　　1.预防冻伤,应坚持体育锻炼,增强抗寒能力,常用冷水洗手、洗脸、洗脚。

　　2.注意防冻、保暖,防止潮湿,不穿过紧鞋袜。选择透气性能好的鞋穿,不要太紧,并注意保持干燥;潮湿后及时更换,换过的鞋子放在通风的地方或让阳光晒晒。

　　3.受冻后不宜立即用热水浸泡或取火烘烤。

　　4.每晚坚持热水足浴1次,可以加强局部血液循环,有效地预防冻疮的发生。

　　5.冬季要注意对身体暴露部位的保暖,还可涂些油脂。

　　6.伴有其他相关性疾病时应积极治疗。

　　7.对反复发作冻疮者,可在入冬前用亚红斑量的紫外线或红外线照射局部皮肤,促进局部血液循环。

十三、烫　伤

　　烫伤是由无火焰的高温液体(沸水、热油、钢水)、高温固体(烧热的金属等)或高温蒸气等所致的组织损伤。常见低热烫伤,又称为低温烫伤,是因为皮肤长时间接触高于体温的低热物体而造成的烫伤。由于低热烫伤常发生在人体下肢。一般情况下,皮肤与低温热源短时间接触,仅造成真皮浅层的水疱型烫伤,但如果低温热源持续作用,就会逐渐发展为真皮深层及皮下各层组织烫伤。

【临床表现】

一般烫伤的临床表现有红肿、水疱,高温烫伤有十分明显的创面疼痛感。低温烫伤和高温引起的烫伤不同,创面疼痛感不十分明显,仅在皮肤上出现红肿、水疱、脱皮或者发白的现象,面积也不大,烫伤皮肤表面看上去不太严重,但严重者甚至会造成深部组织坏死,如果处理不当,可能会发生溃烂,长时间都无法愈合。烫伤的严重程度主要根据烫伤的部位、面积大小和烫伤的深浅度来判断,分为三度。①一度:烫伤只损伤皮肤表层,局部轻度红肿、无水疱、疼痛明显。②二度:烫伤是真皮损伤,局部红肿疼痛,有大小不等的水疱。③三度:烫伤是皮下、脂肪、肌肉、骨骼都有损伤,并呈灰或红褐色。中医常见的临床分型包括以下几种。

1. 火盛伤阴证　表现为高热、烦躁,口干、便秘,尿少而赤。舌质红而干、舌苔黄腻或黄糙,或舌光无苔,脉洪大弦数或弦细而数。

2. 火毒炽盛证　表现为创面腐烂,分泌物增多,局部水肿,寒战、高热,汗多、口渴,小便赤短。舌质红、舌苔黄,脉洪数。

3. 阴损及阳证　具有火盛伤阴见症外,兼见精神萎靡、气促,体温降低,肢冷或震颤。舌质淡嫩,脉虚大无力,重按无根,或微细。

4. 气血两虚证　表现为后期热毒渐退,而有神疲乏力、食欲缺乏,创面肉芽色淡不红,新肉难长,舌质淡嫩、舌苔薄白,脉虚数或迟缓。

5. 阴伤胃败证　表现为后期热毒减退,口舌生糜,噫气呃逆,口干少津,食欲日减,或兼有腹胀便泄。舌光如镜、舌质黯红而干,脉细数。

【醋疗方】

冰片醋方

〔组　　成〕　冰片3克,米醋250毫升。

〔制法用法〕　将冰片放入醋瓶内,使冰片溶化。用时摇匀,涂搽患处,每日数次。

〔功　　效〕　解毒止痛。适用于烫伤水疱未破者。

醋淋洗方

〔组　　成〕　醋适量。

〔制法用法〕　用醋淋洗患处。

〔功　　效〕　散瘀解毒,消肿止痛。适用于烫火伤。

醋泥敷

〔组　　成〕　黄土、酽醋不拘多少。

〔制法用法〕　上2味,酽醋调黄土,涂之。

〔功　　效〕　散瘀解毒,消肿止痛。适用于汤火烧灼。

醋调大黄窝泥方

〔组　　成〕　大黄50克,燕子窝泥20克,冰片4.5克,米醋适量。

〔制法用法〕　将前3味研为细末,用米醋调匀,涂敷患处,每日2次。

〔功　　效〕　清热解毒,散瘀止痛。适用于烫伤、烧伤。

蛋清醋调方

〔组　　成〕　鸡蛋3个,食醋适量。

　　[制法用法]　发生烫伤后,将鸡蛋去黄取清,放入碗内与醋调匀,敷于患部。

　　[功　　效]　清热解毒,止痛。适用于烫伤并有水疱发生者。

绿豆蛋清醋糊方

　　[组　　成]　绿豆粉 60 克,鸡蛋 3 个,米醋 60 毫升。

　　[制法用法]　将绿豆粉与鸡蛋清、米醋调成糊,涂患处,每日数次。

　　[功　　效]　清热解毒,散瘀止痛。适用于开水烫伤、轻度烧伤。有预防起疱的作用。

三黄醋浸方

　　[组　　成]　黄连 10 克,黄芩 15 克,黄柏 15 克,乳香 15 克,没药 15 克,虎杖 15 克,白矾 15 克,冰片 30 克,白糖 50 克,山西老陈醋 1000 毫升。

　　[制法用法]　将上药共研粗末,放入陈醋中内浸泡 7 天即可应用。使用时过滤,外涂患处。

　　[功　　效]　清热燥湿,散瘀解毒。适用于各种烧烫伤。

丝瓜叶糖醋方

　　[组　　成]　丝瓜叶适量,食醋、白糖各等分。

　　[制法用法]　将鲜丝瓜叶捣成绒,浸于糖、醋中,取适量敷于伤处,每日 2 次。

　　[功　　效]　清热解毒。适用于烧烫伤。

熟石灰醋涂方

　　[组　　成]　熟石灰、山西老陈醋各适量。

　　[制法用法]　以熟石灰加陈醋调为糊状,涂布于烧伤面,干

燥后及时更换。

　　［功　　效］　散瘀、消肿、解毒。适用于烧烫伤。

五倍子蜈蚣蜜醋方

　　［组　　成］　五倍子 30 克,蜈蚣 1 条,蜂蜜、黑醋各适量。

　　［制法用法］　将五倍子、蜈蚣研为细末,与蜜、醋调匀,外涂患处,每日数次。

　　［功　　效］　散瘀解毒。适用于烧伤瘢痕。

【注意事项】

　　1. 冬季使用热水袋保暖时,热水袋外边用毛巾包裹,手摸上去不烫为宜。注意热水袋的盖一定要拧紧,经检查无误才能放置于包被内,定时更换温水,既保暖又不会造成烫伤。

　　2. 洗澡时,应先放冷水后再兑热水,水温不高于 40℃。热水器温度应调到 50℃以下。

　　3. 暖气和火炉的周围一定要设围栏,以防孩子烫伤。

　　4. 不要让孩子轻易进入厨房。

　　5. 将可能造成烫伤的危险品移开或加上防护措施。如热水瓶、熨斗等电器用具要放在孩子够不到的地方。桌上不要摆放桌布,防止弄倒桌上的饭碗、暖瓶而烫伤。

　　6. 家庭成员要定期进行急救知识培训,并检查落实情况。时常提醒孩子自我防烫伤。

　　7. 如烫伤严重,不能用生冷水冲洗或者浸泡伤口,否则会引起肌肤溃烂,加重伤势,大大增加留疤的概率。

　　8. 严重烫伤者,在转送途中可能会出现休克或呼吸、心跳停止,应立即进行人工呼吸或胸外心脏按摩。伤员烦渴时,可给少量的热茶水或淡盐水服用,绝不可以在短时间内饮服大量的开水,而导致伤员出现脑水肿。

　　9. 一旦发生低温烫伤,先用凉毛巾或凉水冲一下烫伤处,以达到降温的目的,然后要及时就医,千万不要用酱油或是牙膏涂抹烫伤处,容易引起烫伤处感染。

10.鼓励患者多进食,饮食以高蛋白、高热量、高维生素为宜,多食蔬菜、水果,忌食辛辣炙煿、肥甘厚味及海腥发物等。

十四、肋间神经痛

肋间神经痛是由于拧身活动未曾注意,而引起胁肋之间疼痛的,或是受风着凉而疼痛,或是生气所致而疼痛。

中医学认为,本病主要和肝胆的疾病有关。多由肝气郁结、瘀血、痰火等引起。由于病因病机不同,所以又有胀痛、刺痛、隐痛以及各种兼证的不同。

【临床表现】

肋间神经痛是指一个或几个肋间部位从背部沿肋间向胸腹前壁放射,呈半环状分布。多为单侧受累,也可以双侧同时受累。咳嗽、深呼吸或打喷嚏往往使疼痛加重。查体可有胸椎棘突、棘突间或椎旁压痛和叩痛,少数患者沿肋间有压痛,受累神经支配区可有感觉异常。其疼痛性质多为刺痛或灼痛,有沿肋间神经放射的特点。肋间神经痛的中医临床常见类型包括以下几种。

1.寒滞肝脉型 表现为胁肋痛、腹冷或牵引前阴坠胀疼痛,遇寒则甚,得热则缓,形寒肢冷,口淡不渴。舌质暗苔白滑,脉沉弦或弦紧。

2.肝经火盛型 表现为胁肋灼痛或掣痛,烦躁易怒,头痛眩晕,口苦咽干,面红目赤,便秘溲赤。舌质红苔黄,脉弦数。

3.邪犯少阳型 表现为胁肋疼痛,往来寒热,胸胁苦满,心烦喜呕,不欲饮食,口苦,咽干,目眩,舌淡苔白滑,脉弦。

4.痰饮内停型 表现为咳嗽转侧、呼吸时牵引胸胁疼痛加剧,肋胁胀满,气息短促,呼吸困难,苔薄白,脉沉弦或沉滑。

5.肝气郁结型　表现为胸胁满闷胀痛,疼痛每随情志变化而增减,或连及少腹,精神抑郁,善太息,饮食减少,苔薄白,脉弦。

6.瘀血停着型　表现为胁肋部刺痛,固定不移,日轻夜重,痛处拒按,或胁下有痞块。舌质紫暗或有瘀点瘀斑,脉涩。

7.肝阴不足型　表现为胁肋隐痛,绵绵不休,两目干涩,爪甲枯脆,口干咽躁,心中烦热,颧红,潮热,或有筋挛。舌红少苔,脉弦细而数。

8.肝胆湿热型　表现为胁痛口苦,或绞痛,心烦,胸闷纳呆,恶心呕吐,或目黄身黄,或有潮热,身热不扬,小溲黄赤,脉弦数或弦滑。

【醋疗方】

荔核米醋方

［组　　成］　荔枝核3～7粒,米醋1杯。

［制法用法］　将荔枝核研为细末,入醋内服,未愈再作,数剂即愈。

［功　　效］　温中散寒,行气止痛。适用于诸气疼痛不止。

蒲灵醋敷方

［组　　成］　生蒲黄20克,五灵脂20克,陈醋适量。

［制法用法］　将前2味共研细末,用陈醋调成糊状,每日1剂,分2次外敷患处。

［功　　效］　活血化瘀,理气止痛。适用于非化脓性肋软骨炎,肋间神经痛。

威灵仙醋敷方

［组　　成］　威灵仙30克,夏枯草10克,制乳香10克,延胡索10克,地龙10克,全蝎6克,蜈蚣(冲服)1条,食醋10毫升。

〔制法用法〕 水煎服,每日 1 剂,再将药渣水煎取汁,加食醋 5 毫升,趁热熏洗患处,8 天为 1 个疗程。

〔功　　效〕 活血化瘀,行气止痛。适用于肋软骨炎,肋间神经痛等。

小米醋方

〔组　　成〕 小米 50 克,食醋 250 毫升。

〔制法用法〕 将醋煮沸,放入小米,再煮约 10 分钟,用毛巾或纱布浸醋液,热敷或洗擦患部。

〔功　　效〕 止痛。适用于肋间神经痛。

烟叶醋方

〔组　　成〕 烤烟叶 10 克,食醋 250 毫升。

〔制法用法〕 将醋煮沸,加入烤烟叶,再煮约 10 分钟,用毛巾或纱布浸醋液,热敷或洗擦患处。

〔功　　效〕 止痛。适用于肋间神经痛。

延胡索醋敷方

〔组　　成〕 延胡索 10 克,白芷 10 克,薤白 10 克,醋适量。

〔制法用法〕 前 3 味共研细末,入醋调成糊状,取适量填于脐部,外用消毒纱布覆盖,胶布固定。每日 1 次,5 次为 1 个疗程。

〔功　　效〕 行气止痛,散瘀止痛。适用于肋间神经痛、非化脓性肋软骨炎。

【注意事项】

1.办公室人员要注意坐姿,避免劳累。

2.注意调整情绪,保持心情舒畅。

3.病痛发作时应注意劳逸结合,应以安静卧床休息为主,适宜有限的活动锻炼为辅。

4.注意保暖,避免受凉。

5.胸椎部位有基础性疾病者要早期治疗,以免继发肋间神经痛。

6.饮食规律、合理,以高蛋白、高维生素食物为主。选择营养价值高的植物或动物蛋白,如牛奶、蛋类、鱼类、瘦肉、豆制品、新鲜蔬菜、瓜果等。

十五、肱骨外上髁炎(臂痹)

肱骨外上髁炎是指以肘部外侧筋肉局部微热、压痛,做伸腕握物并前臂旋后活动时,肱骨外上髁部疼痛等为主要表现的慢性损伤性疾病。肱骨外上髁炎俗称"网球肘",中医学称为"臂痹"。本病的病变主要因为桡侧腕短伸肌腱性部分在肱骨外髁的附着处,也可以波及桡侧腕长伸肌和指总伸肌。

中医学认为,本病多由于风寒湿热邪入侵或者慢性劳损,损伤局部经脉,致局部气血运行不畅,瘀血停于局部,不通则痛。

【临床表现】

肱骨外上髁炎主要表现为肘关节外髁处局限性疼痛,并向前臂放射,尤其是在内旋时。患者常主诉持物无力,偶尔可因剧痛而使持物失落。静息后再活动或遇寒冷时疼痛加重。严重者拧毛巾、扫地等细小的生活动作均感困难。临床检查时可发现肱骨外上髁处有压痛点;Mills征阳性,即屈腕并在前臂旋前位伸肘时可诱发疼痛。皮肤无炎症,肘关节活动不受影响。此外,抗阻力后旋前臂亦可引起疼痛。中医常见的临床分型包括以下几种。

1.风寒阻络型 表现为肘部酸痛麻木,屈伸不利,遇寒加重,得温痛缓,舌苔薄白或白滑,脉弦紧或浮紧。

2. 湿热内蕴型　表现为肘外侧疼痛,有热感,局部压痛明显,活动后疼痛减轻,伴口渴不欲饮。舌苔黄腻,脉濡数。

3. 气血亏虚型　表现为起病时间较长,肘部酸痛反复发作,提物无力,肘外侧压痛,喜按喜揉,并见少气懒言,面色苍白,舌淡苔白,脉沉细。

4. 瘀血阻络型　表现为肘外侧疼痛日久,逐渐加重,拒按,活动后疼痛加重,舌暗或舌下瘀青,脉涩。

【醋疗方】

伸筋醋煎方

〔组　　成〕　伸筋草 30 克,皂角刺 30 克,苏木 30 克,路路通 30 克,当归 30 克,红花 20 克,乳香 20 克,没药 20 克,食醋 1000 毫升。

〔制法用法〕　将上药加水煎,取药液加醋趁温热频洗,热敷患处,每日洗 2 次,3 天用药 1 剂。

〔功　　效〕　舒筋活络,散瘀止痛。适用于肱骨外上髁炎、桡骨茎突狭窄性腱鞘炎、浅表性血栓性静脉炎。

舒筋洗方

〔组　　成〕　伸筋草 50 克,透骨草 50 克,路路通 50 克,刘寄奴 30 克,木瓜 30 克,红花 30 克,乳香 30 克,没药 30 克,食醋适量。

〔制法用法〕　将上药加入醋、水各半,煎取汁液 1500 毫升,待药液温度适宜,浸泡或频洗患处,每日 20～30 分钟,每日 3 次,3 天用药 1 剂。

〔功　　效〕　舒筋活络,活血、消肿止痛。适用于肱骨外上髁炎、腱鞘炎。

【注意事项】

1. 劳作前,进行功能锻炼准备。从事腕力劳动较多的患者,可根据情况改变原有劳动姿势。

2.每天主动进行握拳、屈肘、旋前、用力伸直出拳等锻炼。坚持自我推拿。

3.劳作中不要经常冲冷水。避免外伤。

4.推拿治疗中不宜有过强的刺激,以免产生新的损伤。

5.运用擦法前,先涂以润滑剂,以防止皮肤破损。运用热敷法也应注意保护皮肤。

十六、风湿性关节炎(风寒湿痹)

风湿性关节炎是一种常见的急性或慢性结缔组织炎症,可反复发作并累及心脏。临床以关节和肌肉游走性酸楚、重着、疼痛为特征。

中医学称本病为"三痹",根据感邪不同及临床主要表现,有"行痹""痛痹""着痹"的区别,其病机主要为风寒湿邪三气杂至,导致气血运行不畅,经络阻滞,或痰浊瘀血,阻于经隧,皆可以发病。

【临床表现】

主要症状为双膝关节和双肘关节疼痛、酸麻、沉重、活动障碍。局部有灼热感,或自觉灼热而触摸并不热。日久可关节变形,终致手不能抬,足不能行,生活不能处理。严重者可累及心脏。常见的中医临床分型包括以下几种。

1.风热痹　表现为高热,咽痛,烦渴,关节红、肿、热及游走性疼痛,皮肤环形红斑。舌红,苔黄,脉滑数。本型常见于急性风湿热。

2.风寒痹　表现为不发热或低热,关节不温无红,但痛如刀割,遇寒尤剧。面色㿠白,皮下结节。舌淡黯,苔薄白或白腻,脉弦紧。本型常见于慢性风湿性关节炎。

3. 风湿痹　表现为关节肿胀,麻木疼痛,或伴关节冷痛。舌苔白腻,脉沉濡。或伴身热不扬,关节热痛,口渴不欲饮,多汗。舌苔黄腻,脉濡数。本型见于慢性风湿性关节炎。

4. 邪痹心脉　表现为关节疼痛微肿,或伴咽痛,胸闷或痛,气短,自汗,或心悸少寐。舌胖,色红或黯红,脉细数或结代。本型见于风湿病累及心脏,出现心脏瓣膜病变者。

【醋疗方】

醋炒盐方

[组　　成]　精盐 250 克,食醋 200 毫升。

[制法用法]　将盐炒热后,以醋均匀地洒在锅内,边洒边炒,再炒约半分钟,立即装入布袋,将口扎紧,置于患处热敷。每日 1 次。

[功　　效]　散寒止痛。适用于关节肿痛。

醋 熏 方

[组　　成]　砖数块,陈醋 300 毫升。

[制法用法]　取新砖放在炉内烧红,取出放在醋内浸透,趁热放在关节下熏蒸(在熏之前先用纱布一块放入醋内浸湿,包在关节处),为防止散热过快,熏时可用被子包住,并根据砖的热度逐渐向砖贴近,以稍热些为好,砖凉即停止。隔日 1 次。

[功　　效]　温经散寒,散瘀消肿。适用于四肢关节疼痛。

醋 葱 方

[组　　成]　葱白 50 克,老陈醋 1000 毫升。

[制法用法]　先煎醋,煎至剩下一半时,加入切细的葱白,再煮两沸,过滤后以布浸醋液,并趁热裹于患处,每日 2 次。

[功　　效]　通窍发散。适用于急性关节肿痛。

醋炒炭灰方

［组　　成］ 炭灰 2500 克,蚯蚓粪 500 克,红花 20 克,食醋 500 毫升。

［制法用法］ 将前 3 味混匀上锅炒热,加醋拌炒,取出,分装为 2 包,轮流熨患处。

［功　　效］ 温经散寒,活血止痛。适用于风湿性关节炎。

麸皮食醋蒸熨法

［组　　成］ 麸皮 1000 克,食醋 1000 毫升。

［制法用法］ 先将麸皮下锅,小火慢炒,渐热,渐渐入醋,边炒边加醋,炒至醋尽,取出,俟温热得所,蒸熨患处。

［功　　效］ 祛风燥湿,散寒止痛。适用于手足风湿痹痛,寒湿脚气。

芥子醋敷方

［组　　成］ 白芥子 120 克,食醋适量。

［制法用法］ 白芥子研为细末,用食醋调成糊,外敷关节处,用布包扎,每日更换 1 次。

［功　　效］ 通络止痛。适用于关节疼痛。

辣椒粉醋敷方

［组　　成］ 辣椒粉、食醋各适量。

［制法用法］ 将辣椒粉用醋调成糊,敷于患处。

［功　　效］ 温中散寒,散瘀止痛。适用于关节疼痛。

老陈醋热洗方

［组　　成］ 山西老陈醋 150 毫升。

［制法用法］ 将老陈醋置铁勺内,用麻秸火煎沸,趁热洗患

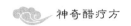

处,每日 1 次,连洗 5～7 天。

[功　　效]　温经散寒,化瘀止痛。适用于由风、寒、湿邪引起的各种关节疼痛、肩周炎等。

热痹醋糊方

[组　　成]　生半夏 30 克,生栀子仁 60 克,生大黄 15 克,黄柏 15 克,桃仁 10 克,红花 10 克,食醋适量。

[制法用法]　将前 6 味共研为细末,用醋调成糊,敷于患处,干后再加醋调敷。

[功　　效]　清热解毒,活血散瘀,消肿止痛。适用于热痹关节红肿灼热疼痛。

双乌醋敷方

[组　　成]　川乌头 30 克,草乌头 30 克,当归 15 克,红花 15 克,川芎 15 克,牛膝 15 克,陈醋适量。

[制法用法]　前 6 味药,共研末,加陈醋拌潮湿,装入布袋内,放于患处,再用热水袋置于药袋上,热敷 30 分钟。每日 1～2 次,7 天为 1 个疗程。

[功　　效]　温经散寒,活血通经。适用于因寒湿而引起的关节炎。

天南星醋调方

[组　　成]　天南星 1 个,米醋适量。

[制法用法]　将天南星去脐皮,研为细末,入米醋调成膏,摊于纱布上,烘热贴患处。

[功　　效]　祛风止痛。适用于关节疼痛。

岩马桑食醋方

[组　　成]　岩马桑 300 克,食醋 500 毫升。

〔制法用法〕　先将岩马桑用水适量煎沸 10 分钟,然后再加入食醋,熏患处,每日 1 次。

〔功　　效〕　祛风除湿,散瘀止痛。适用于风湿性关节炎。

外 应 膏

〔组　　成〕　川乌 300 克,陈醋 2000 毫升。另加:升麻 6 克,皮硝 6 克,生姜 6 克,以备清洗患处。

〔制法用法〕　川乌,研为末,以来年陈醋同入砂锅内,慢火熬成酱色,净器收贮。使用时,先用升麻、皮硝、生姜煎汤温洗患处,然后挑取上述药醋膏,敷贴患处。如病 1 年者,敷后 1 天必痒,痒时令人用手轻拍,以不痒为度。每隔 3～5 天换药 1 次,以愈为度。

〔功　　效〕　温经散寒,化瘀通痹。适用于筋骨疼痛,手足拘挛等症。

【注意事项】

1. 平时生活起居安定,注意保暖,以防受寒。

2. 合理安排饮食时间,注意饮食卫生。

3. 在日常生活中多吃蛋白质高的食物,不宜吃寒性、辛辣食物。

4. 保持平稳的心态,坚持身体锻炼,以防止肌肉萎缩及关节畸形。

十七、类风湿关节炎(历节)

> 类风湿关节炎是一种病因尚未明了的慢性全身性炎症性疾病,以慢性、对称性、多滑膜关节炎和关节外病变为主要临床表现,属于自身免疫炎性疾病。

现代医学对类风湿关节炎的病因尚未完全阐明,目前认为主要与遗传因素、环境因素及其他某些因素,如激素水平、应激反应等有关。中医学称本病为"历节",亦名痛风、白虎风等。主要以关节疼痛,肿大变形,以致僵硬不得屈伸为其临床特点。此病属"痹病"范畴,多为风寒湿侵袭,关节肌肉气血不活、静脉不利所致。

【临床表现】

类风湿关节炎好发于手、腕、足等小关节,反复发作,呈对称分布。其特征为对称性、周围性多个关节慢性炎性病变,通常以对称性手、腕、足等小关节病变多见,临床表现为受累关节疼痛、肿胀、功能障碍,病变呈持续反复、进行性过程。早期有关节红、肿、热、痛和功能障碍,晚期关节可出现不同程度的僵硬畸形,并伴有骨和骨骼肌的萎缩,极易致残。中医常见的临床分型包括以下几种。

1.风寒湿型 表现为关节肿痛,游走不定或痛有定处,遇寒加重,得热则减,关节屈伸不利或局部发凉,四肢关节深重,局部肌肤麻木不仁,全身畏寒怕冷,大便溏薄,小便清长。舌淡,苔白腻,脉象沉紧或沉缓。

2.风湿热型 表现为起病较急,关节肿胀,疼痛剧烈,局部灼热发红,手不可近,活动受限,兼有发热口渴,烦闷不安,喜冷恶热,小便短赤。舌质偏红,舌苔白干或黄糙,脉滑数或濡数。

3.气血两虚型 表现为关节疼痛,肿胀变形,行握俱艰,面色㿠白,心悸乏力,身疲困倦。舌体胖大,舌质淡,苔薄白,脉沉细弦紧。

4.脾肾阳虚型 表现为关节肿痛,长期反复难愈,病变骨节僵硬,活动受限,屈伸不利,疼痛悠悠,同时见面色淡白,肌肉瘦削,神倦乏力,纳食减少,畏寒,腰腿酸软,大便溏薄,小便清长,夜尿频。舌质淡,苔薄白,脉象沉细弱。

5.肝肾阴虚型　表现为关节疼痛难愈或拘挛不利,局部常有轻度灼热红肿,疼痛多以夜间为明显,同时伴有形体羸瘦,头晕目眩,耳鸣咽干,心烦少寐,手足心热,腰膝酸软。舌质红,少苔或无苔,脉象细数。

6.痰瘀交阻型　表现为痹病历时较长,关节强直,关节周围呈黯黑,疼痛剧烈,筋健僵硬,肌肉萎缩,或见关节畸型,或出现皮下结节,全身情况较差。舌质紫暗有瘀斑,脉来濡涩。

【醋疗方】

防 己 汤

〔组　　成〕　防己 125 克,茯苓 125 克,白术 125 克,桂心 125 克,生姜 125 克,乌头(去皮,熬令黑)7 枚,人参 62.5 克,甘草 94 克,米醋一升。

〔制法用法〕　上 8 味,㕮咀,以米醋一升,水一斗,煮取一升半。一服八合,日三夜一。当觉焦热,痹忽忽然(神志微觉昏沉),慎勿怪也。若不觉,复合服(再服),以觉乃止。凡用乌头皆去皮,熬令黑乃堪用,不然,至毒人,宜慎之。

〔功　　效〕　益气健脾,温经散寒,祛风除湿,化瘀定痛。适用于历节风,四肢疼痛如槌煅,不可忍者。

黑 神 丸

〔组　　成〕　草乌头(炒令黑存性)90 克,地龙(去土,瓦上煿过)30 克,五灵脂 15 克,麝香(研)7.5 克,醋适量。

〔制法用法〕　前 3 味共研细末,再入麝香和匀,醋煮面糊丸,如绿豆大。每服 10 丸,用温酒送下。

〔功　　效〕　温经散寒,祛风通络。适用于历节风,肢体疼痛。

克痹散方

〔组　　成〕　防风、防己、秦艽、桑枝、地龙、血竭、全蝎、赤芍、丹参、生石膏、大黄、滑石、土茯苓、炙马钱子、薏苡仁、菟丝子、冰片、食醋、蜂蜜、白酒各适量。

〔制法用法〕　将上药研为细末,以食醋、蜂蜜、白酒调成糊(热象者,皮肤潮红,触诊灼热,以醋调敷;寒象者,皮肤苍白,触诊冰凉,喜温恶寒,用酒调敷;寒、热不明显者,用蜂蜜调敷)外敷于受累关节。每次用药1.5～2小时,早晚各1次。

〔功　　效〕　通痹止痛,祛风除湿。适用于类风湿关节炎。

如意金黄散方

〔组　　成〕　天花粉、黄柏、大黄、姜黄、白芷、厚朴、陈皮、甘草、苍术、天南星、食醋各适量。

〔制法用法〕　将上药研为细末,用醋调成糊外敷患处,药干即换。

〔功　　效〕　清热解毒,消肿止痛,活血化瘀。适用于痛风性关节肿痛。

痛风散方

〔组　　成〕　大黄、栀子各等分,食醋适量。

〔制法用法〕　将上药研为细末,用食醋调为糊,敷于红肿的关节处,用纱布固定,每日换药1次。

〔功　　效〕　清热解毒,活血消肿。适用于急性痛风性关节炎。

野葛膏方

〔组　　成〕　野葛根60克,蛇含草60克,桔梗60克,茵芋60克,防风60克,川芎60克,川椒60克,羌活60克,川大黄60克,细辛60克,当归60克,乌头30克,升麻30克,附子30克,巴豆 30 克,生姜汁 500 毫升,大蒜汁 500 毫升,食醋 500 毫升。

〔制法用法〕 除蒜汁、姜汁和醋之外,上药共混研为细末,过 100 目筛。将蒜汁、姜汁和醋混匀后浓煎 600～700 毫升,离火加 药末,调成糊。用时置膏药于加棉纱布上,厚约 0.5 厘米,敷于患 处,胶布固定,每日换药 1 次,30 天为 1 个疗程。

〔功 效〕 祛风除湿,通络止痛。适用于因寒邪风湿所致 的类风湿关节炎。

治白虎风毒方

〔组 成〕 葱白 3000 克,三年酽醋 5000 毫升。

〔制法用法〕 三年酽醋,入锅内煎五沸,再切葱白,入煎一沸 滤出,以布染趁热裹之,痛止乃已。

〔功 效〕 通阳除湿,发散风毒。适用于白虎风毒。

【注意事项】

1. 居住的房屋应通风、向阳,保持室内空气新鲜,被褥干燥。

2. 洗漱宜用温水。预防感冒。

3. 保持良好的精神状态,正确对待疾病。

4. 坚持锻炼身体,以增强体质,提高抗病能力。

5. 加强营养,多吃含纤维素、维生素的蔬菜和水果,适当补充 植物性蛋白,对本病有辅助治疗效果;辛辣、易致敏的食物尽量少 食或不食。

十八、坐骨神经痛(腰脚痛)

坐骨神经痛是指坐骨神经病变,沿坐骨神经通路即 腰、臀部、大腿后、小腿后外侧和足外侧发生的疼痛症状 群。坐骨神经痛多为慢性,病程缠绵,根治时间较长。 若疼痛反复发作,日久会出现患侧下肢肌肉萎缩,或出现跛行。本病男性青壮年多见，近些年来尤其常见于坐办公室工作和使用电脑时间过长的人群。病症表现为单侧为多。疼痛程度及时间常与病因及起病缓急有关。

中医学认为，此病属"痹病"范畴，多由肝肾不足、气血虚弱，风寒湿邪乘虚而入，邪留经络，气血运行不畅，阻塞经络所致。

【临床表现】

典型的疼痛是由臀部开始，沿股后侧、腘窝、小腿后外侧面而放射至足背，呈烧灼样或刀割样痛。疼痛持续，常间歇的加剧，夜间更重。翻身、弯腰、蹲坐、行走均感到困难。咳嗽、打喷嚏、用力排便等增加腹压情况下疼痛加剧者，常是根性坐骨神经痛的特点。病程较长者，可导致下肢肌肉萎缩等。中医常见的临床分型包括以下几种。

1.寒湿外袭型 表现为下肢拘急疼痛，邪犯足少阳疼痛多沿腰腿外侧放射，邪犯足太阳多沿腰腿后侧放射。遇寒加剧，得热则舒，局部常有冷感，入夜尤甚，或肢体重着不移，伴肌肤不仁。脉沉涩或紧，苔薄白或白腻。

2.肝肾不足型 表现为腰腿酸软乏力，筋脉时有牵引拘急，步履困难；过劳则疼痛加重，卧时痛减，烦躁盗汗，头晕耳鸣，面赤火升，夜尿频多，大便干结。脉细或细数，舌红少苔。

3.气血瘀滞型 表现为病程久长，反复发作或跌仆损伤。疼痛剧烈，痛如针刺或疼痛麻木，患肢不可屈伸，按压腰腿后外侧之经线穴点，多有明显之压痛。脉细涩或沉迟，舌上多见紫色瘀斑。

【醋疗方】

八制苍术丸

〔组　　成〕　苍术 500 克,川椒红 30 克,茴香 30 克,补骨脂 30 克,黑牵牛子 30 克,酒、醋、米泔、盐水各适量。

〔制法用法〕　苍术如数,洗刮净,分 4 份,分别用酒、醋、盐水各浸 3 天,晒干。又分 4 份,用川椒红、茴香、补骨脂、黑牵牛子,同炒香,拣去不用,只取苍术研细末,醋糊丸梧子大。每服 50 丸,空腹盐酒送下。50 岁后,加沉香末 30 克。

〔功　　效〕　燥湿健脾,疏风顺气,补肾壮阳。适用于腰脚湿气痹痛。

酒浸牛膝丸

〔组　　成〕　牛膝(炙黄)90 克,川椒(去目并合口者)15 克,虎骨(醋炙黄)15 克,炮附子 1 枚,醋适量。

〔制法用法〕　将上药研为粗末,用生绢作袋盛药,以煮酒 1000 毫升,春、秋浸 10 天,夏浸 7 天,冬浸 14 天,每日空腹一大盏;酒尽出药为末,醋糊为丸,每服 20～30 丸,空腹温酒、盐汤送下。

〔功　　效〕　强腰壮骨,散瘀温经。适用于腰脚筋骨疼痛,酸软无力。

秦艽醋散方

〔组　　成〕　秦艽 90 克,僵蚕 30 克,土鳖虫 30 克,蜈蚣 15 克,地龙 10 克,荆芥穗 15 克,酸枣 15 克,醋适量。

〔制法用法〕　荆芥穗用醋炒黑,酸枣用醋和面包住,烘干。与上药共为细末,每次服 10 克,每日服 2 次,早晚各 1 次。

〔功　　效〕　追风解痉,散瘀止痛。适用于坐骨神经痛,自臀部放射至足跟,且伴腰痛。

通痹散方

[组　　成]　麻黄18克,白芥子21克,肉桂6克,生川乌25克,生草乌25克,白芷20克,牛膝15克,秦艽15克,木瓜15克,当归15克,乳香15克,没药15克,红花15克,黄连15克,大黄15克,土鳖虫15克,地龙15克,乌梢蛇15克,延胡索15克,白芍15克,白酒250毫升,老陈醋250毫升,香油100毫升。

[制法用法]　上药共研为细末,装瓶备用。使用时用白酒、山西老陈醋、香油调成膏,取蚕豆大小药丸,置于风湿膏中央,敷贴腰椎1~5节正中,或环跳、承山等穴。每日1次,于晚上9:00用药,次日早6:00-7:00时取下,6天为1个疗程。

[功　　效]　祛风散寒除湿,活血通络,消炎止痛。适用于坐骨神经痛。

温经通络散方

[组　　成]　麦麸1000克,精盐500克,花椒100克,食醋50毫升,黄酒50毫升。

[制法用法]　将精盐、麦麸、花椒轧碎,置铁锅内炒黄,再加食醋同炒至焦黄,加入黄酒立即装袋,趁热外敷疼痛部位,每日1次。

[功　　效]　温经通络,散寒止痛。适用于坐骨神经痛。

乌头醋方

[组　　成]　生乌头25克,食醋适量。

[制法用法]　将生乌头研为末,加醋调成糊,入砂锅内熬至酱色,摊于布上,贴于疼痛部位,每日换药1次。

[功　　效]　散寒止痛。适用于坐骨神经痛。

治背腿间痛方

[组　　成]　芫花根不拘多少,米醋适量。

〔制法用法〕 芫花,研为末,米醋调,敷之。如不住,以帛束之。妇人产后用此,尤宜。

〔功　　效〕 逐饮除湿,化瘀通络。适用于背腿间痛,一点痛,不可忍者。

【注意事项】

1.注意保暖,防止风寒湿邪侵袭。风寒湿邪能够使气血受阻,经络不通。

2.防止细菌及病毒感染。细菌或病毒感染既能致发本病,又能加重本病。

3.饮食有节,起居有常,戒烟限酒,增强体质。

4.应针对病因治疗。因腰椎间盘脱出等引起的坐骨神经痛,急性期应卧硬板床休息2～4周。另可配合理疗。

5.积极治疗原发病,病情好转后要配合适当的功能锻炼。积极锻炼下肢,防止肌肉萎缩。

十九、腰　痛

　　腰痛是以腰部的一侧或两侧局部疼痛为主要症状的一种病证,是指腰骶部肌肉、筋膜等软组织慢性损伤性疼痛,常由腰部而波及小腹、股胯、尾部及其他部位。腰痛常由外感风寒、风热或内科疾病及外伤引起。腰痛有急性和慢性之分。急性腰痛多见于腰扭伤。起因是身体负重时,物体重、体力不支,或动作不协调、姿势不正而引起;也可因倒水、转身、咳嗽、打喷嚏时突然发生。慢性腰痛多见于腰肌劳损、筋膜劳损、韧带劳损、第三横突综合征及梨状肌综合征等。

　　中医学认为,风寒湿邪、肾精亏虚、髓海不充,均可引起腰痛。

【临床表现】

腰痛有急性和慢性之分。急性腰痛多为腰肌、筋膜、韧带等组织发生撕裂伤,局部出血,肌肉痉挛、疼痛。慢性腰痛没有明显外伤史的腰部软组织损伤,腰痛多为隐痛,时轻时重,经常反复发作。临床表现为腰部屈伸、旋转受限,往往咳嗽、深呼吸、大小便、阴雨寒凉时均可加重,但休息后可减轻。腰部有明显压痛点。中医常见的临床分型包括以下几种。

1. 风寒湿型　表现为腰痛时轻时重,酸胀重着,转侧不利,遇冷加重,得温则减。舌苔白腻,脉沉细。

2. 湿热型　表现为腰痛,伴有热感,腿痛为胀痛或跳痛,小便浊黄,口苦。舌苔薄白或黄腻,脉弦数。

3. 气滞阻络型　表现为腰痛急剧,走窜不定,转侧困难,双下肢均可受累。舌质暗红。舌苔薄白,脉弦。

4. 瘀血内积型　表现为腰腿痛,痛有定处,双下肢麻木重着,腰部僵硬。舌质紫暗,有瘀斑,脉涩不利。

5. 肝肾亏虚型　表现为腰痛而酸软,双下肢乏力,腰痛遇劳加重,休息后减轻,喜按喜揉。舌苔薄白,脉细。

【醋疗方】

醋糟敷方

〔组　　成〕　醋糟1500克。

〔制法用法〕　先将醋糟炒热,以不烫皮肤为度,装入小布袋中,睡前敷患处1~2小时。

〔功　　效〕　缓急止痛。适用于腰腿疼痛。

磁石丸

〔组　　成〕　磁石300克,肉苁蓉(酒浸一宿,刮去皱皮,炙干)60克,木香60克,补骨脂(微炒)60克,槟榔60克,肉豆蔻(去壳)60克,蛇床子60克,醋适量。

［制法用法］ 先将磁石大火烧令赤,投于醋中淬之七度,细研,水飞过。再将余药捣罗为末,与磁石煎相和,丸如梧桐子大。每日空腹以温酒下 20 丸。

［功 效］ 补暖水脏(肾),强益气力,明耳目,利腰脚。适用于肾虚腰痛。

茶 醋 方

［组 成］ 茶叶 5 克,食醋 50 毫升。

［制法用法］ 将茶叶加水煎汤 200 毫升,去渣取汁,加入食醋调匀,顿服。

［功 效］ 缓急止痛,活血散瘀。适用于腰痛难转。

杜仲盐醋方

［组 成］ 杜仲 500 克,五味子 300 克,羊肾 3～4 枚,盐、醋各适量。

［制法用法］ 将上 2 味切,分成 14 剂,每夜取 1 剂,以水 600 毫升,浸至五更,煎三分减一,滤取汁,以羊肾 3～4 枚,切下之,再煮三五沸,如做羹法,用盐、醋和之,空腹顿服。

［功 效］ 助阳益精,强腰壮肾。适用于腰痛。

复 春 丹

［组 成］ 杜仲(酥炒断丝)30 克,破故纸(酒浸一宿,用芝麻炒黄色)30 克,萆薢(酥炒黄)30 克,巴戟天(去心)30 克,沉香 15 克,醋适量。

［制法用法］ 将前 5 味共研细末,醋糊为丸,如梧桐子大。每服 50～70 丸,空腹时服。每服前先嚼胡桃 1 枚,同药温酒送下,干物压之。

［功 效］ 强腰壮肾,温补肾阳。适用于腰腿疼痛(腰肌劳损)。

活血止痛方

[组　　成]　当归 50 克,红花 30 克,乳香 20 克,没药 20 克,牛膝 15 克,食醋 50 毫升。

[制法用法]　将前 5 味浸入醋内,浸泡 4 小时,再加热煮沸 5～10 分钟,用纱布浸药汁,趁热擦洗腰眼穴,冷则再换,每次擦洗 4～6 小时,每日 1 次,7～10 次为 1 个疗程。

[功　　效]　活血止痛。适用于腰肌劳损。

骨碎补丸

[组　　成]　荆芥穗 30 克,炮附子 30 克,牛膝(酒浸)30 克,肉苁蓉(酒浸)30 克,骨碎补(去毛,炒)15 克,威灵仙 15 克,砂仁 15 克,炒地龙 7.5 克,没药 7.5 克,自然铜(醋淬)15 克,草乌(炮,去皮脐)15 克,半夏(汤洗)15 克,醋适量。

[制法用法]　上药,为细末,醋糊为丸,梧桐子大,每服 5～7 丸,温酒送下,妇人用醋汤送下。

[功　　效]　强腰壮肾,活血通经。适用于肝肾风虚,腰背强痛,脚膝缓弱,上攻下注,筋脉拘挛,骨节疼痛,头面浮肿,手臂少力,屈伸不利,行履艰难。

热醋外敷方

[组　　成]　食醋 300 毫升。

[制法用法]　将醋倒入盆中,加热水半盆,再将毛巾浸上热醋水,热敷小腿、腰背部。

[功　　效]　止痛。适用于两腿酸痛、腰背痛。

神应膏方

[组　　成]　川乌、官桂、干姜、杜仲、补骨脂、乳香、没药、木鳖子各等分,陈醋适量。

〔制法用法〕　上药研为细末,醋调为糊,敷贴腰部,胶布固定,每 3 日换药 1 次。

〔功　　效〕　补肾活血,驱寒止痛。适用于腰痛。

透皮止痛散方

〔组　　成〕　白芥子 30 克,肉桂 30 克,乳香 10 克,没药 10 克,陈醋适量。

〔制法用法〕　将上药研为细末,临睡前取药末 15 克,用陈醋调膏,贴于腰部痛点处或命门、肾俞穴,胶布固定,每次贴 3 小时,10 天为 1 个疗程。

〔功　　效〕　化痰,活血通络,散寒止痛。适用于寒湿腰痛。

小麦麸醋方

〔组　　成〕　小麦麸 1000～1500 克,食醋 500～1000 毫升。

〔制法用法〕　将上 2 味拌和共炒,趁热装入布袋内扎口,热敷患处,凉后再炒,每日敷 2～3 小时。

〔功　　效〕　祛风燥湿,止痛。适用于风湿性腰腿疼痛。

延胡索散

〔组　　成〕　延胡索、牛膝、当归、破故纸各等分,醋适量。

〔制法用法〕　将前 4 味药共研细末,贮存备用。每取 9 克,空腹服时用温醋汤送下。

〔功　　效〕　补肝益肾,活血止痛。适用于肝肾不足,血凝气滞所致的腰腿疼痛。

【注意事项】

1. 日常注意纠正不良劳动姿势,防止腰腿受凉,过度劳累。

2. 加强背肌锻炼,促进气血流通,增强腰部肌肉力量,如仰卧挺腹、俯卧鱼跃等运动。

3. 阴雨天注意腰部的保暖,避免腰背部受冷风直吹。

4.不要搬挪沉重的物品,提重物时不要弯腰,应该先蹲下拿到重物,然后慢慢起身,尽量做到不弯腰。

5.饮食均衡,蛋白质、维生素含量宜高,脂肪、胆固醇宜低,防止肥胖,戒烟控酒。

6.卧床休息,宜选用硬板床,保持脊柱生理弯曲。

二十、足 跟 痛

足跟痛又称"足底痛""脚跟痛""足跟骨刺",是由于足跟的骨质、关节、滑囊、筋膜等处病变引起的疾病。发病可由某次外伤引起。如走路时,足跟踩着一小石块,或下坡时用力过猛足跟着地,都可发生。但多数患者并无明确的外伤史,逐渐发现足跟痛。此病临床多见,多发于中老年。

中医学认为,足跟痛多因年老体弱,肾精亏虚,或风寒湿热之邪外侵,致使经脉之气痹阻而致疼痛。除中老年外,妇女产后或人流后也易发本病。

【临床表现】

足跟痛起病缓慢,多表现为单侧或双侧足跟或脚底部酸胀或针刺样痛,不红不肿,行走不便。疼痛在早上起床后站立时较重,行走片刻后疼痛减轻,但行走久疼痛又加重,可伴足底胀麻感或紧张感,得热则舒,遇冷加重。中医常见临床分型包括以下几种类型。

1.气滞血瘀型 各种原因导致局部血行缓慢、瘀血阻滞,脉络被阻,则气血运行不畅而痛,且痛有定处,疼痛拒按,行走受限。

2.肝肾亏虚型 肝肾及其分支别络绕跟部行走,肝主筋、主藏血,而肾主骨、主藏精、精生髓。年老之体,肝肾不足,精血亏虚,经脉失充,则筋失所养,骨失所主,骨萎筋弛,故站立或行走时跟部酸痛、隐痛、乏力,疼痛喜按,触之痛减。

3.寒凝血瘀型　气血运行缓慢,复感寒邪,寒主凝滞、主收引,致使经络被阻、气血凝滞不通而痛,疼痛拒按,喜热怕凉。

【醋疗方】

醋煎皂刺方

〔组　　成〕　皂角刺 80 克,陈醋 1000 毫升。

〔制法用法〕　皂角刺加陈醋煮沸后,熏洗患足足跟,待药液变温,再泡足 20 分钟,每日熏洗 2 次,每剂可用 4 次,15 天为 1 个疗程。

〔功　　效〕　破血散结,消肿止痛,通经活络。适用于跟骨骨刺。

川透膏方

〔组　　成〕　川芎 150 克,透骨草 150 克,制乳香 200 克,制没药 200 克,老陈醋适量。

〔制法用法〕　将上药共研为细末备用。治疗时根据患部大小取药末适量,用山西老陈醋调成糊,摊于布上,敷于患处并用纱布包扎。间隔 5～7 天换药 1 次。

〔功　　效〕　舒筋活络,祛瘀止痛。适用于足跟骨刺引起的疼痛。

臭椿树叶酸醋方

〔组　　成〕　鲜臭椿树叶 250 克(或干品 100 克),酸醋 150 毫升。

〔制法用法〕　将臭椿树叶加水 500 毫升,煎沸后去渣取汁,加酸醋趁热熏洗患足,每日 1～2 次,10 日为 1 个疗程。

〔功　　效〕　软坚化结,散瘀止痛。适用于跟骨骨刺,足跟疼痛。

二白醋熏方

［组　　成］　白芷10克,白术10克,防风10克,山西老陈醋100毫升。

［制法用法］　将前3味药研为粗末,取棉布一块包起,放清水内浸泡10分钟,另取砖头一块,在平面上拓出一凹窝,放炉火中烧红,离火源后向砖内的凹窝将食醋100毫升倒入,再把药袋放在醋砖上,随即将患足底部踏在药袋上约20分钟即可。每日1剂,连用3～5剂疼痛即消。

［功　　效］　疏风除湿,化瘀散结。适用于跟骨骨刺或足跟底软组织垫伤。

骨刺消痛膏方

［组　　成］　荜茇15克,川椒15克,木瓜30克,川乌15克,麻黄15克,大风子(去皮)60克,乳香15克,蓖麻子30克,食醋适量。

［制法用法］　将上药研为细末,过80目筛,分成6份,每次1份,用醋调成稠膏,纱布包好放在热砖上,用脚踏在药上,时间以砖凉为止。每日1次,10天为1个疗程。

［功　　效］　温肾散寒,活络止痛。适用于跟骨骨刺。

骨刺浸剂方

［组　　成］　土鳖虫40克,五灵脂30克,白芥子30克,制草乌30克,三棱30克,威灵仙60克,楮实子60克,马鞭草60克,苏木60克,海带60克,皂角刺60克,蒲黄60克,延胡索60克,防己60克,鲜葱100克,食醋100毫升。

［制法用法］　将前14味药加水2倍于药量,用大火煎沸后再煎3～5分钟,将热药液和渣,与鲜葱、食醋同倒入盆中,趁温热

时浸洗患足跟,每次约 30 分钟,每日 2 次,每剂药用 2 天。

〔功　　效〕　活血散瘀,软坚止痛。适用于跟骨骨刺、跟部筋膜炎、跟腱炎及其他骨质增生症。

骨刺浸泡方

〔组　　成〕　威灵仙 30 克,苏木屑 30 克,香樟木 30 克,藏红花 10 克,米醋 500 毫升。

〔制法用法〕　先将上药加水浸泡,再煎水取汁,稍浓缩,然后加入米醋拌匀,盛于盆内备用。使用时将药温热,浸洗患处。每日 1～2 次,每次 30～40 分钟,15 天见效。

〔功　　效〕　疏风除湿,化瘀散结。适用于骨质增生,以跟骨骨刺最宜。

海螵蛸散方

〔组　　成〕　海螵蛸粉 250 克,食醋 150 毫升。

〔制法用法〕　将患足洗净,进行局部按摩 10～20 分钟。将上药用醋调成糊,取适量均匀涂敷在疼痛部位,纱布包扎。24 小时后去药。隔日 1 次,2～3 次为 1 个疗程。

〔功　　效〕　通经活络,祛寒止痛,软化骨刺。适用于跟骨骨刺。

牛骨醋方

〔组　　成〕　牛骨、干桑木、醋各适量。

〔制法用法〕　先在地上挖一直径和深度约 20 厘米的圆坑,并在旁边挖一进风洞。坑内先放适量的桑木柴点燃,再将牛骨放入。待牛骨燃烧后,患者足跟在坑上熏烤,同时用纱布蘸醋不断地涂擦患处。每日 1 次,每次 2～3 小时,一般 3～5 次见效。

〔功　　效〕　散结止痛。适用于跟骨骨刺。

热醋外浸方

［组　　成］　食醋 1000 毫升。

［制法用法］　将醋加热至热度适宜时泡足。每日浸泡 30～60 分钟,如温度下降,可再次加温,连用 10～15 天后足跟疼痛开始减轻,可连用 1～2 个月。

［功　　效］　止痛。适用于足跟骨刺。

灵仙醋方

［组　　成］　威灵仙 150 克,醋 500 毫升。

［制法用法］　将威灵仙碎为粗末,入醋共煎煮,沸后盛于小盆内,以布盖足熏至不烫时,再浸泡足,拭干后用拇指按摩患部 1 分钟。每日数次,1 周为 1 个疗程。

［功　　效］　软坚化结,散瘀止痛。适用于足跟部骨质增生。

足跟病愈液方

［组　　成］　炮穿山甲(代)30 克,炙鳖甲 40 克,威灵仙 50 克,米醋 1000 毫升。

［制法用法］　将前 3 味与陈米醋放砂锅内煎熬 30 分钟后离火,熏洗患足。患足跟要浸泡在药液内 30～40 分钟,每日 1～2 次。再次使用时将药液煮沸即可。每剂可用 7 天。7 天后换药不换醋,醋若减少,可随时添加。一般用 1 剂药即可痊愈;重者连用 2 剂,即可见明显好转。

［功　　效］　散结止痛。适用于足跟骨刺。

【注意事项】

1.急性足跟痛应卧床休息,缓解后也应减少行走、站立和负重。

2.选择鞋底柔软舒适的鞋子,在足跟部应用厚的软垫保护,以减轻局部摩擦、损伤。

3.温水泡脚,有条件时辅以理疗,可以减轻局部炎症,缓解疼痛。

4.经常做脚底蹬踏动作,增强跖腱膜的张力,加强其抗劳损的能力,减轻局部炎症。

5.当有持续性疼痛时,应该口服一些非甾体类抗炎镇痛药物治疗。

6.如果疼痛剧烈,严重影响行走时,局部封闭治疗是疗效最快的治疗方法。

二十一、骨质增生(骨痹)

骨质增生是一种骨质慢性退行性病变,即通常所说的骨刺、骨赘,多发于颈椎、腰椎、骶骨、膝关节和跟骨。

中医学称本病为"骨痹"。其病因多为肝肾亏虚,气血不足,风寒湿邪侵袭经络,气血瘀滞,经络不通所致。外伤或劳累过度也是骨质增生的常见原因。

【临床表现】

临床上患处常触痛明显,活动时加剧,俯仰、伸屈、转动欠灵活,有时伴有头晕、头痛和肢体麻木等症状。中医常见的临床分型包括以下几种。

1.肝肾阴虚型 表现为形体偏瘦,骨关节病处疼痛,局部有灼热感,得热则痛增,得冷则痛减,关节屈伸不利,甚至关节畸形或强直,面色潮红,唇干口苦,二便短少,或伴头晕耳鸣,腰酸膝软,烦躁不安,夜眠不实,舌红苔少或舌质红绛,脉弦细数。本型多见于素体阴虚或房劳过度,阴精亏耗者。一般病程尚短,以青壮年偏多。

2.肝肾阳虚型　表现为形体偏丰或臃肿,骨关节作胀,有冷痛感,屈伸不利,喜按摩及温熨,遇冷则痛剧,神疲肢冷,倦怠无力,面色㿠白或虚浮,口淡乏味,小便清长,大便偏溏,舌淡苔白滑,脉沉细弱。本型多见于老年人或平素禀赋不足、体弱多病者。病程较长,平素有寒湿凝滞,易感风寒者。

3.气血瘀阻型　表现为骨关节局部久痛不止,痛如针刺,昼轻夜重,稍事活动后局部疼痛可有所减轻,舌质偏暗有紫色,或有瘀斑,苔薄白,脉沉细涩。本型多见于中老年、久病患者。病程已久,反复不愈,或因闪扭外伤等所引发者。

4.寒湿痹痛型　表现为骨关节疼痛时轻时重,常与气候变化有关,平素恶风寒,易罹外邪,伴头晕目眩,自汗神疲,肢体麻木,面色苍白,舌淡苔薄白,脉濡细弦或沉紧。本型多见于骨质增生之急性发作时,常与阳虚型伴发,在寒湿痹痛缓解后,可见阳虚或阴虚型之征象。

【醋疗方】

川乌醋方

[组　　成]　生川乌适量,陈醋适量。

[制法用法]　将生川乌烘干研为细末,再用陈醋调成糊状,敷于患处,3日换药1次,反复数次。

[功　　效]　散瘀止痛。适用于骨质增生。

川芎陈醋膏方

[组　　成]　川芎6～9克,陈醋、凡士林各适量。

[制法用法]　将川芎研为末,用陈醋调成糊,加凡士林调匀成膏。取药膏敷于患处,外贴塑料纸,用纱布包扎,每2天换药1次,10天为1个疗程。若出现刺痒或起密集丘疹时,则应及时揭去。

[功　　效]　活血化瘀,散结止痛。适用于骨质增生。

大榕叶蒸醋方

〔组　　成〕　大榕叶 10～20 克,醋 1 杯。

〔制法用法〕　每取大榕叶蒸醋,送饭常食。

〔功　　效〕　续筋壮骨,祛风止痛。适用于远年骨痛,祛骨内风。

二 至 丸

〔组　　成〕　鹿角 125 克,麋角 15.6 克,真酥 94 克,无灰酒 1000 毫升,米醋 1000 毫升;苍耳子(酒浸一宿,焙干)250 克,山药 125 克,白茯苓 125 克,黄芪(蜜炙)125 克,当归(酒浸、焙)15.6 克,肉苁蓉(酒浸、焙)62.5 克,远志(去心)62.5 克,人参 62.5 克,沉香 62.5 克,熟附子 31.25 克。

〔制法用法〕　鹿角镑细,以真酥 31.25 克,无灰酒 1000 毫升,慢火炒干,取 125 克;麋角镑细,以真酥 62.5 克,米醋 1000 毫升,慢火炒干,取 15.6 克;再取苍耳子等后十味药,与鹿角、麋角共研为末,酒煮糯米糊做成丸子,如梧子大。每服 50 丸,温酒、盐汤任下,每日服 2 次。

〔功　　效〕　补虚损,生精血,祛风湿,壮筋骨。适用于因虚损而致的各种筋骨疼痛(可用于各个部位的骨质增生)。

二川蝎蚣醋方

〔组　　成〕　川芎 30 克,川乌 10 克,全蝎 5 克,蜈蚣 5 克,麝香 2 克,醋适量。

〔制法用法〕　将前 5 味共研细末,装瓶备用。用时将上药末用少量食醋调和成稠糊状,按足跟的面积大小将药膏涂于纱布上,敷于患处再用胶布或绷带将其固定,隔 2 日换药 1 次。

〔功　　效〕　散瘀止痛。适用于骨质增生。

姜黄赤芍醋方

[组　　成]　姜黄12克,赤芍12克,栀子12克,白芷12克,穿山甲6克,冰片3克,醋适量。

[制法用法]　将以上前6味药研成细末,用醋调成糊状,敷于患处,外用塑料薄膜包扎固定,夜敷日除,药干加醋,每料连敷3夜,1个月为1个疗程。

[功　　效]　散瘀止痛。适用于骨质增生。

灵仙醋洗方

[组　　成]　威灵仙粉150克,食醋500毫升。

[制法用法]　将上2味共煎煮,沸后盛于小盆中,以布盖脚熏至不烫时,再浸泡脚,拭干后用拇指按摩患处1分钟。每日数次,1周为1个疗程。

[功　　效]　散瘀止痛。适用于骨质增生。

灵仙凤仙醋膏

[组　　成]　威灵仙30克,透骨草30克,凤仙花30克,没药45克,细辛45克,陈醋适量。

[制法用法]　将前5味共研细末,装瓶封口备用。用时每取药末适量,用陈醋调成膏状,将药膏用纱布包敷于骨质增生部位及因骨刺影响所出现麻木、疼痛的相应部位的腧穴,如颈椎骨质增生则出现上肢麻木疼痛时,可贴敷于手三里、曲池、内外关等穴,余类推。胶布固定,每日换药1次。

[功　　效]　祛风除湿,软坚化结。适用于各类骨质增生。

木瓜灵仙方

[组　　成]　木瓜、威灵仙、淫羊藿、川芎各等分,山西老陈醋适量。

〔制法用法〕 先将前 4 味加水武火煎后以文火慢熬,浓度为 100 毫升含生药 50%～60%,加入等量山西老陈醋。用电极、滤纸浸泡药液后,再用骨质增生治疗机治疗,阴极放置腰椎,阳极放置痛点或环跳穴上,每日 1 次,15 次为 1 个疗程,治疗 3～4 个疗程。

〔功　　效〕 补肾壮骨,疏经活血,化瘀止痛。适用于骨质增生及腰椎管狭窄。

祛风除湿醋敷方

〔组　　成〕 生草乌 30 克,生川乌 30 克,威灵仙 20 克,草薢 20 克,木瓜 20 克,延胡索 20 克,苍术 20 克,桃仁 20 克,红花 20 克,牛膝 20 克,独活 20 克,茯苓 15 克,白芍 15 克,全蝎 15 克,食醋适量。

〔制法用法〕 将上药用布包煎,待快煎好时,加醋适量,趁热外敷患处,每日 2 次,每 2 日用药 1 剂。

〔功　　效〕 祛风除湿,活血通络。适用于骨性关节炎。

洗 药 方

〔组　　成〕 当归 15 克,川芎 15 克,川续断 15 克,川木瓜 15 克,川牛膝 15 克,艾叶 15 克,透骨草 15 克,赤芍 15 克,红花 15 克,大黄 15 克,五加皮 15 克,防风 15 克,白芷 15 克,威灵仙 15 克,制乳香 30 克,伸筋草 30 克,鸡血藤 30 克,没药 30 克,芒硝 30 克,食醋 250 毫升。

〔制法用法〕 将前 18 味用纱布包好,加水约 3000 毫升,煎沸约 30 分钟后取出药包,把药液倒入盆内,加芒硝、食醋搅匀。先以热气熏蒸患处,并用毛巾蘸药液交替热敷痛处。待水温降至 50～60℃ 时,将患肢放入盆内浸泡,若水温下降可加温再洗。每次熏洗约 1 小时,每日 1～2 次。次日仍以原药液加热后再用。

〔功　　效〕 活血化瘀,通络止痛。适用于增生性膝关节炎。

温肾化瘀汤方

[组　　成]　熟附子(先煎)12克,淫羊藿12克,三棱12克,莪术12克,熟地黄20克,金毛狗脊20克,骨碎补20克,土鳖虫9克,穿山甲(代)9克,怀牛膝15克,桂枝20克,食醋500毫升。

[制法用法]　上药除食醋外,水煎分2次服,每日1剂。药渣加食醋,浸泡10分钟后小火煎煮至水汽蒸发,手挤不流水为度,装入布袋内,趁热外敷患处。每日2次,每次30分钟,10天为1个疗程。

[功　　效]　温肾壮骨,活血化瘀,通络止痛。适用于骨质增生。

威灵仙乌梅醋方

[组　　成]　威灵仙60克,乌梅30克,石菖蒲30克,艾叶20克,独活20克,羌活20克,红花15克,醋500毫升。

[制法用法]　将以上前7味用醋浸片刻,再加水2500毫升煎煮,沸后盛于小盆中,以布盖脚熏至不烫时再将脚浸泡,拭干后用拇指按摩患部1分钟。每日1次,1剂药可反复煮8次。

[功　　效]　散瘀止痛。适用于骨质增生。

乌蛇皂刺膏方

[组　　成]　乌梢蛇20克,白花蛇1条,皂角刺15克,马钱子10克,透骨草15克,穿山甲(代)10克,五灵脂20克,制乳香10克,制没药10克,生川乌9克,细辛10克,威灵仙12克,白芍30克,食醋、黄酒、麝香各适量。

[制法用法]　将上药研成细末,以食醋、黄酒熬成膏,调入麝香入瓶备用。用时取药膏适量放在约6厘米×6厘米的胶布中,敷贴患处和相应穴位。每1~2日换药1次,10次为1个疗程。

[功　　效]　温经散寒,祛湿逐痰,活血化瘀。适用于骨质

增生。

无敌丸

［组　　成］　苍术(酒浸)45克,虎胫骨(代酥炙)45克,川乌头(炮)15克,草薢30克,杜仲(姜炙)30克,干木瓜30克,防风(去芦)15克,天麻15克,牛膝(酒浸)15克,乳香15克,没药15克,金毛狗脊(去毛)120克,醋适量。

［制法用法］　将上药共为细末,醋糊为丸,如梧桐子大。每服30丸,空腹时用温酒或盐汤送下。

［功　　效］　祛风胜湿,补肾壮骨。适用于肾虚骨痛。

五味子牛膝醋方

［组　　成］　五味子12克,乳香12克,牛膝20克,醋适量。

［制法用法］　将前3味共研为细末,再与醋调匀,敷于患处。

［功　　效］　止痛。适用于骨刺。

夏枯草醋方

［组　　成］　夏枯草50克,食醋1000毫升。

［制法用法］　将夏枯草放入食醋中浸泡2～4小时,然后煮沸15分钟,趁热熏洗患处20分钟。每日1～3次,每剂可使用2天。

［功　　效］　清热散结,止痛。适用于骨刺。

消赘液方

［组　　成］　当归20克,川椒20克,红花20克,续断30克,防风30克,乳香30克,没药30克,生草乌30克,海桐皮40克,透骨草60克,樟树皮100克,石灰(未浸水者良)50克,老陈醋5000毫升。

［制法用法］　先将上药研成细末,放入山西老陈醋内浸泡半

个月,去渣密封存放阴凉处备用。用纱布数层或脱脂棉适量,浸泡药醋,浸湿敷于患处,每日或隔日 1 次。

〔功　　效〕　透骨搜风,温经通络,祛风除湿,活血化瘀。适用于颈椎、腰椎、膝关节、足跟等部位骨质增生。

藏红花陈醋方

〔组　　成〕　藏红花 30 克,鸡血藤 30 克,威灵仙 30 克,何首乌 30 克,桂枝 30 克,防风 20 克,当归 20 克,细辛 20 克,川芎 20 克,草乌 20 克,透骨草 20 克,没药 20 克,山西老陈醋 2000 毫升。

〔制法用法〕　将上药加山西老陈醋后,浸泡 72 小时,去渣取液备用。使用前先取 6 厘米×12 厘米,厚 12 层纱布垫 2 块,用电子气功治疗仪通电 40 分钟。每日 1 次,10 次为 1 个疗程。

〔功　　效〕　活血通络,祛风散寒,行气止痛。适用于各部位骨质增生。

增生灵方

〔组　　成〕　当归 12 克,红花 12 克,土鳖虫 12 克,防风 12 克,透骨草 12 克,骨碎补 12 克,伸筋草 12 克,川乌 12 克,花椒 10 克,艾叶 10 克,甘草 9 克,食醋 1000 毫升。

〔制法用法〕　将前 11 味和醋以小火煎煮,至醋液剩下约 600 毫升时,趁热外洗患处,每日 1 剂,分 2 次外洗。每次 10 分钟,10 次为 1 个疗程。

〔功　　效〕　活血化瘀,通络止痛。适用于骨质增生。

【注意事项】

1. 老年人应节制饮食,保持适当的体重,避免肥胖。

2. 要尽快用药,采用口服和外用药综合疗法控制病情的发展。

3. 在急性期疼痛加重,要尽量减少受累关节的活动量,患者可适当卧床休息,通过休息来减少受累关节的机械性刺激。

4.病情在恢复期间,要避免受潮、受寒冷等环境因素刺激导致病情的复发。另外,可以适当增加户外活动,尽量避免长期卧床休息。

5.均衡饮食。多摄取富含抗氧化剂的食物如芒果、木瓜、甜瓜、葡萄、橘子、凤梨、香蕉、草莓、番茄、包心菜、马铃薯等含有丰富的维生素,而黄酮可以预防自由基的破坏,减缓发炎反应,加速运动伤害的复原及强化胶质的形成。

二十二、颈椎病(项痹)

颈椎病又称颈椎综合征,是指颈椎及其周围软组织发生病理改变而导致颈神经根、颈部脊髓、椎动脉及交感神经受到压迫或刺激而引起的综合症候群。颈椎病多因身体虚弱、肾虚精亏、气血不足、濡养欠乏,瘀血等病理产物积聚,而导致经络不通、筋骨不利而发病。本病与职业有密切的关系,颈部经常处于前屈状态,如写字、打字、缝纫、刺绣、久坐办公室等。在临床中,颈椎病又以现代医学中所称之颈椎骨质增生最为多见。

中医学称本病为"项痹",基本病机为年老正虚,气血不足,经气不利所致。

【临床表现】

发病时患者颈部活动受限,做颈部旋转活动时可引起眩晕、恶心或心慌等症状;头颈、肩臂麻木疼痛,重者肢体酸软乏力,甚则大小便失禁、瘫痪;部分患者可有头晕、耳鸣、耳痛,握力减弱及肌肉萎缩等。一般分为以下五种类型。

1.颈型颈椎病　突出表现为颈项疼痛,它是颈椎病最常见而首发的症状。

2.神经根型颈椎病　表现为疼痛由颈向肩、臂及手放射,颈向病侧屈曲,后伸或咳嗽、喷嚏和用力等皆使疼痛加剧,平卧或头向上牵引后减轻。多数患者有患侧上肢沉重无力、麻木或虫爬等异常感觉。

3.脊髓型颈椎病　表现为一侧或双侧下肢步态笨拙不稳,手的精细动作受限,最后发展为痉挛性瘫痪。

4.椎动脉型颈椎病　表现为头痛、头晕、昏厥,共济失调,步态不稳,复视,眼球震颤,面部麻木,吞咽困难等,以上可因颈部活动,特别是后仰或转头动作引起或加剧。

5.交感神经型颈椎病　表现为颈肩痛,头痛,枕部痛,头晕,头胀,视物模糊,彩视,眼发涩或流泪,双侧瞳孔或睑裂大小不等,眼窝部胀痛,耳鸣耳聋,一侧面部无汗或多汗,手麻木、肿、发凉,心律失常,心动过速或过缓等。

【醋疗方】

红外线醋方

［组　　成］　食醋适量。

［制法用法］　将纱布在醋中浸湿,以不下滴为度,敷于患处,用红外线照射 30～40 分钟。治疗中纱布干时可加温热醋 1 次,每日 1 次,15 天为 1 个疗程。

［功　　效］　软坚化结,散瘀止痛。适用于骨质增生而引起的颈椎病。

黄龙糊剂

［组　　成］　雄黄、地龙泥各等分,老陈醋适量。

［制法用法］　将上药分别研为末,装瓶备用。用时取药末适量,倒入山西老陈醋调为稀糊,以毛刷或毛笔蘸药糊均匀地涂抹在颈椎增生的部位,待干再涂,直至药糊用完,待 30 分钟后用水擦净。每日 1 次,7～10 天为 1 个疗程。

〔功　　效〕　祛风燥湿,通络止痛。适用于颈椎痛、头痛、眩晕。

急性子铁屑醋敷方

〔组　　成〕　急性子 100 克,草乌 60 克,白芷 50 克,铁屑粉、陈醋各适量。

〔制法用法〕　将前 3 味药物研成细粉,用陈醋调成糊状,敷于患处。再把铁屑粉薄而均匀地铺一层在上面(铁屑粉系砂轮打磨铁时落下的粉状物)。包敷时请注意勿与皮肤接触,然后用纱布包扎固定。每次包 3 天,隔 2 日再换药 1 次。

〔功　　效〕　温经通脉,软坚化结,散瘀止痛。适用于各类骨质增生。

颈椎醋膏方

〔组　　成〕　鹿角霜 25 克,细辛 25 克,羌活 45 克,桂枝 25克,柴胡 20 克,葛根 45 克,白芷 25 克,川芎 45 克,透骨草 10 克,蔓荆子 30 克,防风 20 克,秦艽 25 克,全蝎 20 克,高良姜 20 克,食醋适量。

〔制法用法〕　将上药共研为细末,备用。每取 2～4 克,用食醋调成膏摊在纱布上,贴于颈椎及大椎穴处,外用胶布固定。每次贴 24 小时,隔日 1 次,贴 8 次为 1 个疗程,每个疗程间隔 10 天。

〔功　　效〕　温经散寒,活血通络。适用于颈椎病。

羌葛止痛散

〔组　　成〕　羌活 45 克,葛根 45 克,川芎 45 克,蔓荆子 30克,鹿角霜 25 克,细辛 25 克,桂枝 25 克,白芷 25 克,秦艽 25 克,柴胡 20 克,透骨草 10 克,防风 20 克,全蝎 20 克,高良姜 20 克,食醋适量。

〔制法用法〕　上药除食醋外,共研细末,贮瓶备用。每取药2～4 克,用食醋调成糊状,摊于纱布上,贴敷于大椎穴(在第 7 颈椎,与第1胸椎棘突间正中处),用风湿止痛膏固定。每次贴24小时,隔日1次,8次为1个疗程,间隔10天后,再行第二个疗程。

[功　　效]　祛风除湿,散瘀通络。适用于颈椎骨质增生。

药 醋 方

[组　　成]　当归30克,红花20克,赤芍30克,苏木40克,透骨草40克,伸筋草40克,牛膝20克,三棱20克,莪术30克,生马钱子3克,川乌20克,草乌20克,老陈醋500毫升。

[制法用法]　上药加水2500毫升浸泡30分钟,大火煮沸后改小火煮30分钟,过滤取汁约1000毫升,冷却后加山西老陈醋混匀,装瓶备用。用时取药醋200毫升浸泡一个医用口罩,敷在颈椎部并用TDP治疗仪照射40分钟。每日1次,10次为1个疗程。

[功　　效]　温经散寒,活血通络,止痛。适用于颈椎病。

淫羊藿陈醋方

[组　　成]　淫羊藿500克,川芎500克,陈醋70~80毫升。

[制法用法]　将前2味药加水5000毫升,煎至1000毫升,过滤后浓缩至500毫升,贮存备用。每取药液20~30毫升,加陈醋70~80毫升搅匀,根据病变部位选择适应的电极及衬垫,浸入中药陈醋液中,捞出后置于病变部位,接通电源。每日1次,每次20分钟。10~20次为1个疗程,每个疗程可间隔7天,再做2~3个疗程。

[功　　效]　温阳补肾,活血通经。适用于颈椎、腰椎、膝关节骨质增生及跟骨骨刺。

中药醋离子导入法

[组　　成]　透骨草20克,川芎20克,当归15克,黄芪15克,鸡血藤15克,乳香10克,没药10克,独活10克,羌活10克,川乌10克,草乌10克,马钱子10克,乌梢蛇10克,山西老陈醋

400毫升。

[制法用法] 将上药以1000毫升蒸馏水,加入山西老陈醋200毫升浸泡1小时,用温水煎至500毫升,2次煎液混合,装入瓶中存于冰箱备用。治疗时用纸上电泳对导入药物极性测定,确定药物导入极性为正电离子,负极用生理盐水。选用药导按摩治疗机,治疗前将6厘米×8厘米的6层纱布在中药液中浸泡后,加温至30~45℃,正极放在患侧增生部位,负极放在相应压痛部位。治疗时开启开关,导入电流强度每平方厘米2~3毫安,按摩电流调至每平方厘米3~4毫安,每次20分钟,每日1次,12~15次为1个疗程。

[功　　效] 祛风除湿,益气活血,通络止痛。适用于颈椎、腰椎骨质增生。

【注意事项】

1.经常做颈项活动,锻炼颈部,以减轻肌肉紧张度。

2.低头工作不宜过久,要避免不正常的体位,如躺在床上看电视等。

3.避免头顶或手持重物。

4.睡觉时不可俯卧睡,枕头不宜过高、过低或过硬,并注意颈部保暖。

5.避免和减少急性损伤。

6.防风寒、潮湿,避免午夜、凌晨洗澡或受风寒吹袭。

二十三、肩周炎(肩不举)

肩周炎全称"肩关节周围炎",又称"五十肩""漏风肩"或"冻结肩",是以肩关节疼痛和功能障碍为主要症状的常见病症。本病好发于50岁左右,女性发病率略高于男性,多见于体力劳动者。

中医学称本病为"肩不举",认为本病的发生是由于肝肾亏损,气血虚弱,血不荣筋,或外伤后遗,痰浊瘀阻,复感风寒湿邪,使气血凝滞不畅,筋脉拘挛而致。

【临床表现】

主要症状为肩部弥散性疼痛,日轻夜重,夜间有时可被痛醒。疼痛由初期的阵发性,常因天气变化及劳累诱发,逐渐发展为持续性疼痛。肩部受牵拉或碰撞后可引起剧痛,不能向患侧侧卧,早晨起床时患肩稍事活动后,疼痛反能减轻。肩关节各个方向的主动活动和被动活动均受限,尤以外展、内旋及后伸功能受限严重。特别当患肩外展时出现典型的"扛肩"现象,不能完成梳头、叉腰、穿衣、系腰带等动作。本病症状早期以疼痛为主,后期以功能障碍为主。日久可发生失用性肌肉萎缩,以三角肌最为明显。由于引起肩周炎的病因有外伤、受寒、气血虚弱、肝肾亏虚等不同,其临床症状亦不尽相同。根据不同的临床表现来辨证分型,以确定相应的方药是中医治疗的关键。中医常见的临床分型包括以下几种。

1. 风寒型　表现为肩部疼痛,痛牵扯肩胛、背部、上臂、颈项,并有拘急感,天冷或受凉加重,得热减轻,肩部活动受限,压痛明显,舌淡,苔薄白,脉浮或紧或沉细。

2. 气血虚弱型　表现为肩部疼痛,痛势不重,隐隐作痛,劳累后加重,休息减轻,身倦无力,面白头晕,手足发冷,四肢麻木,心慌气短,舌淡,苔薄白,脉细无力。

3. 气滞血瘀型　表现为肩部疼痛,呈胀痛或刺痛,痛势剧烈,入夜更甚,甚至夜间难眠,痛处不移,拒按,多牵拉上肢、颈背部,情志刺激加重,肩部可有肿胀,舌质紫暗或有瘀斑瘀点,脉细涩。

4. 肾虚型　表现肩部酸痛隐痛,举动无力,劳累加重,休息减轻,头晕目眩,腰膝酸软,五心烦热或面色㿠白,手足不温,舌淡,苔薄白,脉沉细无力。

5.痰湿型　表现为肩痛绵绵难愈,筋骨疼痛,有沉重感,痛处拒按,活动受限,阴雨天或遇冷疼痛加重,得热则舒,舌淡,苔白腻,脉细濡。

【醋疗方】

艾 醋 方

〔组　　成〕　生艾叶 300 克,陈醋 150 毫升。

〔制法用法〕　将艾叶切碎,用陈醋拌匀炒热,装入布袋内,趁热外敷患处。每日 2 次,每次 20 分钟,7 天为 1 个疗程。

〔功　　效〕　温经散寒,散瘀止痛。适用于肩周炎。

葱白醋敷方

〔组　　成〕　葱白 30 克,食醋适量。

〔制法用法〕　将葱白捣烂如泥,加入食醋调匀成糊,敷于患处。

〔功　　效〕　通络止痛。适用于肩周炎。

川草乌羌活醋敷方

〔组　　成〕　制川乌 30 克,制草乌 30 克,白芥子 30 克,姜黄 30 克,羌活 15 克,桂枝 15 克,天南星 15 克,老陈醋适量。

〔制法用法〕　将前 7 味药共研细末,贮瓶备用。每取药末 16 克,用醋调成膏状,摊于 4 张 4 厘米×4 厘米的塑料薄膜上。用时将配制的软膏分贴于肩髃、肩髎(位于肩峰突起之后下方,约肩髃穴后 1 寸凹陷处)、肩外俞(位于背部,第 1 胸椎棘突下旁开 3 寸处)、臑俞穴(位于肩后,当腋后纹头直上,肩胛冈下缘处)等穴。每次 6～12 小时(夏天 6 小时),每周贴 1 次,连贴 4 次为 1 个疗程。

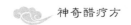

［功　　效］　祛风散寒,通痹止痛。适用于风寒湿邪所致的肩周炎。

黄龙陈醋方

［组　　成］　大黄30克,地龙30克,川芎10克,川乌10克,草乌10克,黄柏10克,樟脑10克,陈醋适量。

［制法用法］　将前6味药,共研细末,再与樟脑末和匀,贮瓶备用。每取药末30克,用陈醋调成膏状,取肩关节的痛点为中心,将药糊涂敷患处,外盖纱布,胶布固定,注意涂药面积不要超过8厘米。每日换药1次,5次为1个疗程。

［功　　效］　温经散寒,活血止痛。适用于肩周炎。

肩病膏方

［组　　成］　葱汁300毫升,姜汁300毫升,蒜汁300毫升,飞罗面60克,牛皮胶120克,凤仙花汁100毫升,米醋300毫升。

［制法用法］　将葱汁、姜汁、蒜汁及凤仙花汁与米醋混合,放在锅内加热,熬至极浓时加入牛皮胶溶化,再入飞罗面搅匀,略熬成膏。取8厘米见方的胶布数块,将膏摊于每块的中间,分别贴于肩髃、肩髎、曲池穴,每日换药1次。止痛甚速。

［功　　效］　散寒止痛。适用于肩关节疼痛、臂不能举。

肩凝散方

［组　　成］　皂角60克,羌活30克,桂枝30克,威灵仙30克,白芷30克,姜黄30克,乳香30克,没药30克,绞股蓝30克,制马钱子20克,细辛20克,冰片5克,陈醋适量。

［制法用法］　将上药研为细末,备用。用时视病变部位大小,酌取药末,加陈醋熬成糊,趁热摊铺在布上,待不烫手时敷在患处。每日敷1～2次,每剂可用3～4天。

［功　　效］　温经通阳,活血止痛。适用于肩周炎。

兰香草散方

［组　　成］　兰香草 50 克,食醋适量。

［制法用法］　将兰香草研为细末,加醋拌匀炒热外敷患处,每日 1 次。

［功　　效］　祛风除湿,行气止痛,散瘀消肿。适用于肩周炎。

水果醋蛋方

［组　　成］　香蕉 1 根,胡萝卜 150 克,苹果 200 克,鸡蛋 1 个,牛奶 100 毫升,食醋 100 毫升,蜂蜜适量。

［制法用法］　香蕉去皮切成 2 段,胡萝卜与苹果切成碎片,放入果汁机内,加入蛋黄、牛奶、食醋,共榨成汁,加入蜂蜜即成。常服有效。

［功　　效］　通络止痛。适用于肩背酸痛。

乌脑散方

［组　　成］　川乌 90 克,草乌 90 克,樟脑 90 克,老陈醋适量。

［制法用法］　将上药研为细末,装瓶备用。根据疼痛部位大小,取药末适量,用山西老陈醋熬成膏,均匀敷在压痛点上,外用纱布覆盖,然后用热水袋热敷 20 分钟,每日 1 次。

［功　　效］　散风祛湿,温经止痛。适用于肩周炎。

药醋热敷验方

［组　　成］　制川乌 30 克,制草乌 30 克,生麻黄 30 克,大黄 30 克,吴茱萸 30 克,姜黄 30 克,制附子 30 克,桂枝 20 克,小茴香 20 克,甘草 10 克,陈醋适量。

［制法用法］　将上药加工为粗末,然后放入食醋中调成糊

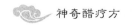

状。使用时,将药醋糊在锅中炒热,包在纱布袋中,热敷患处。每次 30 分钟,每日 1～2 次。注意在热敷之前,先在肩部皮肤上涂抹少许植物油,以防止药物烧灼皮肤。

〔功　效〕 温经散寒,活血止痛。适用于肩周炎。

【注意事项】

1.治疗期间应加强功能锻炼,肩部应注意保暖,避免过度劳累。

2.加强肩关节外展、上举及后伸等功能锻炼。

3.在发作期间应避免提抬重物,减少肩部活动,促使疼痛缓解。

4.注意肩部保暖,受凉常是肩周炎的诱发因素,中老年人更应重视保暖防寒,勿使肩部受凉。

5.纠正不良姿势,对于经常伏案、双肩经常处于外展工作的人,应注意调整姿势,避免长期的不良姿势造成慢性劳损。

6.睡觉时应尽量避免患侧肩部长时间受压。

二十四、腰椎间盘突出症

腰椎间盘突出症是由于腰部椎体关节、韧带、椎间盘等发生退行性变或外伤后,腰椎间盘纤维破裂,引起间盘髓核向椎管外突出,压迫神经根而出现的腰痛及一系列神经症状。常见的腰痛伴有单侧或双侧下肢放射性疼痛,咳嗽、打喷嚏、排便用力时腰痛加重,还伴有麻木不适感。

【临床表现】

患腰椎间盘突出症的患者可因年龄、性别、患病时间及突出物的部位不同而表现出各种各样的临床症状,常见临床表现如下。①腰痛症状:90%以上的患者均有这种表现。其疼痛范围主要是在下腰部及腰骶部,以持久性的钝痛最为常见。平卧位时疼痛可减轻,站立位及坐位时,这种疼痛可以加重。②下肢放射痛症状:可以沿着下腰部、臀部、大腿后侧、小腿前或后外侧至足跟。疼痛性质以放射性刺痛为主。下肢放射痛可以先于腰痛发生,亦可能在腰痛症状出现后出现,这两种情况因人而异。③下肢感觉及运动功能减弱症状:由于神经根的损害,导致了其支配的体感区的感觉及运动功能减弱甚至丧失。常见表现有皮肤麻木、发凉、皮温下降等,严重时出现肌肉萎缩甚至肌肉瘫痪。④马尾神经症状:这类症状表现为会阴部麻木刺痛,排尿无力,排便失禁等。中医常见的临床分型包括以下几种。

1. 气滞血瘀型　表现为腰痛症状明显,脊柱侧弯,腰$_{4\sim5}$间有明显压痛点,向下肢放射,患者在咳嗽、大笑时症状加重,疾病晚期可见患者肌肉萎缩,直腿抬高试验阳性,强迫体位,脉弦数或细涩。舌质暗紫。

2. 风寒阻络型　表现为患者腰腿疼痛有沉重感,自觉四肢湿冷,症状随天气变化,脊柱侧弯、椎旁压痛或放射痛,患者喜暖恶寒,脉沉迟,舌苔白腻。

3. 湿热下阻型　表现为腰腿疼痛,肢体无力,疼痛处有热感,遇热或者雨天疼痛加重,患者恶热口渴,小便短赤,脉弦数或濡数,舌苔黄腻。

4. 肝肾两虚型　表现为腰腿疼痛久治不愈,症状反复发作,患者筋骨痿软,按压疼痛处症状有所缓解,劳累后症状明显加重,侧卧时症状减轻,有时腿部发麻时伴有耳鸣耳聋,脉弦细尺脉弱,舌淡苔白。

【醋疗方】

陈醋导入方

[组　成]　陈醋适量。

［制法用法］ 将浸湿陈醋滤纸由负极置于腰部病灶部位,正极置于附近痛点穴位(一般以患侧环跳穴附近),耐受剂量,每次治疗 20 分钟,每日 1 次,10 次为 1 个疗程。可合并使用全身理疗按摩床(设有腰椎牵引＋按摩装置);患者仰卧行骨盆牵引,牵引重量开始以 25 千克逐渐加大重量,根据患者体质情况,以患者腰部拉紧为宜,然后启动床上滚动按摩装置,每次治疗时间为 30 分钟,每日 1 次,10 次为 1 个疗程。治疗后用磁疗腰托固定,回去嘱卧硬板床休息。

［功　　效］ 通经活络,散瘀止痛。适用于腰椎间盘突出症。

二乌透骨液方

［组　　成］ 川乌、草乌、透骨草、炮穿山甲(代)、乳香、没药、镇江陈醋各适量。

［制法用法］ 将上药先加水煎煮 30 分钟,去渣再煎浓缩后加镇江陈醋,用理疗机进行中药离子导入。每日 1 次,每次 20～30 分钟,10 次为 1 个疗程。

［功　　效］ 活血化瘀,理气止痛。适用于腰椎间盘突出症。

二乌三七马钱子醋方

［组　　成］ 生草乌 10 克,生川乌 10 克,三七 20 克,马钱子 12 克,食醋适量。

［制法用法］ 将前 4 味研为细末,用醋调匀,敷于患处。治疗过程中应卧床休息,不宜过分活动。

［功　　效］ 舒筋活络,止痛。适用于腰椎间盘突出症。

药垫方

［组　　成］ 附子 30 克,肉桂 30 克,牡丹皮 30 克,茯苓 30

克,泽泻 30 克,山茱萸 30 克,秦艽 30 克,川芎 30 克,桃仁 30 克,地龙 30 克,炒五灵脂 30 克,牛膝 30 克,狗脊 30 克,杜仲 30 克,川续断 30 克,淫羊藿 30 克,独活 30 克,皂角刺 30 克,王不留行 30克,细辛 90 克,冰片 20 克,阿司匹林 10 片,食醋 500 毫升。

〔制法用法〕 先缝制一个 18 厘米×25 厘米纱布袋备用,将上药共研为细末,加醋炒干,装入袋内,趁热敷于患处,胶带固定。以后每晚睡前煎醋 50 毫升酒在药内,热敷患处。10 天为 1 个疗程,下个疗程更换新药。

〔功 效〕 温阳补肾,通络止痛。适用于腰椎间盘突出症。

【注意事项】

1.避风寒,注意保暖。白天腰部佩戴腰围(护腰带),加强腰背部的保护,同时有利于腰椎病的恢复。

2.卧硬板床休息。仰卧位时,腰下垫只薄软的小枕头。

3.急性发作期尽量卧床休息,疼痛期缓解后也要注意适当休息,不要过于劳累,以免加重疼痛。

4.不能参加重体力劳动,在提重物时一定要注意姿势,应该先蹲下拿到重物,然后慢慢起身,尽量做到不弯腰。

5.在三四天内,应避免做向前弯曲的动作,如弯腰扫地、拖地、洗头等。

6.腰痛症状严重者,需配合推拿牵引或手术治疗。

7.注意平日饮食,多吃含钙量高的食物,如牛奶、虾皮、海带、芝麻酱、豆制品等。

第七章 皮肤科疾病醋疗方

一、湿疹（湿疮）

湿疹是一种常见的易复发的变态反应性皮肤病,好发于头面、四肢屈侧及会阴等部位,常呈泛发或对称性分布。湿疹是多因性疾病,一般认为与变态反应密切相关。部分与内分泌功能紊乱,自主神经功能紊乱有关;遗传因素亦为本病因素之一。湿疹在临床上有急、慢性之分。

中医学称本病为"湿疮"。其基本病机为禀赋不耐,风湿热邪客于肌肤,病久血虚风燥,肌肤失养。

【临床表现】

湿疹的临床特征是多形性皮损,弥漫性分布,对称发作,慢性期间局限而有浸润和肥厚,瘙痒剧烈。湿疹可见于任何部位,常好发四肢屈侧,病灶对称分布;成人还常好发于阴囊和肛门周围。临床上可出现皮肤红斑、丘疹、水疱等,剧痒搔抓后可见渗出、糜烂或结痂,也可感染化脓。病情顽固,常反复发作。现代医学将湿疹分为急性和慢性两大类。根据古今临床资料分析,本病多遵循新病多实,久病多虚之旨,进行辨证,主要为以下四型。

1. 热毒型　表现为发病急,病程短,局部皮损初起,皮肤焮红潮热,轻度肿胀,继而粟疹成片或水疱密集,渗液流津,瘙痒难忍,抓破后有痛感,伴身热口渴,大便秘结,小便短赤。舌质红,舌苔黄腻,脉来弦数。

2. 湿热型　表现为起病较缓,局部皮损多为丘疹,丘疱疹及小水疱,皮肤轻度潮红,瘙痒不休,抓破后糜烂渗出液较多,伴有身倦微热,纳呆乏味,大便不干或溏,小便短涩。舌质淡红,苔白腻或淡黄腻,脉来濡数。

3. 血虚型　表现为病情迁延反复,瘙痒无度,皮肤干燥脱屑,粗糙发裂,局部糜烂流少量黄水,皮损多呈对称性分布,皮损处有结血痂、鳞屑,大便秘结,小便黄少。舌质偏红,苔净,脉象细数。

4. 湿阻型　表现为病程日久,缠绵不已,皮肤粗糙肥厚,伴明显瘙痒,局部皮损处搔痕、糜烂,抓后津水淋漓,渗液浸淫,皮疹色暗,泛发全身或局部,身重乏力,胸闷纳呆,大便溏薄,小便清长。舌质淡胖,舌苔白腻,脉来濡缓。

【醋疗方】

艾叶醋贴方

［组　　成］　艾叶 60 克,醋 1000 毫升。

［制法用法］　将艾叶加入醋中,用砂锅煎成浓汁,摊薄纸上贴之,每日换药汁 2～3 次。

［功　　效］　散瘀除湿,杀虫止痒。适用于面疮头风,痒出黄水。

百部苦参汤

［组　　成］　百部 100 克,苦参 100 克,五倍子 50 克,枯矾末 30 克,食醋 20 毫升。

［制法用法］　将百部、苦参、五倍子加水 500 毫升,小火煎至 150 毫升,用纱布过滤后趁热加入枯矾末,1 小时后再加入食醋,备用。用时先用开水将患处皮肤洗净,擦干,再用消毒纱布浸入备用的药液作局部湿敷,每日换药 2 次。

［功　　效］　清热燥湿,杀虫止痒。适用于湿疹。

醋 洗 方

［组　　成］　好醋 100 毫升。

［制法用法］　将醋盛搪瓷盆内,将患手浸入 1～2 小时,浸后不要立即用水洗,每日 1 次。

［功　　效］　清热解毒。适用于湿疹。

独 胜 散

［组　　成］　芥菜花不拘多少,醋适量。

［制法用法］　轻轻洗去芥菜花的尘土,晾近干,为细末,醋调涂患处。

［功　　效］　除湿解毒,祛风止痒。适用于脂溢性湿疹。症见颈下天突穴间起如粟米,瘙痒无度,抓破流水,浸淫无度。

防风醋洗方

［组　　成］　防风、精盐、食醋各适量。

［制法用法］　将鲜防风加水煎汤,去渣,调入精盐和食醋,洗患处。

［功　　效］　祛风,除湿,解毒。适用于皮肤湿疹。

诃醋液方

［组　　成］　诃子 100 克,米醋 500 毫升。

［制法用法］　将诃子粉碎,加水 1500 毫升,以小火煎至 50 毫升,再入米醋煮沸即可。用时取药液浸洗患处,每日 3 次(均煮

沸后用），每次 30 分钟，每日 1 剂。一般 3～5 天显效。

［功　　效］　敛湿止痒。适用于急、慢性湿疹。

狼毒醋磨方

［组　　成］　狼毒、醋各适量。

［制法用法］　用狼毒磨醋取汁，涂于患处。

［功　　效］　祛风除湿，杀虫解毒。适用于干癣积年生痂，搔之黄水出，每逢阴雨即痒。

绿豆蜂蜜醋方

［组　　成］　绿豆粉 30 克，蜂蜜 9 毫升，冰片 3 克，薄荷 3 克，食醋 30 毫升。

［制法用法］　将绿豆粉在锅中炒成黑色，再与蜂蜜、薄荷、冰片和醋共调和成膏，摊在油纸上，当中留孔，敷于患处。

［功　　效］　清热解毒，燥湿止痒。适用于湿疹，疮疖，痈疽等。

轻粉密陀僧醋敷方

［组　　成］　轻粉 5 克，密陀僧 15 克，硫黄 10 克，黄柏 10 克，蛇床子 10 克，地肤子 5 克，苍术 5 克，雄黄 5 克，冰片 5 克，食醋适量。

［制法用法］　将以上前 9 味共研细末，用食醋调成糊状，先用温开水洗净患处，将药糊涂敷患处，每日 3 次。

［功　　效］　清热燥湿，祛风止痒。适用于顽固性湿疹。

清热利湿醋液

［组　　成］　拿蒴干根 18 克，食醋 500 毫升。

［制法用法］　取拿蒴干根切碎，浸于食醋中，7～15 天后滤取药液，局布涂布，每日 3 次。

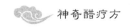

［功　　效］　清热利湿，杀虫解毒。适用于急性渗出性湿疹，脂溢性皮炎，渗出性皮炎等。

土大黄膏

［组　　成］　鲜土大黄根1000克，硫黄240克，生矾120克，点红川椒60克，醋适量。

［制法用法］　将后3味共研细末，用土大黄根捣汁，和诸药调成膏，新癣抓损擦之，多年顽癣加醋和搽，如日久药干，以醋调擦，银屑病用穿山甲（代）抓损擦之。

［功　　效］　祛风胜湿，杀虫止痒。适用于干、湿性顽癣，不论新久，但皮损顽厚，走串不定，唯痒不痛者。

外用醋蛋液

［组　　成］　鸡蛋3～5个，好浓醋适量。

［制法用法］　将鸡蛋放入大口瓶中，泡入好浓醋，以浸没鸡蛋为度，密封瓶口，静置10～14天后，将蛋取出，去蛋壳，将蛋黄和蛋清调匀，贮于瓶内。用温开水洗净患处，将醋蛋液涂抹患处。

［功　　效］　清营凉血，杀虫止痒。适用于牛皮癣，慢性湿疹，皮肤淀粉样变，血热风盛型神经性皮炎（多为久病之顽症，皮损泛及全身，呈大片浸润潮红斑块，间有抓痕、血痂及苔藓样变。自觉奇痒不止，心烦内热，口渴喜冷饮，尿黄便干，舌质红，舌苔黄腻，脉濡数）。

五色梅醋方

［组　　成］　五色梅叶30克，两面针30克，紫苏叶30克，毛麝香30克，薄荷叶30克，侧柏叶30克，墨旱莲30克，醋适量。

［制法用法］　将以上前7味研为细末，再用醋、水各半调成糊，涂敷患处，每日换药3次，若有黏性黄水流出，可加滑石粉，撒在患处。

[功　　效]　祛风止痒,解毒消肿。适用于皮肤湿疹。

羊蹄根醋方

[组　　成]　羊蹄根、食醋各适量。

[制法用法]　将羊蹄根捣烂,加醋调匀,涂搽患处,稍过一阵,用冷水洗去,每日 1 次。如用新采得的羊蹄根磨醋涂搽,效果更好。

[功　　效]　解毒杀虫,除湿止痒。适用于湿疹、体癣。

皂荚醋方

[组　　成]　鲜皂荚 100 克,食醋 20 毫升。

[制法用法]　将鲜皂荚切碎捣烂,加开水及食醋调匀,密闭 3 小时即可用。用棉球蘸药涂敷患处,每日 3～4 次,直至痊愈。

[功　　效]　散瘀除湿,杀虫止痒。适用于湿疹。

皂角苦参丸

[组　　成]　苦参 500 克,荆芥 360 克,白芷 180 克,大风子肉 180 克,防风 180 克,大角皂 150 克,川芎 150 克,当归 150 克,生何首乌 150 克,胡麻仁 150 克,枸杞子 150 克,炒牛蒡子 150 克,威灵仙 150 克,全蝎 150 克,白附子 150 克,蒺藜(炒去刺)150 克,独活 150 克,川牛膝 150 克,草乌(汤泡,去皮)90 克,苍术(米泔水浸,炒)90 克,连翘(去心)90 克,天麻 90 克,蔓荆子 90 克,羌活 90克,青风藤 90 克,甘草 90 克,杜仲(酥炙)90 克,白花蛇(切片,酥油炙黄)30～40 克,缩砂仁(炒)30～40 克,醋适量。

[制法用法]　上药,为细末,醋打老米糊为丸,梧桐子大 30～40 丸,食前温酒送下。服药期间,宜避风,忌口。

[功　　效]　清热燥湿,祛风止痒。适用于粟疮作痒,年深日久,肤如蛇皮者(结疖性皮肤瘙痒症)。

【注意事项】

1. 保持良好卫生习惯，勤换衣服，勤晒被褥，使皮肤保持清洁。要改善居住环境，避免潮湿等。

2. 忌用热水、肥皂等刺激性较强的洗涤剂洗患处，尽量避免用手指抓搔局部患处，并保持情绪安定，切勿焦虑、忧郁。

3. 饮食宜清淡而富于营养，忌食海腥发物及腥辣食物，如酒、烟、羊肉、鱼、虾等食品。

4. 平时保持大便通畅，睡眠充足。

5. 出行时，应避免强日晒、风寒对身体的影响。

二、稻田皮炎（水渍疮）

稻田皮炎是农业劳动者从事水稻耕作过程中发生的一种皮肤病，临床分为禽畜类血吸虫尾蚴皮炎和浸渍糜烂型皮炎两种。以皮肤瘙痒、发热、继发丘疹、水疱，甚则糜烂、渗液等为主症。

中医学称本病为水渍疮，为湿毒之邪入侵肌肤，郁而化热，邪热与气血相搏所致。

【临床表现】

稻田皮炎一般在下水田后 3～5 天发病。临床表现为患者手背、小腿、足趾间表皮浸渍、发白、糜烂，常伴有小丘疹和水疱出现，奇痒难忍。中医常见的临床分型包括以下两种。

1. 浸渍糜烂型皮炎　俗称烂手、烂脚、水毒，中医学称为水渍烂疮。一般在下水后 3～5 天发病。指（趾）间、手掌及其两侧表皮发生浸渍、变白、起皱糜烂、渗液，或有红色丘疹、水疱，痒。如不再下水田，2～3 天可自愈。若不加处理，或继续下水，可引起继发感染。

2. 禽畜类血吸虫尾蚴皮炎　俗称鸭怪或鸭屎风。此病一般在下水田后 15～20 分钟发病。四肢浸水处感觉刺痒,后发生点状红斑、丘疹和水疱,3～4 天后可逐渐消退。

【醋疗方】

密陀僧醋方

〔组　　成〕　密陀僧 60 克,食醋适量。

〔制法用法〕　将密陀僧研为细末,再与醋调成糊,备用。用时洗净患部皮肤,再搽上药糊,每日 1～2 次。

〔功　　效〕　消肿杀虫,收敛防腐。适用于稻田皮炎、汗斑等。

五倍子白醋方

〔组　　成〕　五倍子 60 克,白醋 500 毫升。

〔制法用法〕　将五倍子研为细末,放入白醋中溶解,在下水田前,涂抹四肢受水浸泡处,使其成为黑色保护层。若已患水田性皮炎者,涂抹后半天至一天内,患处即可渗出液停止,疼痛减轻。

〔功　　效〕　解毒敛疮,散瘀止痛。适用于水渍疮(稻田皮炎)。

【注意事项】

1. 下水田劳动后,应及时用温热开水清洗、擦干手足,预防本病发生。

2. 下水田劳动,条件许可时,可穿胶鞋作业,避免长时间与泥水接触。

3. 患本病后,不要再下水田,7～10 天可自愈,但应注意手足的清洁卫生,以防止继发感染发生。

三、接触性皮炎

接触性皮炎是指皮肤或黏膜单次或多次接触外源性物质后,在接触部位甚至以外的部位发生的炎症反应。表现为红斑、肿胀、丘疹、水疱甚至大疱。引起本病的物质主要有动物性、植物性和化学性三大类,其中尤以化学物质致病为多见。根据其发病机制通常可将接触性皮炎分成变态反应性接触性皮炎和刺激性接触性皮炎两类。此外,还有速发型接触性反应、光毒性及光变态反应性接触性皮炎、系统性接触性反应和非湿疹样接触性反应等其他类型。

【临床表现】

接触性皮炎起病较急。皮损多局限于接触部位,少数可蔓延或累及周边部位。典型皮损为境界清楚的红斑,皮损形态与接触物有关,其上有丘疹和丘疱疹,严重者红肿明显并出现水疱和大疱,后者疱壁紧张,内容清亮,破溃后呈糜烂面,偶可发生组织坏死。常自觉瘙痒或灼痛,搔抓后可将致病物质带到远隔部位并产生类似皮损。少数病情严重的患者可有全身症状。中医常见的临床分型包括以下几种类型。

1. 热毒湿蕴型　表现为起病急骤,皮损鲜红肿胀,水疱或大疱,糜烂渗液,灼热瘙痒。

2. 血虚风燥型　表现为病情反复发作,皮损肥厚干燥,有鳞屑,或呈苔藓样变,瘙痒剧烈,有抓痕及结痂。

【醋疗方】

治狐尿刺方

[组　　成]　蚁垤土 7 粒,醋适量。

〔制法用法〕　蚁垤土,研末,醋调搽。

〔功　　效〕　祛风除湿,清热解毒。适用于狐尿刺。

【注意事项】

1. 精神愉快,生活有规律,不要过度劳累。

2. 去除病因,远离过敏原。

3. 适当锻炼,选择适合自己的一些活动,如爬山、散步、跳舞等。

4. 注意饮食,忌食辛辣及油炸食物,特别是发病期。平时饮食清淡,忌吃易引起过敏的食物,如酒、海鲜等,多吃新鲜蔬菜或水果。

5. 根据自己的身体状况,选择服用适合自己的保健食品,提高免疫功能,改善体质,不生病或少生病,提高生活质量。

四、脂溢性皮炎(白屑风)

脂溢性皮炎又称脂溢性湿疹,系发生于头、面、眉、耳及胸背等皮脂分泌活跃部位的一种慢性炎症性皮肤病,表现为暗红色或黄红色斑片上覆以鳞屑或痂皮。多与遗传、激素、神经和环境因素有关。本病多见于成人和新生儿。

脂溢性皮炎相当于中医学的"白屑风""面游风"范畴。中医学认为本病多由肺胃内热蕴蒸,或脾虚运化失调、水湿内停或血虚风燥,肌肤失养所致。

【临床表现】

脂溢性皮炎好发于头面、鼻旁沟、耳后、腋窝、上胸部、肩胛部、脐窝及腹股沟等皮脂溢出部位。皮损处多为淡红色或黄红色如钱币状斑片,上附油腻性鳞屑或痂皮。干性皮脂溢出多见于干燥脱屑斑片,自觉瘙痒。可有精神易兴奋、皮脂分泌异常或有偏食习惯。病情严重或处理不当可发展为脂溢性湿疹甚至红皮病。中医常见的临床类型有以下几种。

1.血虚风燥型 临床表现为皮肤干燥,有糠秕状鳞屑,瘙痒,头发干燥无光,常伴有脱发。舌质红,苔薄白,脉弦。

2.肺胃热盛型 临床表现为起病突然,皮损红色,并有渗出、糜烂、结痂、剧痒,伴心烦口渴,大便秘结。舌质红,苔黄,脉滑数。

3.脾虚湿困型 临床表现为发病较缓,皮损淡红或黄色,有灰白色鳞屑,伴有便溏。舌淡红,苔白腻,脉滑。

【醋疗方】

大黄冰片醋方

[组　　成] 生大黄100克,冰片20克,食醋250毫升。

[制法用法] 于密封瓶中浸泡7天,至颜色变成棕色后应用。使用前先用75%乙醇消毒患处,再涂以上药液,每日3～4次。

[功　　效] 清热利湿,疏风止痒。适用于脂溢性皮炎。

甘油醋方

[组　　成] 甘油1份,食醋5份。

[制法用法] 将2味混匀,涂搽患处。

[功　　效] 消炎止痒。适用于脂溢性皮炎。

苦参白鲜皮醋洗液

[组　　成] 苦参30克,白鲜皮15克,土茯苓15克,蒺藜10克,生地黄10克,何首乌10克,威灵仙10克,赤芍10克,丹参15克,独活10克,防风10克,乌梢蛇10克,川椒10克,枯矾10克,硫黄10克,食醋200毫升。

[制法用法] 上药除食醋外,其余各药水煎后过滤,即刻热

熏,温时入醋敷洗,每日 2～3 次。若有水疱、糜烂者,浸洗后外敷由枯矾、百部、黄连各等分制成的药末。

〔功　　效〕　养血润燥,清热除湿,搜风活血,杀虫解毒。适用于脂溢性皮炎等。

生发膏

〔组　　成〕　蔓荆子 60 克,附子 60 克,细辛 60 克,续断 60 克,皂荚 60 克,泽兰 60 克,零陵香 60 克,防风 60 克,杏仁 60 克,藿香 60 克,白芷 60 克,松叶 90 克,石楠 90 克,莽草 30 克,松膏 2 千克,马鬐膏 2 千克,猪脂 2 千克,熊脂 2 千克。

〔制法用法〕　上 18 味,㕮咀,以清醋 3 升渍药一宿,明旦以马鬐膏等微火煎,三上三下,以白芷色黄膏成,用以泽发。

〔功　　效〕　散寒除湿,润发祛屑,散风止痒。适用于头中风痒,白屑。

五香膏

〔组　　成〕　藿香 37.5 克,甘松香 37.5 克,甲香(炙)37.5 克,鸡舌香 37.5 克,附子(炮)37.5 克,续断 37.5 克,乌喙(炮)37.5 克,泽兰 30 克,防风 30 克,细辛 30 克,白术 30 克,白芷 53 克,松叶 53 克,莽草 53 克,柏叶(炙)60 克,大皂荚(炙)2 寸,甘草(炙)23 克,猪脂 2.5 千克,苦酒 1.2 升。

〔制法用法〕　前 18 味,㕮咀,绵裹,以苦酒渍一宿,用猪脂煎之,取附子黄为度去滓。睡前沐头,将膏敷用,手揩头皮,令膏翕翕着皮。

〔功　　效〕　祛风胜湿,散瘀润发。适用于头风,头皮瘙痒,去白屑,长发,令发乌光滋润。

洗发食醋方

〔组　　成〕　米醋适量。

〔制法用法〕 先将头发用洗头剂洗后,再以温水加少许米醋清洗 1 次。如头皮屑过多,可直接用醋涂抹头皮,每晚 1 次,数次即愈。

〔功　　效〕 消脂止痒,养发护发。适用于头发干枯脱落,头皮多屑。

【注意事项】

1.避免精神过度紧张及局部搔抓,生活有规律,保持足够睡眠。

2.注意调节饮食,多吃蔬菜,限制多脂、多糖饮食,忌食辛辣、酒等刺激性食物。

3.口服药物治疗脂溢性皮炎时,可用维生素 B_6、维生素 B_2、复合维生素 B 或烟酰胺等。

4.瘙痒剧烈可用止痒镇静药如抗组胺药,炎症明显或继发感染可用抗生素如四环素或红霉素。

5.外用疗法以去脂、杀菌、消炎、止痒为治疗原则。

五、神经性皮炎

神经性皮炎是与精神情绪有密切关系的、以阵发性剧痒和皮肤苔藓样变为主要表现的慢性炎症性皮肤病。本病多见于中老年,病程缠绵,持续数月数年而不易治愈,愈后易复发。好发于四肢的伸侧及颈周、眼睑、肘窝、腘窝等处。

中医学认为本病多为风、湿、热三种蕴阻肌肤或血虚风燥,肌肤失养所致。本病与情志失调亦有一定关系。

【临床表现】

神经性皮炎大多好发于颈项处,初起皮肤先有瘙痒,继之出现粟米大小不规则之扁平实质丘疹,皮色如常或呈淡褐色,进而融合成片,皮肤干燥、肥厚、浸润,皮脊突起,皮沟加深,形似苔藓。常呈淡红或淡褐色。剧烈瘙痒是其主要症状,以夜间和情绪波动时为重。常见的中医临床类型包括以下几种。

1. 郁热型　表现为皮损初起,色红界清,瘙痒阵作,伴心烦易怒,或神志抑郁,失眠多梦,口苦咽干,目赤心悸,舌边尖红,舌苔薄白或白,脉弦滑。

2. 湿蕴型　表现为皮损色淡或淡褐色,肥厚成片,阵发性剧痒,夜间尤慎,伴纳食无味,便秘或溏,夜眠不安,舌质淡暗,舌苔白或白腻,脉濡或滑。

3. 血燥型　表现为皮损色暗或灰白,肥厚粗糙,斑块经久不消,间见抓痕血痂,痒不能抑,伴心悸乏力,气短健忘,或月经不调,便秘纳呆,舌质淡,舌苔白,脉沉细。

【醋疗方】

巴豆醋方

〔组　　成〕　巴豆、食醋、精盐各适量。

〔制法用法〕　将醋倒入粗瓷碗中,用去壳的巴豆磨浆,以稠为度。用时患处先用1‰的盐水或凉开水洗净揩干,再用巴豆醋汁涂搽患处。每周用药1次。

〔功　　效〕　止痒。适用于神经性皮炎。

斑蝥砒霜醋敷方

〔组　　成〕　斑蝥粉2分,砒霜1分,白醋适量。

〔制法用法〕　将2药混匀,加白醋调成糊状,涂患处约30分钟,刺破所起之水疱,吸干液体,涂消炎药膏。

〔功　　效〕　疏肝清热,疏风止痒。适用于神经性皮炎。

半夏斑蝥醋敷方

〔组　　成〕　生半夏、斑蝥、白狼毒各等分,米醋适量。

[制法用法] 将生半夏、斑蝥、白狼毒共研极细末,适量米醋调成糊状涂抹患处。根据病情轻重,病程长短,可1次连续涂抹,即待药液干燥,继续涂抹直到局部呈炎症、充血微凸出皮肤,其颜色微发白为止。

[功 效] 疏肝清热,疏风止痒。适用于神经性皮炎。

荸荠陈醋方

[组 成] 鲜荸荠10枚,陈醋75毫升。

[制法用法] 荸荠去皮,切片浸醋中,放锅内用小火煎10余分钟,待醋干后,将荸荠捣成糊备用。用时取药糊少许涂患处,用纱布摩擦,当局部发红时,再敷药糊,贴以干净纸,再包扎好,每日1次,治愈为止。

[功 效] 清热,散瘀解毒。适用于神经性皮炎、体癣。

大风子红花醋液

[组 成] 大风子100克,红花100克,明矾100克,荆芥100克,皂角100克,防风100克,藿香100克,黄柏100克,黄精100克,苦参100克,地骨皮120克,地肤子120克,蒺藜120克,百部120克,大黄60克,斑蝥50克,蜈蚣25条,细辛20克,生马钱子20克,硫黄40克,雄黄40克,冰片30克,陈醋10升。

[制法用法] 上药共研细末,布包,用陈醋浸泡,密封3个月后弃渣取液,瓶装备用,每日3次,20天为1个疗程,可用1~3个疗程。

[功 效] 通腠理经络,祛风除湿清热,杀虫解毒止痒。适用于顽固性神经性皮炎。

凡士林醋方

[组 成] 凡士林、陈醋各等量。

[制法用法] 以上2味放入瓷盆中,温火煎至水分完全蒸

发,并不停地搅拌,冷却后放入瓶中备用。涂敷患处,每日 1～2
次。

　　〔功　　效〕　解毒,止痒。适用于神经性皮炎、体癣等。

黄柏醋精浸液

　　〔组　　成〕　黄柏 50 克,食用醋精 200 毫升。

　　〔制法用法〕　将黄柏放入食用醋精中,浸泡 6～7 天,纱布过
滤,滤液分装在 50 克瓶中放置备用。用时将患处用温水洗净,用
竹签蘸药液点搽患处。

　　〔功　　效〕　清热消炎,杀菌杀虫。适用于神经性皮炎。

木鳖子醋洗方

　　〔组　　成〕　木鳖子 60 克,陈醋 500 毫升。

　　〔制法用法〕　木鳖子去外壳,烤干后研成细末,放入陈醋内
浸泡 7 天,每日摇动 2 次。先用绿茶水清洗患处,然后用药液直
接涂搽,每日 2～3 次,7 天为 1 个疗程。

　　〔功　　效〕　疏肝清热,疏风止痒。适用于神经性皮炎。

木槿皮米醋方

　　〔组　　成〕　木槿皮、米醋各适量。

　　〔制法用法〕　将木槿皮火煅存性,研为细末,加入米醋调匀
成糊状,涂敷患处。

　　〔功　　效〕　清热利湿,杀虫止痒。适用于头面神经性皮
炎,体癣,白秃疮。

木槿皮蛇床子醋敷方

　　〔组　　成〕　木槿皮 30 克,蛇床子 30 克,百部根 30 克,五倍
子 24 克,密陀僧 18 克,轻粉 6 克。

　　〔制法用法〕　上药共研细末,用时以皂角水洗患处,再以醋

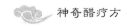

调药粉成糊状,敷于患处,每日 1 次。

　　[功　　效]　疏肝清热,疏风止痒。适用于神经性皮炎。

闹羊花蟾酥醋敷方

　　[组　　成]　闹羊花 15 克,蟾酥 24 克,生川乌 30 克,生草乌 30 克,生半夏 30 克,生天南星 30 克,细辛 24 克,醋适量。

　　[制法用法]　上药共研细末。用水调、醋调或酒调药末敷于患处。

　　[功　　效]　攻毒祛风止痒。适用于神经性皮炎,患处剧烈瘙痒。

羌柏醋液方

　　[组　　成]　羌活 5 克,苍术 5 克,柏子仁 5 克,地骨皮 5 克,樟脑 1 克,老陈醋 100 毫升。

　　[制法用法]　上药与山西老陈醋同装入瓶内,浸泡 1 周后,以消毒棉球蘸药醋涂搽皮损部位,早晚各 1 次,4 周为 1 个疗程。

　　[功　　效]　疏风清热祛湿,和血宁神止痒。适用于神经性皮炎。

牛皮癣醋方

　　[组　　成]　白砒霜 0.1 克,樟脑 0.3 克,铅粉 0.3 克,硫黄 0.3 克,五倍子 5 克,松针 30 克,老柑树皮 30 克,密陀僧 3 克,食醋 250 毫升。

　　[制法用法]　将前 8 味研为细末,以米醋浸泡 3 日,外涂患处。每日 3 次,治愈为止。

　　[功　　效]　散瘀,杀菌,止痒。适用于神经性皮炎。

蛇舌草酸醋方

　　[组　　成]　白花蛇舌草 50 克,金银花 30 克,千里光 30 克,

生姜30克,酸醋适量。

　　[制法用法]　将前4味共捣烂,用酸醋浸泡,取汁外搽患处。

　　[功　　效]　清热解毒,散瘀止痒。适用于神经性皮炎。

食醋糊剂方

　　[组　　成]　苦参20克,花椒15克,山西老陈醋500毫升。

　　[制法用法]　将山西老陈醋放入铁锅内用火煮沸浓缩至30～50毫升,装入瓶内浸泡苦参、花椒1周即可用(时间越长越好)。用时先用温开水清洗患部,用消毒棉球蘸醋液涂搽病变部位,每日早晚各1次。

　　[功　　效]　温中散寒,杀虫止痒。适用于神经性皮炎。

【注意事项】

　　1.注意保持心情舒畅,学会自我调节,自我放松,避免感情冲动。

　　2.起居规律,生活有节制,劳逸结合。

　　3.避免局部刺激,不能用热水洗烫,避免搔抓、摩擦、蹭刮等刺激,可以局部拍打缓解阵痒。

　　4.不宜穿过硬的内衣,以免刺激皮肤。

　　5.不抽烟,忌食酒、辣椒等刺激性食物,多吃清淡食物。

　　6.注意对诱发本病的其他疾病,如慢性胃肠功能障碍、内分泌失调、感染性病灶、神经衰弱等进行治疗。

　　7.部分外用药不适于全身大面积、长时间应用。

六、毛囊炎(发际疮)

　　　毛囊炎是指葡萄球菌侵入毛囊部位所发生的化脓性炎症。中医学也称为发际疮。本病好发于头部、项部、臀部、肛周或身体其他部位,且有复发倾向,常多处发生,性质顽固,迁延难愈。本症为整个毛囊细菌感染发生化脓性炎症。初起为红色丘疹,逐渐演变成丘疹性脓疱,孤立散在,自觉轻度疼痛。在成人主要发生于多毛的部位,在小儿则好发于头部,其皮疹有时可互相融合,愈后可留有小片状秃发斑。

中医学认为,毛囊炎多由湿热内蕴,外受热邪,熏蒸肺系,蕴结肌肤,郁久化热,热盛肉腐成脓,脓毒流窜,相互贯通,发为本病。或素体虚弱,卫外不固,外感热毒;或因皮肤不洁,复遭风毒侵袭,风外搏结所致。

【临床表现】

毛囊炎初发时常为散在性,形状如同米粒大小,呈鲜红色或深红色毛囊性丘疹,其中心贯穿毛发,周缘有炎性红晕,随后迅速变成脓疱,但不互相融合。脓疱破裂或拔去其中毛发时可排出少量脓液和血浆,但局部炎症逐渐消退后不留瘢痕。毛囊炎好发于头部,而其他有毛部位也可波及。毛囊炎初发时大都成批出现,每一个损害历时5～7天可以吸收痊愈,然而新的损害不断发生,故病程往往绵延数周至数月,有的甚至更久。症状时轻时重,反复不愈。瘙痒的程度也不一,有时伴有微痛。检查时患处附近淋巴结肿大,病变严重时可伴有发热。中医常见的临床分型包括以下几种。

1.湿热型 表现为臀部或四肢有散在的红色丘疹,肿痛,小便短赤,大便秘结,苔薄黄,脉弦。

2.阴虚型 表现为素体虚弱,面色苍白,舌质淡或红,脉沉细。

【醋疗方】

醋调五倍子散

[组 成] 五倍子、食醋各适量。

［制法用法］ 取纯净五倍子研细末,过 100 目筛,装瓶放阴凉干燥处贮存备用。使用时,将局部毛发剃光,用肥皂水洗搽患处,常规消毒,后视疮面大小,取五倍子散加食醋调成糊状,并均匀涂于敷料上(涂药 3 毫米厚),贴于患处固定即可,每 3 日换药 1 次。

［功　　效］ 敛疮消肿,散瘀止痛。适用于多发性化脓性毛囊炎,蜂窝组织液等。

蛇 蝎 液

［组　　成］ 乌梢蛇 30 克,全蝎 6 克,露蜂房 1 个,食醋 100 毫升。

［制法用法］ 将前 3 味药浸泡于食醋中,24 小时(时间长些更好)后,即可用药液涂搽患处。每日 2 次,涂药后也可用敷料包扎。

［功　　效］ 祛风湿,通经络,散瘀解毒。适用于慢性毛囊炎。

五倍雄黄醋方

［组　　成］ 五倍子 310 克,雄黄 30 克,枯矾末 30 克,醋适量。

［制法用法］ 先将雄黄及枯矾研为细末,后加五倍子末研和。毛囊炎用醋调疮上,脓疱疮或湿疹感染时,与湿疹粉等量混合,香油调搽。

［功　　效］ 敛肺降火,杀虫解毒。适用于发际疮(毛囊炎),脓疱疮,湿疹感染。

【注意事项】

1.首先要讲究皮肤的清洁卫生,同时要避免搔抓等刺激。特别是头部,由于毛发多、皮脂腺和汗腺较丰富,排泄物也多,所以更应该保持清洁卫生。

2. 平时要尽量少食刺激性食物、海鲜、酒、动物性脂肪,并保持每天排便。

3. 避免物理性刺激。

4. 如果是糖尿病患者应该及时进行治疗,这样可以防止诱发毛囊炎。

5. 注意饮食营养。忌食营养过于丰富的食物,如肝类、肉类、洋葱等;忌食桂枝、肉桂、干姜等发散类食物;忌食油腻、燥热类食物。

七、脓疱疮(天疱疮)

脓疱疮,中医学又名天疱疮,为一种常见的化脓性皮肤病,具有接触传染及自身接种的特性,多见于夏秋两季,在2—6岁的儿童中流行,互相传染。本病好发于脸面、耳项、四肢等暴露部位,初为红斑或水疱,很快变成脓疱,周围有红晕。脓疱一般为绿豆到指头大小,容易破损,流出黄水,结成黄色或灰黄色痂,可互相融合,有的中央自愈而边缘扩展呈环状,一般无全身症状,重者可有发热及附近淋巴结肿痛等。

中医学认为,本病因感受暑湿热毒,以致气机不畅、疏泄障碍、熏蒸皮肤而成。

【临床表现】

1. 西医分型

(1)大疱性脓疱疮:好发于面部、四肢等暴露部位。初起为散在的水疱,1~2天后水疱迅速增大,疱液由清亮变浑浊,脓液沉积于疱底部,呈半月形积脓现象,为本型脓疱疮的特征之一。疱壁薄而松弛,破溃后显露糜烂面,干燥后结黄色脓痂。有时在痂的四周发生新的水疱,排列呈环状,称为环状脓疱疮。患者自觉瘙痒，一般无全身症状。

(2)非大疱性脓疱疮：好发于颜面、口周、鼻孔周围、耳郭及四肢暴露部位。表现为在红斑基础上发生薄壁水疱，迅速转变为脓疱，周围有明显红晕。脓疱破后，脓液干燥结成蜜黄色厚痂，痂不断向四周扩张，可相互融合。自觉瘙痒，常因搔抓将细菌接种到其他部位，发生新的皮疹。结痂一周左右自行脱落痊愈，不留瘢痕。重症患者可并发淋巴结炎、发热等。

2.中医分型

(1)脾虚型：临床表现为脓疱稀疏，分布躯干与下肢为多，脓疱色淡白或淡黄，周围红晕不显，破后糜烂面淡红不鲜；面色苍白，胃纳欠佳，大便溏，舌质淡红，苔薄白，脉虚缓。

(2)湿热型：临床表现为脓疱较密集，分布头面及上肢为多，色黄，周围红晕，破后糜烂面鲜红，附近淋巴结肿大或伴有轻度发热、口干、尿短赤、大便干结，舌质红，苔黄腻，脉弦滑数。

【醋疗方】

石膏醋涂方

〔组　　成〕　生石膏120克，滑石120克，青黛60克，川黄柏60克，枯矾60克，五倍子60克，轻粉15克，食醋适量。

〔制法用法〕　上药除食醋外，共研细末，贮瓶备用。使用时，先用过氧化氢(双氧水)或生理盐水清洁皮肤表面，然后根据皮损面积取药末适量，加食醋调成稀糊状，涂敷于皮损表面，不需包扎。每日2次，直至痊愈为止。

〔功　　效〕　清热解毒，散瘀利湿。适用于脓疱疮。

银 白 散

〔组　　成〕　银朱、白矾、松香各等分，食醋适量。

〔制法用法〕　将前3味共研细末，贮瓶备用。每次取此散适量，用食醋调成糊状，涂搽在患处，每日涂4～5次。如病变范围较大,伴有畏寒、发热、淋巴结肿大等,可加服银黄汤(黄芩、黄柏、苦参、金银花、防风各 9 克,天花粉、连翘、白芍、地肤子、甘草各 6 克)。水煎服,每日 1 剂。

〔功　　效〕　燥湿攻毒,杀虫止痒。适用于脓疱疮,急、慢性湿疹。

针砂丸

〔组　　成〕　针砂不拘多少,百草霜(炒)45 克,米醋适量。

〔制法用法〕　先将针砂,搌尽锈,淘洗白色,以米醋于铁铫内浸过一指,炒干,再炒 3～5 次,候通红取出;用陈粳米 120 克,水浸一夜,捣粉作块,煮半熟,杵烂,取二两半,同百草霜捣千下,丸梧子大。每服 50 丸,用五加皮、牛膝根、木瓜浸酒下。初服若泄泻,其病源去也。

〔功　　效〕　助脾祛湿,散瘀解毒。适用于湿热黄水疮。

【注意事项】

1. 注意清洁卫生,经常修剪指甲,勤洗手、勤洗澡、勤换衣服。

2. 保护皮肤完整,即使皮肤有极细小的破损,也应及时涂些红绿色疗法水或龙胆紫,以防感染。如有湿疹、虫咬皮炎等瘙痒性皮肤病,应早期积极治疗,切忌搔抓。

3. 患者应适当隔离,患者接触过的衣服、毛巾、用具等,应予消毒。

4. 普及卫生教育,尤其对托儿所、幼儿园的保育员、教养员,以防本病流行。

八、带状疱疹(蛇缠虎带)

带状疱疹是指由水痘-带状疱疹病毒引起的急性感染性皮肤病。中医学称之为"蛇缠虎带"。本病是一种在皮肤上出现成簇水疱,痛如火燎,沿身体一侧呈带状分布、宛如蛇行的一种急性疱疹性皮肤病。因其皮肤上有红斑水疱,累累如串珠,每多缠腰而发,故历代医家称其为缠腰火丹、火带疮、蛇丹、蛇串疮,但亦可发生于其他部位。

　　中医学认为,本病多因情志不遂,肝郁气滞,郁久化热,或因饮食不节,脾失健运,湿热搏结,兼感毒邪而发病。

【临床表现】

　　带状疱疹发疹前可有轻度乏力、低热、纳呆等全身症状,患处皮肤自觉灼热感或者神经痛,触之有明显的痛觉敏感,持续1~3天,亦可无前驱症状即发疹。好发部位依次为肋间神经、颈神经、三叉神经和腰骶神经支配区域。患处常首先出现潮红斑,很快出现粟粒至黄豆大小的丘疹,簇状分布而不融合,继之迅速变为水疱,疱壁紧张发亮,疱液澄清,外周绕以红晕,各簇水疱群间皮肤正常;皮损沿某一周围神经呈带状排列,多发生在身体的一侧,一般不超过正中线。神经痛为本病特征之一,可在发病前或伴随皮损出现,老年患者常较为剧烈。病程一般2~3周,水疱干涸、结痂脱落后留有暂时性淡红斑或色素沉着。主要症状表现为恶心、耳聋、耳鸣、耳痛、发炎、乏力、腹痛等。中医常见的临床分型包括以下几种。

　　1.肝胆实热型　表现为局部皮损鲜红,水肿,疱壁紧张,灼热刺痛。自觉口苦咽干,口渴,烦躁易怒,食欲不佳,大便干或不爽,小便短赤,舌质红,苔薄黄或黄厚,脉弦滑微数。

　　2.脾湿肺热型　表现为局部皮损颜色较淡,水疱多,疱壁松弛,疼痛略轻,口不渴或渴不欲饮,不思饮食,食后腹胀,大便黏而不爽,小便色黄,女性白带增多,舌质淡红体胖,苔白厚或白腻,脉沉缓或滑。

3.气滞血瘀型　表现为皮疹消退后局部仍疼痛不止,舌质暗,苔白,脉弦细。

【醋疗方】

冰片石灰醋方

［组　　成］　冰片15克,生石灰15克,陈醋100毫升。

［制法用法］　前2味共研为末,用醋调成糊状,敷于患处。

［功　　效］　清热解毒,散瘀止痛。适用于带状疱疹。

醋墨方

［组　　成］　墨1锭(松烟墨为佳),食醋30毫升。

［制法用法］　用食醋将墨研成墨汁,用毛笔蘸醋墨涂于患处,每日3～5次。4～5天可痊愈。

［功　　效］　解毒消肿,敛疮生肌。适用于带状疱疹。

地锦草醋方

［组　　成］　鲜地锦草、食醋各适量。

［制法用法］　将鲜地锦草洗净,加醋捣烂后敷于患处。

［功　　效］　清热解毒,凉血止血。适用于带状疱疹。

黑石方

［组　　成］　墨旱莲10克,青黛10克,炉甘石10克,食醋适量。

［制法用法］　将上药研成细末,用食醋调成糊敷于患处,每日换药1次。

［功　　效］　清热解毒,敛湿生肌,凉血止痛。适用于带状疱疹。

海螵蛸醋方

[组　　成]　海螵蛸、食醋各适量。

[制法用法]　将海螵蛸研为细末,与醋调匀,敷于患处。

[功　　效]　解毒收敛。适用于带状疱疹。

醋　汤

[组　　成]　醋(苦酒)、半夏、鸡子清(新鲜鸡蛋去黄备白)各适量。

[制法用法]　将半夏研末,取等量苦酒、鸡子清与半夏调成稀糊状,敷于皮损处,外用无菌敷料覆盖,尽量保护皮损,避免摩擦,不挑破水疱。

[功　　效]　消肿敛疮,涤痰散结。适用于带状疱疹。

六神丸醋调方

[组　　成]　六神丸 900 粒,食醋 50 毫升。

[制法用法]　将六神丸研为末,加食醋调匀,每次取适量涂搽患处,每日 7～8 次,3～15 天为 1 个疗程。

[功　　效]　清热解毒,消肿止痛,敛湿生肌。适用于带状疱疹。

龙胆食醋方

[组　　成]　龙胆 60 克,雄黄 30 克,冰片 10 克,食醋适量。

[制法用法]　将前 3 味共研细末,与食醋调匀,装瓶密封备用,使用时,局部消毒,用 32 号 1 寸长医针,绕病区四周,针尖向病灶平刺,视其范围确定针数,每日或隔日 1 次,刺后涂上药,每日 2 次。

[功　　效]　祛风燥湿,杀虫解毒。适用于带状疱疹。

青黛醋敷方

〔组　　成〕　青黛30克,冰片6克,醋适量。

〔制法用法〕　将前2味共研细末,用醋调成糊状,敷于患处。每日3次。

〔功　　效〕　清肝泻火,散瘀止痛。适用于带状疱疹。

雄黄醋调方

〔组　　成〕　雄黄、食醋各适量。

〔制法用法〕　将雄黄用醋调匀,涂敷于患处。

〔功　　效〕　祛风散湿,散瘀解毒。适用于蜂、蝎蜇伤,带状疱疹。

雄黄白芷面醋方

〔组　　成〕　雄黄10克,白芷10克,面粉20克,食醋适量。

〔制法用法〕　将雄黄、白芷研成细末,与面粉一起用食醋调成糊状,外敷患处,每日2～3次。

〔功　　效〕　祛风除湿,消肿止痛。适用于带状疱疹。

【注意事项】

1. 平时不要过度劳累,注意多休息,适量做些户外运动。

2. 饮食尽量清淡,给予易消化的饮食和充足的水分。

3. 经常修剪指甲,并保持清洁;皮疹局部避免搔抓,以防继发细菌感染。

4. 老年人应该适度地进行体育锻炼,积极治疗各种慢性疾病,有效地提高机体抵抗力,从而防止本病的发生。

5. 皮疹早期为红斑、丘疹或小水疱时,可以外用炉甘石洗剂,一日多次,但涂药前应将药液充分摇匀,注意毛发较长部位不宜用。

6. 一旦感觉腰部异常疼痛,局部出现红斑、水疱时要及时就诊。

九、荨麻疹(风瘾疹)

荨麻疹是一种常见的皮肤血管反应性过敏性皮肤病,是由各种因素致使皮肤黏膜血管发生暂时性充血与大量液体渗出,造成局部水肿性损害。本病多发于躯干、四肢及头颈部,也可侵犯脏腑。本病一年四季、男女老幼均可发病,而以春秋季中成年患者尤多。本病与遗传因素和个体特异过敏体质有一定关系,也可因精神、物理、饮酒、食鱼虾、昆虫叮咬等因素诱发。

中医学称本病为"风瘾疹",病机多为禀性不耐,风寒、风热搏于肌肤。

【临床表现】

荨麻疹临床表现为突然发病,发无定处,风团大小形态不一,形如豆瓣,堆累成片,风团可呈白色或红色,多迅速发生,迅速消退,此起彼伏,反复发作。急性者,多半发作数日后停止;慢性者,风团减少,但经年不愈。中医常见的临床分型包括以下几种类型。

1. 风寒型 表现为风团色白或淡红,稍沾冷水则可诱发,瘙痒异常,遇冷当风则加剧,遇热可减轻,口不渴,可伴有发热恶寒。舌淡苔白,脉浮缓。

2. 风热型 表现为风团色红,连接成片,暴痒难忍,可有针刺样灼热感,遇热稍减,伴自汗口渴,甚则发热烦躁。舌红苔黄,脉浮数。

3. 气虚型 表现为风团如豆瓣大,成片,疹色与肤色一致,伴倦怠乏力,动则汗出。舌淡胖,脉弱。

4. 血虚型 表现为风团形似豆瓣,边缘红晕色淡,皮肤干燥,

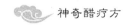

伴面色无华,头晕失眠。舌淡苔薄,脉细。

5.湿热型　表现为风团鲜红或中央色白、边缘鲜红,搔抓之后,皮肤迅即潮红水肿,局部或全身瘙痒及热感,伴恶心呕吐,头晕。舌淡苔白或黄腻,脉滑数。

6.血瘀型　表现为大片风团遍布全身,色红,时起时消,历久不愈,瘙痒难忍,烦躁,便秘。苔薄黄,脉弦细。

【醋疗方】

搽 醋 方

[组　　成]　陈醋适量。

[制法用法]　用陈醋反复涂搽患处。

[功　　效]　消肿,止痛,止痒。适用于因接触农药引起的荨麻疹及虫咬伤。

木瓜生姜醋方

[组　　成]　木瓜 60 克,生姜 9 克,食醋 100 毫升。

[制法用法]　将上 3 味入砂锅煎煮,待醋干后取出木瓜、生姜食用。每日 1 剂,分早晚 2 次食完,连食 7～10 剂。

[功　　效]　祛湿和胃,疏风散寒。适用于脾虚湿盛,风寒外袭型所致的荨麻疹。

石灰醋涂方

[组　　成]　石灰、醋各适量。

[制法用法]　石灰不拘多少,和醋浆水调涂。

[功　　效]　杀虫解毒,散瘀止痒。适用于发风疹。

食醋白酒方

[组　　成]　食醋与白酒各等分。

[制法用法]　将食醋与白酒混合,擦患处,一般几分钟后即

可见效。

〔功　　效〕　祛风散寒,杀虫止痒。适用于荨麻疹。

糖醋姜汤方

〔组　　成〕　红糖 100 克,生姜 50 克,食醋 300 毫升。

〔制法用法〕　将生姜洗净切成丝,与糖、醋同放入砂锅内煮沸 2 次,去渣。每取 50 毫升,加适量开水温服,每日 2～3 次。

〔功　　效〕　温中健脾,疏散风邪。适用于荨麻疹及食用鱼、蟹等引起的周身痒疹。

乌梅膏贴脐方

〔组　　成〕　乌梅 10 个,氯苯那敏 30 克,甘草末、米醋各适量。

〔制法用法〕　将乌梅去核,研为细末;氯苯那敏和甘草末混合研为细末。两种药末拌和调匀。用时取药末调入米醋,制成膏,贴于脐孔上,用纱布覆盖,以胶布固定。每日换药 1～2 次,10天为 1 个疗程。连续贴药至痊愈为止。

〔功　　效〕　脱敏止痒。适用于荨麻疹反复不愈。

枳实熨方

〔组　　成〕　枳实 90 克,米醋 1 升。

〔制法用法〕　枳实,粗碎,入米醋中浸一宿,火炙熨之,凉即易,趁热熨,风疹即消。

〔功　　效〕　破气消积,散瘀解毒。适用于皮肤风疹(荨麻疹)。

治游风瘾疹方

〔组　　成〕　盐泥 60 克,百合 15 克,黄丹 6 克,醋一分,唾液四分。

　　[制法用法]　前 3 味,以楮叶掺动,研为细末,入醋、唾液,捣和贴之。

　　[功　　效]　除湿解毒,祛风止痒。适用于游风瘾疹。

【注意事项】

　　1.首先找到致敏原,对可疑致敏原应尽量避免。床单被褥要清洁,室内保持安静。

　　2.患者应卧床休息,多饮水,注意保暖,保持大便通畅。

　　3.饮食宜清淡,多食蔬菜、水果,禁食鱼、蟹、虾及辛辣之品。

　　4.保持大便通畅,必要时应用缓泻药物及肥皂水灌肠。

　　5.患者应尽量避免搔抓,以免引起皮损增加,瘙痒加剧。

十、皮肤瘙痒症(风瘙痒)

　　　皮肤瘙痒症是指无原发性皮肤损害,而以瘙痒为主要症状的皮肤感觉异常的皮肤病。本病以自觉皮肤阵发性瘙痒,搔抓后常出现抓痕、血痂、色素沉着和苔藓样变等继发性皮损为临床特征。临床上可分为局限性和泛发性两种。局限性者,以阴部、肛门周围瘙痒最多;泛发性者,则多泛发全身。本病多见于老年及青壮年,好发于冬季,少数也可夏季发病。

　　　中医学称本病为"风瘙痒",其病机为湿蕴于肤,或血虚风燥。

【临床表现】

　　瘙痒为本病的主要症状,瘙痒表现为阵发性,白天轻,夜间重,亦因饮酒、情绪变化、受热、搔抓、摩擦后发作或加重。无原发性皮损,由于连续反复搔抓,可引起抓痕、表皮剥脱和血痂,日久皮肤可出现肥厚、苔藓样变、色素沉着以及湿疹样变。中医常见的临床分型包括以下几种。

1. 风热血热证　青年患者多见,病属新起,症见皮肤瘙痒剧烈,遇热更甚,皮肤抓破后有血痂;伴心烦,口干,小便黄,大便干结;舌淡红,苔薄黄,脉浮数。

2. 湿热蕴结证　表现为瘙痒不止,抓破后脂水淋漓;伴口干口苦,胸胁闷胀,小便黄赤,大便秘结;舌红,苔黄腻,脉滑数。

3. 血虚肝旺证　以老年人为多见,病程较长,表现为皮肤干燥,抓破后血痕累累;伴头晕眼花,失眠多梦;舌红,苔薄,脉细数或弦数。

【醋疗方】

醋洗方

〔组　　成〕　醋150毫升。

〔制法用法〕　将醋加200毫升水烧热,每日洗头1次。

〔功　　效〕　杀虫止痒。适用于脱发、头痒、头屑。

归芍贴脐方

〔组　　成〕　当归30克,白芍30克,生地黄(滑石粉炒焦)30克,麦冬20克,远志20克,首乌藤20克,苦参20克,地肤子15克,白鲜皮15克,川椒15克,全蝎10克,蜈蚣10克,陈醋适量。

〔制法用法〕　前12味药,焙干研细末,装瓷缸备用。使用时,每取药末10克,陈醋调膏贴脐,外用敷料胶布固定。可用热水袋熨30分钟,促进药物渗透。每日换药1次,连用7次为1个疗程,每疗程间隔3天。为防止贴后脐部起红丘疹或瘙痒,每日换药时用温开水洗净脐部,停6小时后再贴药。

〔功　　效〕　养血安神,祛风止痒。适用于老年性皮肤瘙痒症。

酱油醋方

[组　　成]　酱油、醋各等分。

[制法用法]　以上 2 味混匀,搽患处。

[功　　效]　祛风止痒。适用于全身性皮肤瘙痒病。

苦参醋浸方

[组　　成]　苦参 60 克,山西老陈醋 300 毫升。

[制法用法]　将苦参放入陈醋中,浸泡 1 周,去渣取汁,收贮备用。每用时,以棉签蘸药汁,涂于无创面的皮肤瘙痒处。

[功　　效]　清热燥湿,散瘀止痒。适用于老年性皮肤瘙痒症。

山豆根酸醋方

[组　　成]　山豆根 30 克,皂矾 15 克,牛黄末 9 克,酸醋适量。

[制法用法]　用酸醋浸泡山豆根,将皂矾捣烂,加入牛黄末,与过滤过的浸泡液调成膏,涂搽患处。

[功　　效]　清热解毒,祛湿止痒。适用于皮肤瘙痒症。

止 痒 散

[组　　成]　胡粉 7.5 克,雄黄 7.5 克,硫黄 7.5 克,草乌 15 克,斑蝥 5 克,砒霜 2.5 克,全蝎 15 克,麝香 2.5 克,羊蹄根、醋各适量。

[制法用法]　将前 8 味药共研细末,贮瓶备用。先用羊蹄根蘸醋擦患处,然后再用此药。

[功　　效]　解毒杀虫,祛风止痒。适用于皮肤瘙痒症及一切癣疮痒甚者。

止痒消结方

〔组　　成〕　皂荚4克,胆南星4克,泽漆4克,秦皮4克,漏芦4克,山慈菇4克,生甘草4克,山西老陈醋800毫升。

〔制法用法〕　前7味药研成粗末,置于玻璃容器内,加入老陈醋,密闭。冬季浸2周,夏季浸1周,过滤取液备用。每用时洗净患处,将消毒棉签蘸取药液,涂擦皮损处,每日数次,皮损甚者可用敷料包裹。

〔功　　效〕　祛风止痒,化瘀散结。适用于结节性痒症等慢性炎症性皮肤病。

楮子苦酒方

〔组　　成〕　楮子3枚,猪胰1具,盐1升,矾石30克。

〔制法用法〕　上4味,以苦酒1升,合捣令熟,以拭身体,每日3次。

〔功　　效〕　滋肾润肤,祛风止痒。适用于身体瘙痒白如癣状。

【注意事项】

1.患者生活应有规律,保持心情舒畅,早睡早起,适当锻炼。

2.及时增减衣服,避免冷热刺激。

3.减少洗澡次数,洗澡时不要过度搓洗皮肤,避免搔抓、摩擦或热水烫洗,忌用碱性强的肥皂洗澡。

4.内衣以棉织品为宜,应宽松舒适,避免摩擦。

5.饮食宜清淡,多食蔬菜、水果,忌食辛辣、鱼腥发物,忌饮酒。

十一、硬皮病(皮痹)

　　硬皮病,是一种以皮肤肿胀、发硬、后期萎缩为特征的结缔组织疾病,可发生于任何年龄,但以青、中年妇女为多见，男性也可发生。本病与自身免疫机制失调有关，其确切病因不明。本病可分为系统型（泛发性）、局限型两个类型。

中医学称本病为"皮痹"。发病原因与素体阳虚或久病体虚，外邪反复侵袭等有关。

【临床表现】

硬皮病是一种慢性多系统疾病。初发症状往往是非特异性的，包括雷诺现象、乏力、肌肉骨骼痛，这些症状持续几周或几个月后才出现其他指征。具有特异性的硬皮病早期临床表现是皮肤肿胀增厚，开始于手指和手。随后出现多种多样的表现，主要在皮肤、肺、心脏、消化道或肾脏。无雷诺现象的患者中，肾脏受累的危险性增加。根据皮肤受侵犯的程度，硬皮病可以分为：①局限性硬皮病，患者仅远端肢体皮肤增厚，躯干不受侵犯；②弥漫性硬皮病，患者表现为肢体远端及近端和（或）躯干皮肤增厚。根据古今医家辨证治疗经验，硬皮病的临床分型可综合划分为以下几种。

1. 气血瘀滞型　表现为关节疼痛，屈伸障碍，少腹胀痛，月经不调，面色灰暗，心烦易怒，胸闷不舒。皮损紫红色暗，硬肿刺痛，皮肤硬化萎缩，指端青紫肿胀。舌质紫暗或瘀斑，苔薄白或少苔，脉弦涩。

2. 脾肾阳虚型　表现为畏寒肢冷，腰膝酸软，性欲减退，纳食不佳，口不渴，大便溏，眼睑、面部及手肿胀发紧，局部皮肤硬化，指端苍白或青紫，疼痛阵发。舌暗淡嫩，苔灰滞，脉沉细。

3. 热毒瘀络型　表现为口干口苦，胃纳不振，大便秘结，小便短赤，周身烦热，皮肤暗红，光亮、萎缩，硬肿疼痛，皮损高于皮面，关节疼痛，指端坏疽，皮肤溃烂。舌质红，苔薄黄，脉弦数。

4.寒侵肌肤型 表现为形寒怕冷,身痛肌痛,面色㿠白,肢端苍白,皮肤局限性或弥漫性发硬,皮肤光亮肿胀,皮纹消失,毛发脱落,无汗或多汗,关节活动障碍。舌淡红,苔薄白,脉沉细弱。

【醋疗方】

黄柏半夏醋敷方

〔组　　成〕 生黄柏、生半夏、五倍子、伸筋草、面粉各等分,食醋适量。

〔制法用法〕 上药研细末,使用时加适量食醋调成糊状,大火煮熟外敷患处。

〔功　　效〕 活血祛瘀,疏通经络,清热除湿。适用于硬皮病。

祛风通络汤

〔组　　成〕 威灵仙60克,蜀羊泉40克,石菖蒲30克,艾叶20克,独活20克,羌活20克,千年健20克,红花15克,食醋500毫升。

〔制法用法〕 上药加水2500～3000毫升,煮沸,将药汁倾于盆或桶内,将患部置于上,外盖毛巾熏洗,待药液不烫手时,用毛巾蘸之擦洗患部,每日1～2次,每剂洗6～8次。其间可适量加水及食醋。

〔功　　效〕 祛风化湿,行血活血,散瘀和营。适用于局限性硬皮病。

【注意事项】

1.注意保暖,避免受寒,特别是秋冬季节,气温变化剧烈,及时增添保暖设施。

2.注意生活规律性,保证睡眠时间。戒烟、戒酒。

3.防止精神刺激和精神过度紧张,保持愉快乐观的情绪。

4.防止外伤,注意保护受损皮肤,即使较小的外伤,都要引起足够的重视。

5.饮食宜清淡。忌食胡椒、辣椒、牛肉、羊肉、狗肉等辛辣刺激性食物。

6.宜进食高蛋白、高纤维化饮食。如有吞咽困难,应给予流质饮食,且注意慢咽。

十二、银屑病(白疕)

银屑病是常见的慢性、复发性、炎症性皮肤病,多发于四肢伸侧,次为头皮及躯干,常对称发生。其特征是初起皮肤上出现边缘明显,大小不等的红色丘疹,形如疹疥,逐渐扩大成片,上覆多层银白色皮屑。刮去表面皮屑则呈不同程度瘙痒。病程长,易反复发作。

中医学称银屑病为"白疕",因风寒或风热郁于肌肤,营卫失调;或营血不足,运行不畅,淤于肌表,使肌肤失养而致病。

【临床表现】

绝大多数局部银屑病患者除了脱屑外很少有其他症状,只是皮肤外观不断出现一圈圈的带有鳞屑的红斑,一些斑块可保持拇指甲大小,而另一些可不断长得更大。不到10%的患者可表现为脓疱型、红皮病型和关节病型。脓疱型和红皮病型银屑病常常伴随着高热症状,而关节型银屑病常常出现关节症状。中医常见的临床分型包括以下几种类型。

1.风热型 表现为初发或复发不久。皮疹发展迅速,红色或深红色丘疹、斑丘疹及小片红斑散布于躯干、四肢,亦可见于头皮、颜面,素面覆有银白色鳞屑,易脱屑,剥落后有点状出血,或偶见同形反应,伴瘙痒,发热,周身不适,口渴咽干痛。舌质红、苔薄黄、脉浮数。

2.血热型　多见于寻常型银屑病的进行期,或红皮病型银屑病。表现为皮损不断增多、扩大,或泛发全身皮疹嫩红、潮红,鳞屑较多,瘙痒甚,有点状出血,或同形反应,伴心烦口渴、便秘溲赤。舌质红绛、苔薄白或微黄,脉滑数或弦数。

3.血燥型　多见于寻常型银屑病的静止期或退行期。表现为病程日久,皮肤干燥,皮疹呈硬币状或大片融合,有明显浸润,表面鳞屑少,附着较紧,强行剥离后基底部出血不明显。很少有新皮疹出现,全身症状多不明显。舌淡,苔净,脉弦细。

4.血瘀型　多见于银屑病久治不愈者。表现为皮损硬厚,多为钱币状、地图状,少数为蛎壳状。皮疹暗红,经久难退,鳞屑附着较紧,时有瘙痒,面色暗黑,口干不欲饮。舌质偏暗或有瘀斑、瘀点,苔薄白或薄黄,脉细沉或涩。

5.血虚型　表现为皮损大多呈大小不等之点状或斑块,色暗淡,干燥,脱屑,基底淡红,瘙痒较甚,或见有稀疏新疹出现,常伴头晕,心悸,乏力,目眩昏花,面色萎黄,关节酸痛。舌质淡胖,苔薄腻,脉细。

6.风湿型　多见于关节型银屑病。表现为除有寻常型银屑病的红斑、丘疹、银白色鳞屑、点状出血等皮损外,还可见关节肿胀疼痛、屈伸不利,尤以手足等小关节多见,指(趾)末端关节受累也较为常见。舌质红,苔白腻,脉弦滑而数。

7.湿热蕴毒型　多见于脓疱型和脓疱性红皮症型银屑病。表现为皮损泛发全身或局限于两手足掌跖部。在红斑的基础上出现脓疱,成批出现,此起彼伏,结痂与鳞屑相兼附着皮损上,皮肤皱褶处湿烂,结脓痂,甲板受损,或肥厚、浑浊,伴壮热、心烦口渴,颜面红赤。便秘溲赤,舌质红,苔黄腻,脉弦滑或滑数。

【醋疗方】

白芷五倍子醋敷方

〔组　　成〕　白芷30克,五倍子60克,老陈醋适量。

〔制法用法〕 将白芷、五倍子分别捣细末,先将五倍子粉与陈醋混合,呈稀糊状,置锅内小火煎熬,待稍稠后入白芷粉,成糊状备用。用时将药糊涂敷患处。有皮损者不用。

〔功　　效〕 清热凉血,养阴润燥,活血化瘀。适用于银屑病。

斑蝥甘遂醋方

〔组　　成〕 斑蝥1个,甘遂5克,醋适量。

〔制法用法〕 将以上前2味共成细粉,再用醋调和,日擦数次。

〔功　　效〕 破血散结,攻毒。适用于银屑病。

斑蝥皂角砒霜膏

〔组　　成〕 斑蝥25克,皂角刺250克,砒霜15克,醋适量。

〔制法用法〕 将斑蝥烘干,再将皂角刺捣碎,加适量醋,浓煎后去渣,再加入斑蝥和砒霜,稍煎成膏,敷于患处,每日3～4次。

〔功　　效〕 破血散结,蚀疮祛腐。适用于银屑病。

半夏醋方

〔组　　成〕 生半夏10克,醋20毫升。

〔制法用法〕 用半夏蘸醋磨汁,搽患处。

〔功　　效〕 清热凉血,养阴润燥,活血化瘀。适用于银屑病,体癣。

柽柳枯矾醋敷方

〔组　　成〕 柽柳20克,枯矾10克,苦参20克,薏苡仁15克,大黄10克,细辛6克,百部15克,蝉蜕10克,浮萍12克,薄荷6克,木通15克,甘草15克,黄连10克,白鲜皮20克,老陈醋1000毫升。

〔制法用法〕　上药用老陈醋浸泡 7 天,再加入红娘子 6 克,轻粉 10 克,装瓶备用。将药液涂于患处,至涂干为宜,每日 3 次,16～20 天为 1 个疗程。

　　〔功　　效〕　清热凉血,养阴润燥,活血化瘀。适用于银屑病。

地胆透骨草醋敷方

　　〔组　　成〕　地胆 7 只,透骨草 15 克,艾叶 15 克,防风 15 克,醋适量。

　　〔制法用法〕　将前 4 味共研细末,再与醋成糊状,敷于患处,干后即换,每日 2 次。

　　〔功　　效〕　散风祛湿,清热解毒。适用于银屑病。

鸽粪米醋方

　　〔组　　成〕　米醋 500 毫升,家鸽粪 50 克。

　　〔制法用法〕　米醋煮沸加家鸽粪,边煮边搅,成糊状。每晚涂患处 1～2 次。重者白天也须搽药。

　　〔功　　效〕　清热凉血,养阴润燥,活血化瘀。适用于银屑病。

化 斑 汤

　　〔组　　成〕　雄黄 15 克,斑蝥 6 克,血竭 10 克,土槿皮 10 克,番木鳖 10 克,蜈蚣 10 克,没药 10 克,食醋适量。

　　〔制法用法〕　上药除食醋外,用水约 1000 毫升,浸 6～8 天后使用。用药前先将鳞屑刮去,用食醋调涂,每日 1 次或隔日 1 次,不能间断。

　　〔功　　效〕　清热败毒,祛斑消风。适用于银屑病。

鸡蛋陈醋方

[组　　成]　陈醋适量,鲜鸡蛋 10 个。

[制法用法]　将鸡蛋用陈醋浸泡 7～10 天,取出,去蛋壳,将蛋黄和蛋清调匀,贮于瓶内。用时以棉球蘸涂患处,每日涂抹数次,每次 2 分钟。

[功　　效]　散瘀,解毒,生肌。适用于银屑病。

苦参陈醋方

[组　　成]　苦参 200 克,陈醋 500 毫升。

[制法用法]　将苦参用水冲洗干净,放入陈醋中浸泡 5 天后即成。将患处用温开水洗净,然后用消毒棉花蘸药液涂患处,每日早晚各 1 次。

[功　　效]　清热利湿,祛风杀虫。适用于银屑病。

马钱子醋液

[组　　成]　生马钱子、陈醋各适量。

[制法用法]　将马钱子打碎,用陈醋泡 24 小时后,取药液擦患处,每日 3 次。10 次为 1 个疗程。

[功　　效]　祛风除湿,养阴润燥。适用于银屑病。

米醋外用方

[组　　成]　米醋 500 毫升。

[制法用法]　将醋倒入铁锅中煮沸浓缩至 50 毫升,将患处用温开水洗净,然后用消毒棉花蘸药液涂患处,每日早晚各 1 次。

[功　　效]　解毒。适用于银屑病。

木鳖子蛋黄油醋敷方

[组　　成]　木鳖子 5 枚,陈醋、蛋黄油各适量。

〔制法用法〕 将木鳖子去皮,加陈醋研成汁。再把鸡蛋煮熟,去白留黄,置小锅内,上火熬之,并用筷子搅炒,蛋黄的颜色由黄而焦,由焦而黑,最后油出,浮在焦渣上,滤取蛋黄油。洗净患处,先涂蛋黄油,然后敷木鳖子汁。

〔功　　效〕 散瘀,解毒,生肌。适用于银屑病。

蒜 醋 方

〔组　　成〕 大蒜瓣、醋各适量。

〔制法用法〕 将大蒜捣烂,用消毒纱布包好后浸醋片刻,取出消毒纱布包擦洗患处,每日2次,每次10～20分钟,连用7天为1个疗程。

〔功　　效〕 养血祛风,散瘀解毒。适用于银屑病。

生地醋饮

〔组　　成〕 生地黄30克,牡丹皮15克,赤芍15克,黄芩15克,生栀子15克,连翘20克,土茯苓30克,滑石20克,防风12克,蝉蜕12克,甘草10克,陈醋1000毫升。

〔制法用法〕 除陈醋之外,上药水煎分2次服,每日1剂。药渣加陈醋1000毫升浸泡2小时,然后擦洗皮损处。20剂为1个疗程。

〔功　　效〕 清热解毒,凉血活血,润燥止痒。适用于银屑病。

徐长卿蛇床子醋敷方

〔组　　成〕 徐长卿20克,蛇床子20克,苦参20克,狼毒20克,白鲜皮20克,土茯苓20克,木通15克,白芷12克,地肤子20克,当归15克,破故纸20克,细辛6克,老陈醋1000毫升。

〔制法用法〕 上药用老陈醋浸泡7天,再加入红娘子6克,轻粉10克,装瓶备用。将药液涂于患处,涂至愈为宜,每日3次,

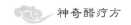

16～20 天为 1 个疗程。

　　[功　　效]　清热凉血,养阴润燥,活血化瘀。适用于银屑病。

治厚皮癣方

　　[组　　成]　无患子、食醋各适量。
　　[制法用法]　上药,用食醋煮沸,趁热搽洗患处。
　　[功　　效]　清热散瘀,杀虫止痒。适用于银屑病。

【注意事项】

　　1.保持情绪乐观、心情舒畅,增强战胜疾病的信心。

　　2.解除精神负担,居处干燥,避免潮湿,保持居室内空气新鲜和流通。

　　3.避风寒,防止上呼吸道感染。

　　4.避免物理、化学物质和药物的刺激,注意避免上呼吸道感染及清除感染性病灶。

　　5.避免外伤,防止搔抓及强力刺激,以免产生新的皮损。

　　6.宜用温水洗澡,禁用强碱性肥皂,洗发水洗浴。勿搓擦皮损部位,以防发生糜烂和防止继发感染。

　　7.需穿干净柔软的衣服,定时更换内衣及床单,防止皮肤感染。

　　8.饮食一般给予普食,以清淡为主,少饮酒,勿食易引起过敏反应的食物,如羊肉、海鲜等。

十三、手足皲裂(皲痛)

　　　手足皲裂,就是人们平常所说的"裂口子"尤其多见于足部。它是由于皮肤干燥或慢性炎症使皮肤的弹性减低或消失,再加上外力的作用而形成的。一般在寒冷

> 的季节或从事露天作业以及接触脂溶性和吸水性物质的人中多见。
>
> 　　中医学称手足皲裂为"皴痛",认为本病的发生系肌肤骤被寒冷、风燥所伤,使局部失于温煦,致血脉阻滞,气血运行不畅,肌肤失养所致。

【临床表现】

手足皲裂好发于秋冬季节。皮疹分布于指屈侧、手掌、足跟、足跖外侧等角质层增厚或经常摩擦的部位,临床表现为沿皮纹发展的深浅、长短不一的裂隙,皮损可从无任何感觉到轻度刺痛或中度触痛,乃至灼痛并伴有出血。中医常见的临床分型包括以下几种。

1. 湿热蕴结型　症见皮肤皲裂,肤色潮红,内有较多粟粒至高粱粒大丘疱疹,或有少许黏液渗出,边缘不清,触之皮损灼热,痒感剧烈。口苦口渴不欲饮,口中黏腻,纳食不香,小便色黄,大便黏滞,舌质红,苔黄略腻,脉濡数。

2. 阴虚内热型　除表现为肌肤皲裂外,患者多有手足心发热,以午后及晚间尤甚,肤色显红,触之灼热,得凉则舒适,痒剧或微痒。口渴咽干,舌质红,苔少,脉细数。

3. 肤失润养型　此型多病程较长,个别患者迁延数年,肌肤皲裂,裂隙较深,表面粗糙,肤色表现淡黄,失去光泽,触之较硬无柔软感,水疱较少,无灼热,略痒。面色少华,肢体倦怠乏力,纳呆,舌质淡,苔薄,脉弱。

【醋疗方】

鸡蛋醋精方

[组　　成]　完整鸡蛋2～3个,醋精500毫升。

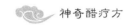

［制法用法］　将鸡蛋放入醋精内,浸泡盖好,6～7天取出,涂擦患处,每日2～3次,用药3～6周,以后3～5天用药1次。

［功　　效］　温经通络,养血润燥。适用于手足皲裂、鹅掌风(手癣)。

乌梅肉醋浸方

［组　　成］　乌梅肉50～100克,食醋500毫升。

［制法用法］　将乌梅肉捣烂,放醋中浸泡1周后,每日浸泡患处15～30分钟,用前加温,用后可保留药液,以备再次用。

［功　　效］　散瘀润燥,敛疮消肿。适用于手足皲裂,或因鹅掌风而致皮肤增厚粗糙等症。

【注意事项】

1.平时要多做些室外活动,经常摩擦手、脸,活动手足关节,促进血液循环,增强皮肤的耐寒能力。

2.冬天外出或在室外作业时,要穿厚棉袜子,有利于足部的保暖。

3.平时要做好手脚的保暖,尤其是到了冬天的时候,不要用凉水洗手洗脚,要用温水浸泡。

4.洗手、洗足、洗脸时,要尽量少用肥皂或药皂,冷天还应适当减少洗手脚的次数。洗后要立即擦干,并涂搽油脂,保护皮肤的滋润。

5.比较大的裂口部位可以先涂蛤蜊油或润肤膏,然后再用创可贴粘贴,有利于裂口的愈合。

6.多吃含有维生素A的食物,如瓜果、蔬菜、动物肝脏等,它们具有保护皮肤和防止皮肤皲裂的功效。

十四、头　癣

头癣是头皮和头发的浅部真菌感染,主要是由直接或间接接触患者或患病的动物而传染,特别是当头皮因剃头等外伤时更易被感染,故理发是传染途径之一。头癣根据病原菌和临床表现的不同可分为黄癣、白癣、黑癣及脓癣。

【临床表现】

1. 西医临床表现　头癣的表现可从类似脂溢性皮炎的非炎症脱屑到伴脱发的严重脓疱性皮疹,即脓癣。伴或不伴鳞屑的脱发是头癣最常见的表现,脱发可以是散在斑片,也可累及整个头皮。可有颈后或耳后淋巴结肿大。包括以下几种类型。

(1)白癣:多见于学龄前儿童。皮损呈圆形或不规则形之灰白色鳞屑性斑片,常呈卫星状分布;病发多在距头皮 3～4 毫米处折断,病发根部有一白色菌鞘;青春期后可自愈,若无继发感染,不留瘢痕和秃发。

(2)黑点癣:多侵犯儿童,也可侵犯成人。为多数散在点状鳞屑斑。病发出头皮即折断,呈黑色小点状;发展缓慢,可累月终年不愈,愈后可有瘢痕形成,发生脱发。

(3)脓癣:白癣或黑点癣患者由于机体的反应强烈,可引起明显的炎症反应,可形成头皮脓肿。典型的损害呈化脓性毛囊炎,形成暗红色境界清楚的圆或椭圆形脓肿,表面柔软,有波动感,表面可形成多个蜂窝状排脓小孔。损害常为单发,患区毛发易拔除。自觉症状可有轻度疼痛和压痛,附近淋巴结常肿大。愈后常有瘢痕形成,引起永久性脱发。

(4)黄癣:俗称"秃疮"或"瘌痢头"。主要见于儿童,成人和青少年也可发生。典型损害具有硫黄色、边缘翘起、中心微凹而呈碟状黄癣痂,基底炎症明显,散发出类似谷物发霉的臭味。从中穿出一根或数根稀疏、干燥、无光泽、长短参差不齐的头发。久之可形成萎缩性瘢痕,造成永久性秃发。

2.中医临床表现 中医学常见的临床分型包括以下几种。

(1)湿热毒聚型:表现为黄痂黏着,头皮潮红,丘疹脓疱,按之疼痛,糜烂溢脓,伴低热头痛,口渴咽干,舌红苔黄或腻,脉滑数。

(2)血虚风燥型:表现为皮损呈灰白色斑片,瘙痒,毛发干枯,易于折断,面色晦黄,舌淡红苔薄白,脉濡细。

【醋疗方】

辣椒蛋黄米醋方

[组　　成] 红辣椒粉 50 克,鸡蛋黄 10 个,米醋 50 毫升。

[制法用法] 以上 3 味混合调成膏,每日涂抹患处 2 次。

[功　　效] 祛风活血,杀虫止痒。适用于头癣。

五倍子醋敷方

[组　　成] 五倍子 30 克,米醋 200 毫升。

[制法用法] 五倍子煎汁,加入米醋调匀,涂敷患处,每日数次,连涂 3 天可见效。

[功　　效] 杀菌消毒。适用于头癣。

【注意事项】

1.对患者污染的衣、帽、枕、被等应采取晒、烫、煮、熏等预防措施。污染的理发工具应采取刷、洗、泡等措施,对带菌的毛发、鳞屑及痂皮等应进行焚毁。

2.避免出现头癣的交叉感染。为了预防头癣复发或再感染,除自身的癣病外,还应动员家庭成员同时防治,因为癣病可以通过直接接触患者或污物互相传染。

3.有条件的家庭,应尽可能地提倡卫生洁具、所用被褥单独使用,一人一套。如果家庭成员中有人已经患病,更应重视提早隔离,避免家庭成员之间相互传染。

4.日用品要消毒。对患者的日用品,还要进行杀菌消毒处理。

5.应注意个人卫生。要经常清洗手足,勤换鞋袜,所穿鞋袜的透气性应好,并要养成不与别人共用面盆、毛巾、鞋袜、洗脚盆等不良卫生习惯。

十五、手癣(鹅掌风)

中医学称手癣为"鹅掌风",为手掌的皮肤癣菌感染,若仅累及手背,出现环形或多环形损害,则仍称为体癣。双手长期浸水和摩擦受伤及接触洗涤剂、溶剂等是手癣感染的重要原因,患者以青、中年妇女为多,其中许多人有戴戒指史。表现为初起手掌及手指皮下生小水疱、瘙痒,继而疱破,迭起白皮,脱屑,日久手掌皮肤粗糙变厚;甚则皲裂疼痛,入冬加重,自掌心可遍及全手;进一步发展可染及指甲并使之变厚,色灰黑而脆,病程缠绵,经久不愈。

中医学认为,本病多因感受风毒,凝结皮肤,气血失养所致;或由接触传染而得。

【临床表现】

1.西医临床表现 手癣是发生于掌面的浅部真菌病,可以是原发,但是多数是从足癣自身传染而来。病原菌与足癣相同,临床表现也和足癣差不多。由于手是露出部位,通风性比足要好得多,故临床无指间糜烂型呈现,而仅见水疱型和鳞屑角化型。临床偶见糜烂出现,但往往是念珠菌感染所致,而并非皮肤癣菌引起的。

（1）水疱鳞屑型：多为单侧起病。先从手掌的某一部位开始，为针头大小的水疱，壁厚且发亮，内含清澈的液体。水疱成群聚集或疏散分布，自觉瘙痒。水疱干后脱屑并逐渐向四周蔓延扩大，形成环形或多环形损害，边缘较清楚。病程多慢性，可持续多年，直到累及全部手掌并传播至手背和指甲，甚至对侧手掌。有时水疱可继发感染形成脓疱。

（2）角化增厚型：多由水疱鳞屑型发展而成。患者常有多年病史，累及双手，也可为单侧。皮损一般无明显的水疱或环形脱屑。掌面弥漫性发红增厚，皮纹加深，皮肤粗糙，干而有脱屑。冬季则常发生开裂，有时裂口很深伴出血，疼痛难忍，影响活动。促使手掌角化增厚的因素除皮肤癣菌外，还与长期搔抓、洗烫、肥皂、洗涤剂、各种化学物品和溶剂刺激以及不当治疗有关。

2.中医临床表现　中医常见的临床分型包括以下几种。

（1）风湿蕴肤型：表现为手掌或指间水疱如晶，瘙干脱屑，境界明显，渐次扩大，或指间潮红，湿烂，舌红，苔白或腻，脉滑。

（2）血虚风燥型：表现为手掌皮肤肥厚粗糙，干燥，龟裂，或水疱不显，干涸落屑，舌淡红苔薄，脉细。

【醋疗方】

白凤仙花醋浸方

［组　　成］　白凤仙花 50 克，皂角 50 克，花椒 25 克，醋 250 毫升。

［制法用法］　将上 3 味药放入醋中，浸泡 24 小时即可使用。每晚用醋液浸患处 20 分钟，连用 7 天，为 1 个疗程。

［功　　效］　祛风活血，消肿止痛。适用于鹅掌风、甲癣以及脚湿气，症见刺痒，脱屑，干裂者。

斑蝥蜈蚣醋方

［组　　成］　斑蝥 0.9 克,蜈蚣 3 条,白信石 6 克,樟脑 9 克,白矾 9 克,土槿皮 9 克,大黄 9 克,马钱子 9 克,米醋 1000 毫升。

［制法用法］　将前 8 味共研细末,入米醋中,浸泡 24 小时后即可。用时将患手浸入药液中,初始每日洗 5～10 分钟,2～3 天后,逐渐延长至 1～2 小时。

［功　　效］　散瘀解毒,活血止痒。适用于鹅掌风。

醋 泡 方

［组　　成］　荆芥 18 克,防风 18 克,红花 18 克,地骨皮 18 克,皂角刺 30 克,大风子 30 克,明矾 18 克,米醋 1500 毫升。

［制法用法］　上药放入盆中,加米醋浸泡 3～5 天,贮藏备用。每天晚上将手或脚浸泡 30 分钟,每剂药连续泡 1 周为 1 个疗程,若有效,继续泡 2～3 个疗程。

［功　　效］　祛风燥湿,杀虫止痒。适用于鹅掌风,干脚癣。

鹅掌风浸洗方

［组　　成］　大风子肉(研碎)9 克,花椒 9 克,烟膏(研碎)9 克,五加皮 9 克,明矾 12 克,皂角 15 克,土槿皮 15 克,凤仙花 5 朵,米醋 250～500 毫升。

［制法用法］　将前 8 味放入醋中,置砂锅内浸一夜,次日煮沸后将药汁倒入搪瓷面盆内,待温将患手浸入,第一日浸洗 8 小时左右,第二日浸洗 2 小时左右。

［功　　效］　祛风利湿,解毒止痒。适用于鹅掌风、灰指甲。

鹅掌风浸泡剂

［组　　成］　土槿皮 12 克，海桐皮 12 克，大黄 12 克，皂矾 12 克，明矾 12 克，蛇床子 12 克，苦参 12 克，皂角刺 12 克，白芷 12 克，水杨酸 6 克，食醋 1000 毫升。

［制法用法］　除食醋外，上药烘干碾末（明矾、皂矾另研），伴入水杨酸，再以塑料袋分装，每袋为 100 克。将鹅掌风浸泡剂 1 袋倒入盆中，再加食醋 1000 毫升，将患手（足）浸于药液中，每日浸泡 1～2 小时，连续治疗 20 天，总时间不得少于 40～50 个小时。每次浸泡后，可用清水冲洗一下手（足），忌用碱性一类物质或肥皂。如药液耗损，可增加药粉或食醋，不必再换新药。如系双手（足）需治疗时，可用浸剂 2 袋，食醋也相应增加。本疗法夏季使用较适宜，如气候较凉时使用，可将药液稍温一下，但不要烧开，以免降低药效。另外还有一种套治方法：将已配制好的浸泡剂药液装入塑料袋中，再套在患手（足）上，装袋口接合部扎紧，持续约 48 小时。

［功　　效］　清热解毒，杀虫止痒，除湿润肤，软化角质。适用于鹅掌风、足癣。

复方黄精醋浸液方

［组　　成］　黄精 60 克，苦参 60 克，浮萍 20 克，明矾 20 克，金银花 20 克，白鲜皮 30 克，贯众 30 克，川楝子（研碎）40 克，食醋 200 毫升。

［制法用法］　将各药同醋煮沸，盛于瓶内，浸泡 1 天即可应用，擦洗浸泡均可。每日 2 次，14 天为 1 个疗程。

［功　　效］　清热解毒，燥湿止痒。适用于鹅掌风。

花椒大风子醋方

［组　　成］　花椒 10 克，大风子 10 克，明矾 10 克，雄黄 10

克,土槿皮 30 克,皂荚 15 克,信石 1.5 克,鲜凤仙花 1 撮,食醋
500～1000 毫升。

〔制法用法〕　将前 8 味入醋中,放在砂锅内浸泡,次日煮沸,
将药汁倒入瓷盆内,待温后将患手浸入,每日浸洗 6 小时,第 2～4
日后,浸洗 2～3 小时。每剂使用 2 天,重症者,每日 1 剂。

〔功　　效〕　清热解毒,燥湿止痒。适用于鹅掌风、足癣。

藿黄浸剂

〔组　　成〕　藿香 30 克,黄精 12 克,生大黄 12 克,皂矾 12
克,醋 500 毫升。

〔制法用法〕　将前 4 味药碾碎,入醋中浸泡,每日振荡数次,
5～7 天,滤去药渣备用。用时将患手、足浸泡于醋中,根据条件,
每日浸泡数十分钟,累计时间在 24 小时以上,甲癣及病情较重
者,浸泡时间需延长。

〔功　　效〕　祛风止痒,散瘀润燥。适用于鹅掌风及足癣、
甲癣。

黄柏樟脑水杨酸醋方

〔组　　成〕　黄柏 50 克,樟脑 5 克,水杨酸粉 45 克,食醋
250～400 毫升。

〔制法用法〕　将前 3 味研末过筛,分装入袋,每袋 22 克。用
时取 1 袋放入食醋中,将患手浸泡于内,于手腕处将袋口扎好,浸
5 小时即可;泡患足用上药 36 克,加食醋 350～400 毫升,浸洗 6
小时。

〔功　　效〕　清热燥湿,止痒。适用于鹅掌风。

生姜醋方

〔组　　成〕　生姜 1 块,食醋适量。

〔制法用法〕　将生姜切成断面,将断面蘸醋轻擦患处 3～5

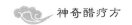

分钟。每日早、晚各 1 次。

　　[功　　效]　益气养阴,散瘀润肤。适用于鹅掌风。

鸦胆子百部酒醋方

　　[组　　成]　鸦胆子(打碎)20 克,生百部 30 克,白酒 500 毫升,醋 500 毫升。

　　[制法用法]　将白酒、醋倒入有盖的容器中,加入鸦胆子、生百部,密闭,浸泡 10 天后,备用。用时将患掌、患甲插入药液中,每次浸泡 30～60 分钟,每日浸泡 2～3 次,11～12 日药液泡完即愈。泡至 6～7 天时,患手皮肤将变得红嫩而薄,此是将愈之兆,无须顾虑,当继续浸泡至愈。

　　[功　　效]　清热燥湿,杀虫解毒。适用于鹅掌风,灰指(趾)甲,足癣。

皂角苦楝皮醋浸方

　　[组　　成]　皂角 250 克,苦楝皮 50 克,红花 30 克,醋 1000 毫升。

　　[制法用法]　将前 3 味药打碎,浸泡于醋中,历时 7 天,滤出药液。先用温开水洗净患处,再用此液浸泡擦洗患处,每次 5～15 分钟。

　　[功　　效]　活血祛风,杀虫止痒。适用于手足癣及甲癣所致手足瘙痒、脱皮、指(趾)甲变形、增厚、色灰等症。

【注意事项】

　　1.手癣往往继发于足癣,且多先从一只手开始。平时要讲究个人卫生,不要用手挖脚,保持足部清洁干燥。

　　2.注意个人、家庭及集体卫生,加强公共场所的管理。

　　3.对患者早发现,早治疗。对患病的动物要及时处理,消灭传染源。

　　4.平时要减少化学性、物理性、生物性物质对手部皮肤的不良刺激。

5.患者应多喝水,多吃新鲜水果、蔬菜,宜食凉血解毒食物,如绿豆、粳米、黄瓜、苦瓜、马齿苋、绿茶等。忌食辛辣刺激性食物,忌食过食肥甘,少饮浓茶、咖啡、酒类等刺激性饮料。

十六、足癣(脚湿气)

　　足癣是皮肤真菌侵犯趾趾间表皮所引起的浅部真菌感染性疾病,主要是由于角质层厚、皮脂缺乏、汗腺丰富、出汗较多、足部潮湿,利于真菌生长繁殖而引起的。该病以皮肤起丘疹、丘疱疹、水疱、脱皮、皲裂,自觉瘙痒,反复发作为特征。

　　中医学称本病为"脚湿气",认为本病多因脾胃二经湿热下注,或久居湿地,湿热侵袭肌肤所致。

【临床表现】

1.西医临床表现　临床表现为脚趾间起水疱、脱皮或皮肤发白湿软,也可出现糜烂或皮肤增厚、粗糙、开裂,并可蔓延至足跖及边缘,剧痒。可伴局部化脓、红肿、疼痛,腹股沟淋巴结肿大,甚至形成小腿丹毒及蜂窝织炎等继发感染。有以下几种类型。

(1)水疱型:多发生在夏季,表现为趾间、足缘、足底出现米粒大小、深在性水疱,疏散或成群分布,疱壁较厚,内容清澈,不易破裂,相互融合形成多房性水疱,撕去疱壁,可见蜂窝状基底及鲜红色糜烂面,剧烈瘙痒。

(2)糜烂型:表现为局部表皮角质层浸软发白。由于走动时不断摩擦表皮脱落,露出鲜红色糜烂面;严重者趾缝间、趾腹与足底交界处皮肤均可累及,瘙痒剧烈,多发于第3、4、5趾缝间。常见于多汗者。

（3）鳞屑角化型：症状是足跖、足缘、足跟部皮肤脚趾增厚、粗糙、脱屑，鳞屑成片状或小点状，反复脱落。

2.中医临床表现　足癣中医常见的临床分型包括以下几种。

（1）湿热证：表现为足跖部为主的红斑、水疱或趾缝浸渍，瘙痒明显。舌质红，苔白或黄，脉象滑略数。

（2）血燥证：表现为足跟、侧缘部等患处鳞屑、角化、皲裂性皮损。舌质淡或略暗，舌体胖，舌苔白或薄少，脉象沉滑或细。

【醋疗方】

白矾石炭酸醋方

［组　　成］　白矾60克，阿司匹林10片，石炭酸20克，食盐30克，食醋1500毫升。

［制法用法］　将上药与醋同煎，浸脚，每日2次，每次30～40分钟。

［功　　效］　杀菌。适用于足癣。

侧柏叶醋方

［组　　成］　侧柏叶250克，食醋500毫升。

［制法用法］　将鲜侧柏叶用醋煮沸，冷却即成。取其涂搽患处，每日1次，每次20分钟，1周为1个疗程。

［功　　效］　凉血解毒。适用于手足癣。

醋 泡 方

［组　　成］　醋200毫升。

［制法用法］　将醋加1000毫升水，混匀，浸泡患处。每晚1次，每次20～30分钟。

［功　　效］　解毒杀虫。适用于足癣。

醋药洗方

[组　　成]　土槿皮 12 克,生川乌 10 克,生草乌 10 克,百部 12 克,皂角 10 克,白鲜皮 12 克,全当归 12 克,白及 10 克,威灵仙 10 克,全蝎 3 克,陈醋 500 毫升。

[制法用法]　先将药放入砂锅内加水 600 毫升,浸泡 1 小时后用小火煎煮,待锅内水煎至 300 毫升左右,加入陈醋 500 毫升,再煎煮 15 分钟,取下即可熏洗。每日 1~2 次,每剂可用 3~4 天,2 剂为 1 个疗程。

[功　　效]　杀虫止痒,消肿止痛。适用于手足癣。

大黄米醋方

[组　　成]　大黄 100 克,米醋 1000 毫升。

[制法用法]　大黄加入米醋中浸泡 10 天然后用醋泡患处 20 分钟,每日 2 次,1 周为 1 个疗程。儿童泡 10~15 分钟为宜。

[功　　效]　杀菌。适用于足癣。

大风子明矾醋方

[组　　成]　大风子仁 15 克,明矾 15 克,红花 15 克,荆芥 15 克,皂角 15 克,防风 15 克,食醋 1000 毫升。

[制法用法]　前 6 味加入醋中,浸泡 3 天,滤去药渣取液备用。先用水洗净患处,揩干,再浸入上述药液中,泡洗 30 分钟,每日 1 次。

[功　　效]　祛风燥湿,活血止痒。适用于手足癣。

丁香花椒方

[组　　成]　丁香 12 克,花椒 12 克,苦参 30 克,地肤子 30 克,黄柏 30 克,大黄 30 克,枯矾 25 克,五倍子 25 克,海螵蛸 25 克,醋 100 毫升。

〔制法用法〕 上药水煎,加 100 毫升醋外洗。每日 1 剂,每剂煎 2 次约 1200 毫升,洗 4~5 次,每次约 20 分钟。一般 4~5 天即可痊愈。

〔功　　效〕 杀菌。适用于足癣。

二子双皮食醋方

〔组　　成〕 蛇床子 30 克,地肤子 30 克,土槿皮 30 克,白鲜皮 30 克,黄精 50 克,百部 30 克,食醋 100 毫升。

〔制法用法〕 将前 6 味药,共研细末,装入双层纱布袋内,袋口密封。加食醋 100 毫升,冷水 1500 毫升,煮沸 20 分钟后,先熏后泡 1~2 小时,连续 7 天为 1 个疗程。

〔功　　效〕 清热燥湿,杀虫解毒。适用于足癣。

凤仙花皂角醋方

〔组　　成〕 白凤仙花 50 克,皂角 50 克,花椒 25 克,醋 250 毫升。

〔制法用法〕 将以上前 3 味浸于醋中 24 小时,每晚临睡前浸泡患处 20 分钟,连用 7 天为 1 个疗程。

〔功　　效〕 清热解毒。适用于足癣。

凤仙花明矾醋方

〔组　　成〕 白凤仙花全草 2 株,明矾 120 克,食醋 400 毫升。

〔制法用法〕 将前 2 味捣烂入醋成药液。取液涂擦患处,每日临睡前擦 1 次。

〔功　　效〕 清热解毒,燥湿止痒。适用于手足癣、体癣。

浮萍羌活醋方

〔组　　成〕 浮萍 12 克,羌活 9 克,独活 9 克,荆芥 9 克,防风 9 克,川乌 9 克,草乌 9 克,僵蚕 9 克,猪牙皂 15 克,白鲜皮 15 克,鲜白凤仙花 1 株,醋 1000 毫升。

〔制法用法〕　将以上前 11 味药浸醋 24 小时,然后小火煮开,去渣汁,每日泡手 3 次,每次 30 分钟,泡手后用水冲洗,擦干即可。

〔功　　效〕　破血祛风,清热解毒。适用于足癣。

复方食盐液方

〔组　　成〕　黄精 60 克,大葱头(捣)60 克,百部 45 克,明矾 45 克,黄柏 30 克,白鲜皮 30 克,苦参 30 克,藿香 30 克,地肤子 30 克,蛇床子 30 克,花椒 15 克,食醋 1500 毫升。

〔制法用法〕　前 11 味入醋中浸泡,2 天即可使用,药渣不必去掉。患处浸于药液中,每次浸洗 30 分钟,每日 3 次。10 天为 1 个疗程。

〔功　　效〕　清热解毒,燥湿止痒。适用于手足癣。

复方龙蜂液方

〔组　　成〕　龙胆 30 克,大风子 30 克,生天南星 30 克,黄精 30 克,土槿皮 50 克,露蜂房 10 克,冰片 5 克,陈醋 500 毫升。

〔制法用法〕　上药共研细末,用陈醋密封浸泡 7 天后过滤即可使用。每日外擦 3 次,4 周后观察疗效。

〔功　　效〕　清热燥湿,杀虫止痒。适用于足癣。

复合洗湿液方

〔组　　成〕　精盐 30 克,白矾 60 克,阿司匹林 10 克,苯酚 20 毫升,食醋 1500 毫升。

〔制法用法〕　将上药加水 1000 毫升,煎煮沸后待稍温泡足。每日 2 次,每次 30～40 分钟。

〔功　　效〕　杀菌,燥湿止痒。适用于湿性足癣。

鹤虱治癣方

〔组　　成〕　大风子 30 克,鹤虱 30 克,白矾 30 克,苦参 30 克,地肤子 30 克,食醋 1000 毫升。

〔制法用法〕　水煎上药,加食醋浸泡患处。每日 2 次,每 3 日 1 剂。

〔功　　效〕　清热除湿,杀虫止痒。适用于水疱型足癣。

藿香黄精醋

〔组　　成〕　藿香 30 克,黄精 30 克,苦参 30 克,百部 30 克,白矾 30 克,大黄 30 克,川椒 15 克,食醋 1500 毫升。

〔制法用法〕　除食醋外,共研为粗末,入醋浸泡 3 天,过滤,去滓取汁,贮存备用。用时将患足浸于药液中浸泡。每日 2 次,每次 30 分钟。1 剂可连用 7 天。伴手癣者,应同时泡手。

〔功　　效〕　清热燥湿,杀虫止痒。适用于足癣。

黄精醋酸方

〔组　　成〕　黄精 500 克,冰醋酸 500 毫升,蒸馏水 1500 毫升。

〔制法用法〕　将黄精切碎加入冰醋酸浸泡 7 天,然后用蒸馏水稀释备用。外搽患处,每日 2～3 次。

〔功　　效〕　杀虫止痒。适用于足癣。

黄精醋方

〔组　　成〕　生黄精 60 克,生何首乌 60 克,陈醋 300 毫升。

〔制法用法〕　将黄精、何首乌轧碎,加入陈醋,连同容器置入 60～80℃ 热水中,加温 6～8 小时后取出备用。每日先用淡盐水洗脚,早、中、晚各用棉球蘸涂患处 1 次,15 天为 1 个疗程。未愈者可进行第二、第三个疗程。糜烂型伴继发感染者加服苦参三妙汤(苦参 15 克,牛膝 10 克,黄柏 6 克,苍术 6 克)。

　　〔功　　效〕　清热燥湿,养阴润肤。适用于足癣。

辣椒米醋蛋黄膏方

　　〔组　　成〕　红辣椒粉 50 克,鸡蛋黄 10 克,米醋 50 毫升。

　　〔制法用法〕　将 3 味混合调制成膏,涂搽患处,每日 2 次。

　　〔功　　效〕　祛风活血,杀虫止痒。适用于手足癣、体癣、头癣、甲癣。

苦参三子醋洗方

　　〔组　　成〕　苦参 30 克,大风子 30 克,蛇床子 30 克,地肤子 30 克,防风 30 克,枯矾 20 克,川椒 20 克,川芎 20 克,红花 15 克,食醋 1500 毫升。

　　〔制法用法〕　将上药放入盆内,倒入 1500 毫升食醋,(以能淹没患脚为度)加盖密闭浸泡 24 小时后,滤去药渣。置患脚于药液内浸泡,每日 1~2 次,每次约 30 分钟,每剂药可连续使用 5 天为 1 个疗程。

　　〔功　　效〕　杀菌。适用于足癣。

马齿苋醋洗方

　　〔组　　成〕　鲜马齿苋、米醋各等分。

　　〔制法用法〕　将鲜马齿苋捣烂取汁,再加入米醋混匀,搽洗患处。

　　〔功　　效〕　清热解毒。适用于足癣。

肉桂醋方

　　〔组　　成〕　肉桂 30 克,醋适量。

　　〔制法用法〕　将肉桂研为细末,与醋调成糊状,涂于患处,每日 2 次。

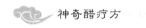

[功　　效]　杀虫解毒。适用于足癣。

蒜 醋 方

[组　　成]　大蒜 20～25 瓣,醋 150～200 毫升。

[制法用法]　蒜捣烂浸醋 2～3 天,将患脚用温水浸泡 3～5 分钟后,再在蒜醋液中浸 15～20 分钟,每日 3 次。

[功　　效]　杀菌。适用于足癣搔破皮后感染化脓患者。

四子苦参黄柏醋方

[组　　成]　五倍子 30 克,地肤子 30 克,蛇床子 30 克,大风子 25 克,苦参 30 克,黄柏 25 克,川椒 25 克,明矾 30 克,米醋 1000 毫升。

[制法用法]　以上前 8 味共研粗末,浸入米醋中 5 天,将患处浸入药液中浸泡 15 分钟,每日 2 次。

[功　　效]　清热润燥,祛风止痒。适用于足癣。

土槿皮苦参百部醋方

[组　　成]　土槿皮 30 克,苦参 15 克,百部 15 克,雄黄 3 克,米醋 1000 毫升。

[制法用法]　将前 4 味浸入醋中,浸泡 1 天即成。用时稍加热后泡洗患处,每日 1 次,每次 20～30 分钟,连用 10 天。

[功　　效]　祛湿解毒,止痒。适用于手足癣、甲癣。

土槿皮川椒醋方

[组　　成]　土槿皮 20 克,川椒 6 克,防风 10 克,蛇床子 10 克,赤芍 10 克,生百部 15 克,苦参 20 克,地肤子 10 克,白鲜皮 10 克,大风子仁 10 克,蜈蚣 1.5 克,斑蝥 0.3 克,明矾 30 克,白芷 10 克,紫草 6 克,蝉蜕 6 克,白英 10 克,当归 10 克,透骨草 10 克,米醋 1500 毫升。

［制法用法］　将上药共研细末,倒入 1500 毫升米醋中调匀。待 30 分钟后将患手或患足放入,浸泡 2 小时,每日浸泡 1 次,连续治疗 3 天。

［功　　效］　杀菌。适用于足癣。

铁锈米醋方

［组　　成］　铁锈 60 克,米醋 100 毫升。

［制法用法］　将铁锈研细,倒在米醋中,搅匀,浸泡患处,每日 1 次。

［功　　效］　杀菌。适用于足癣。

鱼腥草凤仙花醋方

［组　　成］　鱼腥草 60 克,白凤仙花叶 60 克,葱白 30 克,醋 20 毫升。

［制法用法］　以上 4 味一同加水煎汤,去渣取汁,熏洗患处,每日 1～2 次。

［功　　效］　杀虫止痒。适用于足癣。

皂刺花椒醋方

［组　　成］　皂角刺 30 克,花椒 25 克,食醋 250 毫升。

［制法用法］　将前 2 味放入食醋内,浸泡 24 小时即成。外用泡手脚,每晚临睡前泡 10～20 分钟。

［功　　效］　清热解毒,止痒。适用于手足癣。

【注意事项】

1.要注意清洁,保持皮肤干燥,保持足部清洁,每天清洗数次,勤换袜子。

2.注意个人卫生,不要与别人共用鞋及其他洗涤用品。洗脚盆及擦脚毛巾应分别使用,以免传染他人。

3.平时不宜穿运动鞋、旅游鞋等不透气的鞋子,以免造成脚汗过多,脚臭加剧。趾缝紧密的人可用干净纱布或棉球夹在中间或选择分趾袜,以利于吸水通气。

4.勿吃容易引发出汗的食品,如辣椒、生葱、生蒜等。

5.情绪宜恬静,兴奋和激动容易诱发多汗,加重足癣。

6.足癣是一种传染性皮肤病,应避免搔抓,防止自身传染及继发感染。

7.足浴后可涂杀真菌的药膏,但不可涂激素类药膏。

十七、体癣(圆癣)

体癣又称"圆癣"或"金钱癣",是由毛发癣菌、小芽胞菌或表皮癣菌引起,多由湿热外邪侵袭皮肤或接触传染而得,好发于面颈、躯干、四肢等处。其传染来源主要是手癣,足癣,甲癣及污染的衣着等。潮湿,肥胖,多汗,摩擦,不注意清洁卫生,有糖尿病及免疫力低下者易于发病。本病的病损为钱币状圆形红斑,边缘清楚,其中央呈自愈倾向,但向四周蔓延。红斑周围可见丘疹、水疱、结痂、鳞屑等变化,自觉瘙痒。

【临床表现】

体癣初起在皮肤上出现群簇针头大小的淡红色丘疹或丘疱疹,中心似愈,向周围扩大,逐渐形成圆形,小者则称笔管癣或雀目癣,如钱币者称金钱癣,圆而不整者称为荷叶癣。皮疹大小、数目不定,可互相融合,重叠形成多环状或大片损害,边缘清楚,常高起作堤状,其上覆盖细薄鳞屑,中央炎症较轻或色素沉着,有时皮损可泛发全身或大部分肢体。炎症较重时,边缘常有断断续续水疱、脓疱、结痂,排列成弧形或环形,鳞屑较厚,儿童的圆癣可形成特殊的花环状。本病有不同程度的瘙痒感,病程缠绵,很少自愈。天气转凉时,汗水减少,皮肤微燥,此时似好转,隐而不显,但是翌年夏初,复又再发,周而复始,经年不愈。

【醋疗方】

大黄密陀僧醋方

〔组　　成〕　大黄 1.5 克,花椒 1.5 克,密陀僧 1.5 克,硫黄 15 克,枯矾 6 克,米醋适量。

〔制法用法〕　以上前 5 味共研细末,加入米醋调匀成糊状,用温开水洗净患处,然后涂上药糊,每日用药 1 次,连用 7 天为 1 个疗程。

〔功　　效〕　解毒止痒杀虫。适用于体癣。

大黄丁香醋方

〔组　　成〕　生大黄 15 克,丁香 9 克,米醋 90 毫升。

〔制法用法〕　将生大黄与丁香浸泡在米醋中,5 天后用消毒纱布过滤,去渣取汁,涂于皮肤损伤处。

〔功　　效〕　解毒杀虫。适用于体癣。

隔山消醋方

〔组　　成〕　隔山消块根不拘多少,醋适量。

〔制法用法〕　用醋磨隔山消块根,取汁敷于患处。

〔功　　效〕　解毒杀虫。适用于体癣。

苦杏仁醋方

〔组　　成〕　苦杏仁 15 克,醋 250 毫升。

〔制法用法〕　将苦杏仁捣碎,倒入醋中,然后加热煮沸,趁热用棉花球洗擦患处每日洗擦 1 次,连用 3 天为 1 个疗程,隔 1～2 日再进行第二个疗程。

〔功　　效〕　散瘀解毒,杀虫。适用于体癣。

荔枝核米醋方

〔组　　成〕　荔枝核 30 克,米醋 60 毫升。

〔制法用法〕　将荔枝核晾干,捣碎,研细末与米醋调匀,涂敷患处,每日换药 1 次。

〔功　　效〕　散瘀解毒,止痛。适用于体癣。

露蜂房矾醋方

〔组　　成〕　露蜂房 50 克,白矾 26 克,醋适量。

〔制法用法〕　将白矾放在罐中小火溶化取出,和露蜂房共研细,用醋调匀,涂搽患处。

〔功　　效〕　清热解毒杀虫。适用于体癣。

狼毒醋方

〔组　　成〕　狼毒 50 克(以片大粉性足者为佳),食醋 400 毫升。

〔制法用法〕　将狼毒片碎为粗末,再加食醋拌匀,稍闷,约用 40 毫升醋,置锅内炙炒,然后加入余醋,小火慢熬至成膏,净瓶收贮,敷于患处。

〔功　　效〕　破积,散瘀,杀虫。适用于体癣。

龙眼核醋方

〔组　　成〕　龙眼核、醋各适量。

〔制法用法〕　将龙眼核去外黑壳,取内核,磨醋,取汁敷于患处。

〔功　　效〕　消炎止痒。适用于体癣。

绿豆叶陈醋方

〔组　　成〕　鲜绿豆叶 1～2 把,陈醋适量。

〔制法用法〕 上件捣烂,和陈醋少许,用旧帛擦之。

〔功 效〕 清热解毒,杀虫止痒。适用于风癣干疥(体癣)。

木鳖子醋方

〔组 成〕 木鳖子仁5克,食醋10毫升。

〔制法用法〕 将药去其外壳留仁,用10毫升食醋在粗瓷器皿内研磨5克木鳖子仁成糊状,涂药前患处用盐水洗净,用棉花或毛笔蘸糊状药汁于睡前涂患处,每日或间日1次。

〔功 效〕 散结消肿,解毒生肌。适用于体癣。

牛皮羊角醋方

〔组 成〕 牛皮、羊角各等分,米醋适量。

〔制法用法〕 将以上前2味烧成性,研成细末,再用醋调匀成糊状,涂敷患处。

〔功 效〕 解毒杀虫。适用于体癣。

食醋浸铜液

〔组 成〕 铜块(红铜最佳)10克,食醋50～100毫升。

〔制法用法〕 食醋置于瓶中,加铜块密封浸泡10天,开启后见液体为墨绿色,以棉签蘸药液涂于患处,每日数次。

〔功 效〕 杀虫止痒。适用于股癣。

土大黄醋方

〔组 成〕 鲜土大黄、醋各适量。

〔制法用法〕 将鲜土大黄切片浸醋,搽患处。

〔功 效〕 清热解毒,止血祛瘀。适用于体癣。

五倍子散方

〔组　　成〕　五倍子 30 克,硫黄 20 克,白附子 10 克,枯矾 15 克,食醋适量。

〔制法用法〕　上药研成细末,用醋调成糊。先将皮损处用清水洗净揩干。用黄瓜蒂或生姜蘸药用力涂擦患处,每日 2 次。连用 10 天后,每日涂擦 1 次,一般连用 2 周即可。

〔功　　效〕　燥湿解毒,收敛止痒。适用于花斑癣(汗斑)。

羊蹄根矾醋方

〔组　　成〕　羊蹄根、枯白矾各等分,醋适量。

〔制法用法〕　上药共研成细末,用米醋调匀涂患处。

〔功　　效〕　杀虫止痒。适用于体癣。

羊踯躅根醋方

〔组　　成〕　羊踯躅根 120 克,米醋 60 毫升。

〔制法用法〕　将羊踯躅根加 500 毫升水,煎煮成 150 毫升,去渣取汁,加入米醋搅匀,净瓶收贮,涂搽患处。

〔功　　效〕　散瘀消肿,祛湿杀虫,止痛止痒。适用于体癣。

【注意事项】

1. 注意个人卫生,养成良好的卫生习惯,保持皮肤清洁干燥,勤换衣洗被。

2. 不用宾馆、旅店等公共场所提供的公共拖鞋、浴巾、脚盆,尽可能地使用一次性拖鞋、毛巾等卫生洁具。宾馆、旅店等公共服务场所所提供的供客人使用的被褥,应做到一人一套,避免传染,用后应消毒。

3. 无法分开的公共设施,如浴盆等,应注意使用前的消毒工作。

4. 有条件的家庭,应尽可能地提倡卫生洁具、所用被褥单独使用,一人一套。如果家庭成员中有人已经患病,更应重视提早隔离,避免家庭成员之间相互传染。

5. 避免与患癣病的动物接触,特别是猫、狗、兔等。

6. 已患各种真菌类疾病的患者,应及时治疗。

7. 外用抗真菌制剂为主,必要时内服系统抗真菌药物。

十八、白癣(白秃疮)

> 白癣又名小孢子菌头癣、白秃疮,是以脱白屑,久则毛发折断脱落成秃疮为特征的皮肤癣菌感染性疾病。多见于儿童,尤以男孩为多。本病是头癣中发癣的一种,病原菌主要是犬小孢子菌和石膏样小孢子菌。
>
> 中医学认为,本病多由相互直接接触传染而致;或因脾胃湿热内蕴,湿盛则瘙痒流汁,热盛则生风生燥,肌肤失养,以致皮生白屑、头发焦枯脱落而成。

【临床表现】

本病临床表现为头皮生白屑、头发脱落成秃疮。特点为头皮上出现单个或多个圆形不规则的大片灰白色鳞屑斑,边界清楚,病发失去光泽,常在近头皮处折断,所以头发长短参差不齐,病程缓慢,青春期可自愈,头发可再生、不遗留瘢痕。中医常见的临床分型包括以下几种。

1. 血虚风燥型 症见皮损呈灰白色斑片,瘙痒,毛发干枯,易于折断,面色晦黄。舌淡红,苔薄白,脉濡细。

2. 湿热毒聚型 症见皮损呈红斑肿胀,丘疹脓疱,结黄色痂,多有发热,身痛。舌红,苔薄黄,脉滑数。

【醋疗方】

蔓菁子醋方

〔组　成〕 蔓菁子、醋(酢)各适量。

［制法用法］　蔓菁子,研为细末,和醋(酢)调糊状,敷之,每日 3 次。

［功　　效］　清热利湿,散瘀解毒。适用于小儿头秃疮。

羊蹄根醋磨汁方

［组　　成］　羊蹄草根 10～20 株,陈醋适量。

［制法用法］　羊蹄草根置于小石磨上,以陈醋磨之,承取汁,收贮之。用时先刮疮,以火炙之,取醋磨汁涂敷疮上,每日 3～5次。

［功　　效］　清热利水,凉血解毒。适用于头上白秃疮、细癣。

榆白皮醋敷方

［组　　成］　榆白皮 30 克,醋适量。

［制法用法］　将上药,曝令燥,捣下筛(研为细末),醋和涂之,虫当出。

［功　　效］　清热解毒,利水消肿。适用于小儿白秃疮。

【注意事项】

1.治疗前先在头部寻找病区及可疑病区,然后将该区周围 1 厘米处的头发剃光或剪平,以便敷药。

2.每日用明矾水或热水洗头后,即在病区敷药,用油纸盖上,并嘱咐患者包扎或戴帽子固定,每日换药 1 次,涂药必须厚些。

3.用药 1 周,头发比较松动,即可用镊子拔出病发,并争取 3 天内全部拔完。如果未松动,更需多上些药膏,不能间断,一直到病变处头发拔光为止。

4.病区头发拔光后,继续涂原用药膏,此时涂药不宜过厚,每日 1 次,连续 2～4 周,如果病区内发现有残余的头发或断发时,应及时彻底拔除。

5.注意饮食清淡,避免辛辣、海鲜以及油腻等。

十九、股　癣

股癣,好发于近腹股沟的大腿内侧、外阴、臀部、肛门周围等处。多由肥胖痰湿之体,外受风毒湿热之邪而蕴积皮肤所致。常见病灶糜烂、流滋、结痂,亦可蔓延到耻骨、下腹部、阴囊。因剧烈瘙痒,使皮肤苔藓样变。由于病变中心无自愈倾向,有时易误诊为湿疹或皮炎。多在夏季发作或加重,入冬则痊愈或减轻。

【临床表现】

股癣常发生于阴囊对侧的大腿皮肤,一侧或双侧,多呈环状或半环状斑片。初于股上部内侧出现小片红斑,其上有脱屑,并逐渐扩展而向四周蔓延,边界清楚,其上有丘疹、水疱、结痂。中央部位可自愈,有色素沉着或脱屑,历久则于局部皮肤发生浸润增厚呈苔藓化,常伴痒感。严重者常扩展波及股内侧、会阴或肛门周围,其下缘多清晰。有时尚可波及阴囊、阴茎根部等处。

【醋疗方】

鹿梨根皮米醋方

[组　　成]　鹿梨根(鼠梨、山梨树根)不拘多少,米醋适量。

[制法用法]　取鹿梨根,刮皮捣烂,醋和麻布包擦之。若干品,研为末,以醋、水微煎沸,去渣蘸洗涂。

[功　　效]　清热解毒,杀虫止痒。适用于癣疮及疥癞。

山西老陈醋治癣方

[组　　成]　山西老陈醋适量。

[制法用法]　先将患处用温开水洗涤干净(切忌用生冷水

洗),然后用消毒棉球蘸山西老陈醋搽患处,每日早晚各搽 1 次。

[功　　效]　散瘀解毒,杀虫止痒。适用于股癣、体癣。

土槿皮羊蹄根酒醋方

[组　　成]　土槿皮 15 克,羊蹄根 15 克,川楝子 10 克,千金子 12 克,百部 12 克,大风子 6 克,樟脑 3 克,米醋 200 毫升,白酒 400 毫升。

[制法用法]　先将醋、酒混合,加入前 6 味浸泡,10 天后去渣取汁,再入樟脑,溶化后即可涂搽患处,每日 2 次。

[功　　效]　清热燥湿,杀虫止痒。适用于股癣。

消癣煎方

[组　　成]　土槿皮 40 克,大风子 30 克,黄精 30 克,土茯苓 30 克,川楝子 30 克,白头翁 30 克,龙胆 30 克,荆芥 20 克,防风 20 克,生大黄 15 克,白鲜皮 15 克,红花 6 克,陈醋 1000 毫升,白酒 50 毫升。

[制法用法]　上药加陈醋、白酒浸泡 3 小时后,再加水 1000 毫升,置火上煮沸 15 分钟,离火去渣,待温后外洗皮损处,每日 2 次。药渣翌日加水煮后再用。1 周为 1 个疗程。

[功　　效]　清热解毒,收敛止痒。适用于股癣。

癣 药 散

[组　　成]　胡麻 15 克,百部 15 克,苦参 15 克,五倍子 10 克,枯矾 10 克,轻粉 10 克,樟脑 3 克,梅片 3 克,黑米醋或白米醋适量。

[制法用法]　将前 8 味药共研为细末,以黑米醋或白米醋调搽患部,每日 2～3 次。

[功　　效]　清热燥湿,杀虫止痒。适用于圆癣(体癣),阴癣(股癣)。

【注意事项】

1. 治疗股癣应持续用药,不应该随便停药,治疗应彻底,菌检阴性反应才停止治疗。不可使用含激素产品。

2. 剪短手指甲,避免抓挠致破,继发感染。

3. 注意不要用过热的水清洁,不要使用碱性洗涤用品,使用弱酸性的洗浴产品。

4. 减少出汗,保持患处干燥。

5. 避免进食辛辣刺激性食物和发物,戒烟酒,饮食以清淡为宜,多吃些新鲜蔬菜和水果。

6. 积极治疗身体其他部位的癣疾,如手足癣、甲癣和体癣等,以利根治,防止复发。

7. 不使用他人内衣、内裤及洗浴用品,避免与患癣病的患者及动物直接接触,避免传染。

8. 穿着宽松,内衣裤更换为吸水性好的柔软棉质。

9. 养成良好的卫生习惯,每日清洗阴股部,保持局部洁净;勤换内裤,经常洗晒衣被,有利痊愈。

二十、扁平苔癣(紫癜风)

扁平苔癣,中医学病名为"紫癜风",临床并不罕见,且近年来发病率有增高趋势。由于其皮损表现千变万化,常常被误诊。扁平苔癣好发于青年及成人。

中医学认为,本病是因素体阴血不足,脾失健运,蕴化不足,复感风邪,风湿客于肌肤腠理,凝滞于血分或因肝肾不足,阴虚内热,虚火上炎于口而致病。

【临床表现】

本病表现为小的、紫红色、多角形扁平丘疹,表面有光泽,可见白色网状条纹（Wickham 纹），皮疹多分布于手腕和前臂的屈侧，手背、前臂、颈部、骶尾部，可于搔抓部位形成线状分布的新发皮疹（同形反应）。患者自觉瘙痒，皮疹可于数月至数年后消退，部分遗留色素沉着斑。扁平苔癣可累及黏膜部位，最常发生于口腔，表现为双颊黏膜为重的白色网状细纹，也可出现糜烂、溃疡、大疱，伴有烧灼感。部分患者可发生指甲扁平苔癣，表现为甲板增厚、粗糙、凹凸不平，也可出现萎缩，特征性的表现为甲翼状胬肉——甲板消失，甲小皮向前覆盖甲床。中医常见的临床分型包括以下几种。

1. 阴虚有热型　表现为口干不欲饮、眼干、目眵、尿黄、大便干燥、手足心热、口内有热气，月经提前、量多或头昏，睡眠不安，甚则腰酸、腿软。口内病损局部充血，甚至糜烂。舌质红苔少，脉稍数。

2. 脾虚夹湿型　表现为胃纳差，大便稀溏或有不消化食物，睡眠不安。白带或赤带。口内局部病损糜烂，伴有充血。舌苔白厚或厚腻，脉涩。

3. 血瘀型　表现为痛经、闭经、大便干燥。血液流变学异常。口舌咽燥，面色黯淡，腹胀纳呆。有粗糙麻木感，可伴有充血或糜烂，或有刺痛感。舌质紫瘀或舌腹面小血管微曲张。

【醋疗方】

香附板蓝根木贼醋方

［组　　成］　香附 15 克，板蓝根 15 克，木贼 15 克，食醋 500 毫升。

［制法用法］　放于 500 毫升食醋中，小火煎熬 20 分钟，原液放置半日。患者每晚用温水清洗后，涂搽药液，次晨再用水冲洗干净。

［功　　效］　清热解毒。适用于扁平苔癣。

【注意事项】

1. 长期的吸烟、喝酒、烫食、嗜酸辣和牙齿健康不良等可能是导致扁平苔癣的因素。因此,注意口腔的健康是重要的扁平苔癣注意事项。

2.避免口腔内出现物理性的损伤。在治疗期间,如果患者的口腔出现其他的损伤,会造成病情的加重,对口腔扁平苔癣的治疗有不利的影响。

3.注意饮食调节。患者应多吃一些水果蔬菜,增加维生素的摄入,注意饮食营养的均衡搭配。避免吃一些辛辣刺激的食品,少吃生葱、生蒜、海产品、牛羊肉等,应尽量避免对口腔黏膜的刺激,加快口腔扁平苔癣患者病情的好转。

二十一、花斑癣(疬疡风)

> 花斑癣,又名紫白癜风,俗称汗斑,是由马拉色菌感染表皮角质层引起的一种浅表真菌病。本病呈慢性,有轻度的炎症,通常无自觉症状。损害特征为散在或融合的色素减退或色素沉着斑,上有糠秕状的脱屑。本病好发于颈侧、胸背、腋下等处,色多紫白,斑点群集而相连,可蔓延扩大,或间有痒感,夏重而冬轻,有时也波及面部。
>
> 中医学称本病为“疬疡风”,多因风邪搏于皮肤,气血不和所生。

【临床表现】

本病初起损害为围绕毛孔的圆形点状斑疹,以后逐渐增至甲盖大小,边缘清楚,邻近部位可相互融合成不规则大片形,而周围又有新的斑疹出现。表面附有少量极易剥离的糠秕样鳞屑,灰色、褐色至黄棕色不等,有时多种颜色共存,状如花斑。时间较久的呈浅色斑。皮疹无炎性反应,偶有轻度瘙痒感,皮损好发生于胸背部,也可累及颈、面、腋、腹、肩及上臂等处,一般以青壮年男性多见。病程慢性,冬季皮疹减少或消失,但夏天又可复发。中医常见临床分型包括以下几种。

1. 花斑型　表现为初起呈淡褐色,表面发亮,以后出现色素减退。由于新旧皮损混在一起,而呈花斑状。

2. 毛囊型　表现为损害沿毛囊分面,似毛囊性丘疹或斑片,鳞屑极薄。

3. 白斑型　表现为除去鳞屑或痊愈后,遗留色素暂时减退。此型预示本病处于缓解阶段。

4. 斑片型　此型损害较少,表现为一片或数片,表面鳞屑较厚,色泽较深。

【醋疗方】

雌雄四黄散

[组　成]　雌黄、雄黄、硫黄、石黄、白附子、川楝皮各等分,醋、生姜各适量。

[制法用法]　将前6味共研细末,贮瓶备用。紫癜风用醋蘸药,白癜风用生姜片蘸药,涂擦患处。

[功　效]　祛风胜湿,杀虫解毒。适用于花斑癣、白癜风。

硫黄涂方

[组　成]　石硫黄(研)90克,雄黄(研)30克,硇砂60克,附子(生用)60克,苦酒适量。

[制法用法]　前4味捣筛为散,以苦酒和如泥,涂患处。干即再涂,以愈为度。

[功　效]　祛风燥湿,杀虫解毒。适用于疬疡风。

密陀僧散

[组　成]　硫黄6克,雄黄6克,蛇床子6克,密陀僧3克,

轻粉 1.5 克,醋适量。

　　[制法用法] 将前 5 味药共为末,醋调涂患处。

　　[功　　效] 温阳燥湿,杀虫解毒。适用于花斑癣。

牡 蛎 散

　　[组　　成] 牡蛎 15 克,胆矾 15 克,浓醋适量。

　　[制法用法] 前 2 味,生用为散,浓醋调成膏。外用,搽摩患处。

　　[功　　效] 收湿解毒,散瘀除斑。适用于花斑癣。

海螵蛸磨醋方

　　[组　　成] 海螵蛸、三年醋(酢)各适量。

　　[制法用法] 先以布将患处拭赤,用海螵蛸磨三年醋(酢),取汁,涂之。

　　[功　　效] 除湿解毒,散瘀敛疮。适用于花斑癣、白癜风。

治紫白癜斑方

　　[组　　成] 浙贝母 30 克,鲜生姜 30 克,米醋 100 毫升。

　　[制法用法] 先以生姜片擦患处,再用米醋磨贝母汁涂搽。

　　[功　　效] 清热化结,散瘀解毒。适用于花斑癣。

【注意事项】

　　1.精神调养保持心情舒畅,对疾病处之泰然。

　　2.注意保持个人卫生,经常洗澡,勤换内衣。劳动或剧烈活动大汗后,应注意及时洗澡和更衣。平时出汗较多者宜外用爽身粉。不穿他人衣物。

　　3.少吃甜食,限制脂肪类食物,如巧克力和油炸食物,以免皮脂分泌增多加重本病。

　　4.忌食辛热刺激性食物,慎用酒类、咖啡、可可等饮料,以免加重皮损。

5.多吃新鲜蔬菜和大蒜,忌吃鸡、羊、蟹、虾与猪头肉等发物。

二十二、白癜风

白癜风,为局限性的皮肤色素脱失,又名白驳风。是一种以肤生白斑,斑内毛发变白为特征的皮肤病。本病发无定处,初起皮肤出现边缘清楚,大小不等的白色斑片,可以单发,亦可泛发。周围皮色较深,斑内毛发亦变白,表面光滑。无自觉症状,经过缓慢,偶有自行消退者。多见于青壮年,亦可发于儿童及老年。

中医学认为,本病多因风湿搏于肌肤,气血失和,血不荣肤而成。

【临床表现】

白癜风在全身任何部位的皮肤均可发生,但好发于颜面部、颈部、前臂和手背等处。人体各处皮肤、口腔及外生殖器黏膜等部位均出现大小不等、单个或多发的不规则白色斑块,白色斑块面积逐渐扩大,数目增多。有的患者只出现1~2片界限分明的斑片,有的可累及全身大部分部位。脱色程度不同而显示不同色调,其色调可多至3种,即自内向外表现为白、灰白、近正常肤色之三色反应。有的完全变白。周围皮肤微红或呈灰白色。白斑部位毛发可变白或正常。一般来说白斑和正常皮肤分界清楚,但是如果是处于进行期白斑边缘也可以表现为模糊不清,有的可以在白斑周围出现一种颜色界于正常皮肤和白斑之间的扩散晕环。白斑内毛发可呈白色,也可正常,也可黑白相间,毛发变白者疗效相对要差。暴晒后易出现红斑甚至水疱,自觉灼痛。炎症后,白斑可比原发范围大。可有黏膜色素沉着,以口唇最多见,外生殖器次之。眼色素系统亦可受累,多表现为视网膜异常或豹纹样眼

底,一般不影响视力。慢性病程。可持续终身。中医常见的临床
分型包括以下几种。

1.**风湿蕴热型**　皮损表现为白斑粉红,边界清楚,多见于面
部及外露部位,可单发或多发。一般发病比较急,皮损发展较快,
皮肤变白前常有瘙痒感。伴有头重、肢体困倦,口渴不欲饮。舌
质红,苔白或黄腻,脉浮滑或滑数。

2.**肝气郁结型**　皮损表现为白斑色泽明暗不一,无固定的好
发部位,白斑或圆或长,或为不规则云片状,无痒痛感。发病可急
可缓,但多随精神变化而加剧或减轻,较多见于女性。可伴有急
躁易怒,胸胁胀满,月经不调等症。舌质偏红,苔薄黄,脉弦。

3.**肝肾不足型**　皮损表现为明显性脱色白斑,边界截然,颜
色纯白,或局限于一处,或泛发于各处,脱色斑内毛发变白,病程
较长,发展缓慢,治疗效果不显著,多有家族史。可伴有腰膝酸
软,头晕耳鸣,两目干涩,舌质淡,苔薄,脉细弱无力。

4.**气滞血瘀型**　皮损多为不对称性白斑,边界清楚,多发于
外伤或其他皮肤损伤后,白斑色偏暗,可有轻微疼痛感。斑内毛
发变白,病情进展缓慢,疗效缓慢,可伴有面色发黯,肌肤甲错。
舌质紫暗或有瘀斑,舌下静脉纡曲,苔薄,脉细涩。

5.**气血两虚型**　皮损表现为白斑颜色较淡,边缘模糊不清,
发展缓慢。常伴有神疲乏力,面色㿠白,手足不温,舌质淡,苔薄,
脉细无力。

6.**血热风燥型**　皮损表现为白斑色泽光亮,好发于头面部或
身体的上半部。发病比较迅速,蔓延较快。伴有五心烦热、口干、
失眠、头晕等症。舌质干红、苔少,脉细数。

病机分析:阴血不足,虚热内生,久病化燥生风,风性向上,故
见皮损好发于上半身,血热伤阴,津液亏损,则见口干,五心烦热
诸症。

7.**脾胃虚弱型**　皮损表现为白斑颜色萎黄,好发于面部及口
唇,小儿多见,病情发展比较缓慢。伴有纳食减少,脘腹胀满、身

倦乏力、面色萎黄。舌质淡、苔白,脉象虚弱。

8.心肾不交型　皮损多发于一侧肢端,常沿着一定的神经区域分布。好发于青壮年,常突然发病,病程短而发展较快,发病前常有一定的神经精神因素。伴有心悸、失眠、健忘、腰膝酸软。舌质红,苔薄白,脉弦细。

【醋疗方】

苍耳膏合醋敷方

〔组　　成〕　内服,苍耳(鲜者,连根带叶)25～35 千克;外用,密陀僧 30 克,老陈醋适量。

〔制法用法〕　将苍耳置大锅内煮烂,绢滤过,再熬成膏,瓷罐盛之。用时以桑木匙挑一匙,噙口内,用黄酒送下,日服 2～3 次。另将密陀僧研为极细末,用老陈醋调成糊状,涂于患处,干后以醋润之。内服外用,效果甚佳。

〔功　　效〕　散风解毒,调和气血。适用于白癜风(白驳风)。

蛻醋涂方

〔组　　成〕　蛇蜕、醋各适量。

〔制法用法〕　将蛇蜕烧灰研细,用醋调匀涂敷患处,干即换药。

〔功　　效〕　清热解毒,祛风除湿,散瘀除斑。适用于白癜风(白驳风)、痈肿。

玉 粉 膏

〔组　　成〕　白矾、石硫黄各等分。

〔制法用法〕　上 2 味,为末,醋和敷之。

〔功　　效〕　消痰燥湿,散瘀除斑。适用于白癜风。

408

【注意事项】

1.在平时保持良好的精神状态,心气平和,减少忧虑,注意劳逸结合,养成良好的生活习惯。

2.应尽量避免汗后阳光暴晒、受风;避免长期处于潮湿的环境中。

3.减少有害气体的吸入,晨练或运动时选择空气清新的场所。

4.夏天使用风扇、空调前应将汗水擦干。

5.注意房屋装修造成的污染。

6.注意劳动防护。

7.减少污染食品的摄入,纠正偏食,制订科学的膳食食谱;不吃或少吃腥辣等刺激性食物和富含维生素 C 的食物。

二十三、疣

疣是由人类乳头瘤病毒引起的一种皮肤表面赘生物。多见于儿童及青年,潜伏期为 1～3 个月,能自身接种扩散。病毒存在于棘层细胞中,可促使细胞增生,形成疣状损害。根据临床表现和部位,分为寻常疣、跖疣、扁平疣、生殖器疣(尖锐湿疣)等。

【临床表现】

1.寻常疣 中医学称"千日疮",俗称"刺瘊""瘊子"等。寻常疣初起为针尖大丘疹,渐增至豌豆大或更大,圆形或多角形,表面粗糙呈刺状,质硬,灰黄、污黄或污褐色,继续发育呈乳头状增殖。摩擦或撞击时易出血。初发常为 1 个,长期不变或不断增多,邻近者互相融合,有时可自身接种。多发生于青少年,一般无自觉症状,偶有压痛。寻常疣可发生于身体的任何部位,好发于手指、手背、足缘等。病程慢性,约 65% 的寻常疣可在 2 年自然消退。特殊类型包括丝状疣、指状疣。

2. **跖疣**　为发生于足底的寻常疣,外伤和摩擦为其诱因,足部多汗也有一定关系。初起为一细小发亮的丘疹,后逐渐增大,表面角化,粗糙不平,灰褐、灰黄或污灰色,呈圆形,境界清楚,周围绕以稍高增厚的角质环。好发于足跟、跖骨头或趾间受压处。自觉不同程度疼痛,病程慢性,可自然消退。一般认为儿童较成人易于消退,多汗或跖骨异常者不易消退。

3. **扁平疣**　主要侵犯青少年,大多骤然发生,为米粒大到绿豆大扁平隆起的丘疹,表面光滑,质硬,浅褐色或正常皮色,圆形、椭圆形或多角形,数目较多,多数密集,偶可沿抓痕排列成条状(同形反应)。一般无自觉症状,偶有微痒。好发于颜面、手背及前臂等处。病程慢性,有时突然自行消失,亦可持续多年不愈,愈后不留瘢痕。

4. **尖锐湿疣**　发病部位多在肛管黏膜于皮肤交界处、肛门边缘及外阴部。初起时,可呈微小淡红色、暗红色或污灰色乳头状隆起,表面常颗粒状或粗糙不平,形如帽针头或花蕊状,逐渐增多增大,并可融合成片或相互重叠生长,可呈菜花状、鸡冠状或巨大团块,其根部常有蒂。如果继发感染或疣体内供血不足可有脱落、糜烂和溃疡形成。初起时可无明显不适,随着疣体增大可出现局部瘙痒(常夜间加重)、压迫感、轻微刺痛,肛管内发病者可有里急后重感,或便鲜血。表面若溃烂则渗出浑浊浆液,带有恶臭。

【醋疗方】

黄柏食醋熏洗方

〔组　　成〕　生薏苡仁60克,苦参60克,黄柏30克,马齿苋30克,蛇床子30克,枯矾15克,川椒5克,雄黄5克,食醋15毫升。

〔制法用法〕　将前8味药共捣为粗末,分3份布包,用时将药包浸入1000毫升沸水中浸泡5分钟后捞出,浸泡药液加入陈醋熏洗外阴10分钟,每日2次,每包药可用6次。

［功　　效］　清热燥湿,杀虫止痒。适用于尖锐湿疣。

浸疣醋方

［组　　成］　大枫子30克,生大黄24克,狼毒15克,透骨草15克,黄柏15克,硫黄10克,水杨酸粉10克,雄黄5克,食醋500毫升。

［制法用法］　将前8味药共研为粗末,醋浸备用。每使用时,把患手、足浸入药液中1～2小时,每日1～2次。7天为1个疗程。疣表面增厚的角质层,须用刀或剪修除。

［功　　效］　清热解毒,杀虫解毒。适用于寻常疣。

香附蛋醋方

［组　　成］　制香附200克,鸡蛋15个,食醋150毫升,植物油825毫升。

［制法用法］　将香附研为细末,分成15份,每日取1份,与鸡蛋清、蛋黄拌匀,加植物油15毫升,上笼蒸熟后加食醋10毫升,趁热服。每日1次,连服15天为1个疗程。

［功　　效］　行气解毒,润燥消疣。适用于扁平疣。

消疣汤方

［组　　成］　板蓝根30克,生香附30克,薏苡仁30克,木贼10克,食醋15毫升。

［制法用法］　上药加水700毫升煎至300毫升,去渣后在药液中加食醋混匀。每日1剂,反复外搽患部。

［功　　效］　清热解毒,利湿,消疣。适用于扁平疣。

乌梅醋方

［组　　成］　乌梅30克,食醋250毫升。

［制法用法］　将乌梅压碎,置醋中浸泡7～10天。治疣时先

将患部用热水浸洗,削去病变处角化组织,以渗血为度。取胶布 1 块,中间挖一小洞,贴在患部,暴露病损部位,再将乌梅肉敷于病变组织上,外用一层胶布盖严,每 3 日换药 1 次。治鸡眼,可取浸液摩擦患处,每日 2～3 次,连用 7 天,使其脱落。

[功　　效]　去死肌,除疣。适用于鸡眼、皮肤疣等。

外涂热醋方

[组　　成]　食醋 200 毫升。

[制法用法]　将醋加热浓缩至 100 毫升,待醋冷却后涂患处,每日 3 次。

[功　　效]　除疣。适用于扁平疣,疣体脱落不留瘢痕。

乌梅盐醋方

[组　　成]　乌梅 30 克,食盐 10 克,陈醋 15 毫升。

[制法用法]　先将食盐放在 50 毫升的温水中,溶解后,再把乌梅放在盐水里浸泡 24 小时(如鲜乌梅浸 12 小时即可)。遂将乌梅核取出,再把乌梅肉放在乳钵中,加入陈醋研磨成软膏,收贮备用。治疗时,先将患处在热水盆中浸泡 20 分钟,用剪刀把局部老皮刮掉,再将此膏涂上,用纱布包扎固定。24 小时换药 1 次,连用 3～4 次即可使疣目或鸡眼除掉。

[功　　效]　消核除瘪,祛腐生肌。适用于寻常疣、鸡眼、表皮血管瘤,可使突出部分收平。

鲜芝麻花食醋方

[组　　成]　鲜芝麻花不拘多少,食醋适量。

[制法用法]　将鲜芝麻花放在玻璃容器中,用食醋浸没为度,1 周后即可使用。治疗时选择最大或最早出现的母疣,用刀片削去表皮角质至微有渗血为止。用棉签蘸药液涂患处,使其自然干燥,每日数次,也可用药棉或纱布浸液湿敷。

〔功　　效〕　清热解毒,散瘀止痒。适用于寻常疣。

消 疣 散

〔组　　成〕　大黄50克,五倍子50克,雄黄30克,孩儿茶30克,青黛20克,冰片5克,食醋适量。

〔制法用法〕　将上药共研细末,过细筛后贮瓶备用。治疗时,先将患处洗净拭干,用针头轻轻刺破疣体表皮,取药末少许,加食醋适量调成糊状,用棉签点涂患处。早、晚各1次。必要时用敷料包扎。若渗液多者,可将药粉直接撒于患处,15天为1个疗程。

〔功　　效〕　清热解毒,消肿化腐,生肌敛疮。适用于尖锐湿疣。

香附子食醋方

〔组　　成〕　香附子100克,食醋200毫升。

〔制法用法〕　将香附子焙干研成细粉,浸泡于食醋内24小时后,文火煎煮浓缩成100毫升,涂搽患处,每日3～4次。

〔功　　效〕　疏肝解郁,散瘀解毒。适用于老年性扁平疣。

鸦胆子除疣方

〔组　　成〕　鸦胆子300克,赤石脂300克,食醋适量。

〔制法用法〕　将前2味共研细末,装瓶备用。每用时加食醋调成糊状,涂擦患处。早晚各1次。患部为单个疣体,可在疣的上面涂药后,用胶布固定。每2日换药1次,1周为1个疗程。

〔功　　效〕　蚀恶肉,祛腐生肌。适用于寻常疣、扁平疣。

薏仁三子醋方

〔组　　成〕　生薏苡仁60克,白芥子30克,紫苏子30克,莱菔子30克,板蓝根30克,陈醋60毫升。

［制法用法］ 将白芥子、紫苏子、莱菔子放入锅内,加醋炒成焦黄色,再与薏苡仁、板蓝根共研细末,醋煮面糊糊为丸,如梧桐子大,每服 40～60 丸,每日服 2 次,7 天为 1 个疗程。

［功　　效］ 健脾利湿,宣肺解毒。适用于扁平疣。

疣灵搽剂

［组　　成］ 板蓝根 250 克,苦参 250 克,生香附 250 克,木贼 250 克,露蜂房 250 克,山西老陈醋 500 毫升。

［制法用法］ 将上药加水 5000 毫升,煎煮 1 小时,去渣过滤,得澄清液约 2000 毫升,再按处方量兑入老陈醋 500 毫升,密封避光贮存。用时先用干棉签将尖锐湿疣及其周围正常组织擦干,用 0.1％新洁尔灭溶液消毒,然后用棉签蘸本药液涂于患处,待干。每日 3～5 次,2 周为 1 个疗程,如 2 个疗程无效,即停止用药。

［功　　效］ 清热解毒,祛风止痒。适用于尖锐湿疣。

郁金涂疣方

［组　　成］ 郁金、蓬莪术各等分,山西老陈醋适量。

［制法用法］ 将前 2 味研细末,用老陈醋调糊状,外涂患部,每日 1 次。

［功　　效］ 除癥破积,行气化瘀。适用于寻常疣。

治疣醋蛋方(1)

［组　　成］ 鸡蛋 6 个,食醋 60 毫升。

［制法用法］ 将鸡蛋煮熟,剥去蛋壳,每个蛋用竹筷刺若干个小孔,再切成 4 等分,装入杯中,加入食醋,拌匀,加盖放置 6 小时即成。每日食醋蛋 2 个,饮醋 10 毫升,连服 2 周。

［功　　效］ 散瘀除疣。适用于寻常疣、扁平疣。

治疣醋蛋方(2)

〔组　　成〕　鸡蛋7个,食醋100～150毫升。

〔制法用法〕　将鸡蛋放在醋中浸泡7天,每日煮食鸡蛋1个。可服食1～2周。

〔功　　效〕　散瘀除疣。适用于寻常疣、扁平疣。

【注意事项】

1.保持心情愉快、舒畅。

2.避免发生外伤,减少病毒进入体内的机会。

3.注意合理饮食,少食脂肪含量高的食物,避免吃辛辣等有刺激性的食物。

4.如果发现已经患有寻常疣,不要触摸,以免发生病毒扩散。

5.要及时去正规的医院接受专业治疗。

二十四、脚 气 病

脚气病,古名缓风、壅疾,又称脚弱。是以两脚软弱无力,脚胫肿满强直,或虽不肿满而缓弱麻木,甚至心胸筑筑悸动,进而危及生命为特征的一种疾病。因病从脚起,故名脚气病。因其两足缓从不随而名"缓风",腿脚软弱无力而有"脚弱""软脚病"之称;又因其发病多由湿邪积聚、气血瘀滞而成,故又称"壅疾"。本病包括西医维生素 B_1 缺乏所致的脚气病。此外,如营养不良、多发性神经炎等,亦可导致类似疾病。

【临床表现】

脚气病为维生素 B_1 缺乏症,主要累及神经系统、心血管系统和水肿及浆液渗出。临床上以消化系统、神经系统及心血管系统的症状为主,常发生在以精白米为主食的地区。其症状表现为多发性神经炎、食欲缺乏、大便秘结,严重时可出现心力衰竭,称脚气性心脏病;还有的患者有水肿及浆液渗出,常见于足踝部其后发展至膝、大腿至全身,严重者可有心包、胸腔及腹腔积液。

1.干性脚气病　表现为食欲缺乏、烦躁、全身无力、下肢沉重、四肢末端感觉麻木。肌肉酸痛,有压痛,以小腿肚的腓肠肌最明显,上、下肢肌无力,出现手、足下垂,严重者出现肌肉萎缩、麻木,膝反射降低或消失,常表现为对称性。婴幼儿还可引起声音嘶哑和失音。

2.湿性脚气病　表现为浮肿,多见于足踝,严重者整个下肢水肿。同时出现活动后心悸、气短,并有右心室扩大,常可导致心力衰竭。

3.婴儿型脚气病(脑型)　表现为食欲不佳、呕吐、呼吸急促、面色苍白、心率快甚至突然死亡。

【醋疗方】

补骨脂醋酊方

[组　　成]　补骨脂200克,丁香100克,水杨酸10克,乙醇400毫升,食醋200毫升。

[制法用法]　上药用醋、酒浸泡2天以上即可使用(浸泡时间越长越好),以棉签蘸药液涂患处,每日2次。

[功　　效]　清热利湿,杀虫止痒。适用于脚湿气。

肤愈液方

[组　　成]　生黄芪15克,黄柏15克,白芷15克,陈醋250毫升。

[制法用法]　将上药与陈醋浸泡5天,取上清液涂搽患处,每日3次。

[功　　效]　清热解毒,杀虫止痒。适用于脚湿气。

麸蒸方

〔组　　成〕　小麦麸不拘多少,花椒、生葱、盐、酒、醋各适量。

〔制法用法〕　用小麦麸,同花椒、生葱、盐、酒、醋拌润,放锅内炒热,将患脚熏蒸其上,盖以衣被,多蒸汗出为度,勿见风。

〔功　　效〕　散瘀除湿,消肿止痛。适用于中湿脚肿,寒湿脚气。

无名异醋调截毒方

〔组　　成〕　无名异不拘多少,醋适量。

〔制法用法〕　无名异一半生用,一半火煅(如煅自然铜法),上生熟拌和,为细末,醋调。先涂于肿痛之上不痛处,用药周围涂之,阔二三寸若圈然,截住毒气,勿使冲上;次涂下面肿痛者,只留脚趾尖不涂,仍修事脚趾甲,以出毒气,时时用醋润湿。

〔功　　效〕　活血祛瘀,消肿止痛。适用于脚肿不已,但肿不消,不能行履者。

蒴藋根醋方

〔组　　成〕　蒴藋根不拘多少,酒、醋各适量。

〔制法用法〕　用蒴藋根,研碎,和醋三分,根一分,合蒸熟,封裹肿痛处,每日 2 次。

〔功　　效〕　祛风除湿,活血散瘀。适用于脚气胫肿,骨痛,亦治不仁顽麻。

香 醋 方

〔组　　成〕　丁香 30 克,藿香 30 克,百部 30 克,白矾 30 克,黄精 30 克,苦参 30 克,蛇床子 20 克,硼砂 20 克,食醋 1000～2000 毫升。

[制法用法] 用纱布将药包裹后放入瓷盆内,用食醋浸泡2天后,取醋液浸泡患脚,每日1~2次,每次10~20分钟。

[功　　效] 行气燥湿,解毒止痒。适用于湿脚气。

治脚气肿痛方

[组　　成] 皂角、赤小豆各等分,酒、醋各适量。

[制法用法] 前2味,共研细末,酒、醋调,贴肿处。

[功　　效] 祛风除湿,化瘀通经。适用于脚气肿痛。

猪肚五味方

[组　　成] 猪肚1枚,蒜、椒、酱、醋五味各适量。

[制法用法] 猪肚1枚,洗净切丝,以水洗,布绞干,和蒜、椒、酱、醋五味调,常食。

[功　　效] 和理肾气,通利膀胱。适用于老年脚气,亦治热劳。

治脚气攻心方

[组　　成] 狗肝1具,姜、醋各适量。

[制法用法] 狗肝,洗净,切生姜,醋调,进之,取泄,先泄者勿服之。

[功　　效] 补中益气,温肾助阳。适用于脚气攻心。

【注意事项】

1.情绪宜恬静,激动容易诱发多汗,加重脚气。

2.穿通风、透气的棉质袜,每天更换清洗。

3.不与他人共穿鞋、拖鞋及袜子。

4.脚底、趾间痒尽量不要用手抓,防止传染于手指。

5.合理安排膳食,所吃主食不要过于精细,并注意各种副食的补充。采用正确的烹调方法,不要加碱,尽量不用高压锅蒸煮,以避免维生素 B_1 遭到破坏。

6.治疗勿自动停药,通常应在自觉好了后,继续用药数周,最好是能做霉菌检查及培养,连续3周都是阴性才算治愈。

二十五、腋　臭

腋臭又名狐臭,为局部汗液带有异臭味的一种病症。因湿热郁于腠理汗孔或遗传所致。临症腋下汗液有特殊臭气。大部分患者伴有油耳朵症状。多见于青年男女,以妇女更为多见。

【临床表现】

腋臭高发于青春期,主要表现为:①手摸腋下后有难闻气味;②耳道处潮湿或发黏;③腋下汗液发黏;④内衣有异味,发黄;⑤出汗后汗味较重较咸;⑥腋毛上有白色或淡黄色分泌物;⑦在环境温度升高、剧烈运动或情绪紧张、心情抑郁时,由于不自觉地出汗增多,异味更浓;⑧女性在月经期及妊娠期由于大汗腺分泌旺盛,异味也会因此加重。中医常见的临床分型包括以下几种。

1.秽浊内壅型　常有家族史,多在青春期开始发病,腋下、乳晕、脐周、阴部均可臭如野狐。若夏季或多汗时,臭气加剧,不可近人,尤其腋下有棕纹缕孔时,则汗出色黄如柏汁沾衣,耳道多有柔软耵聍,舌脉可如常人。

2.湿热熏蒸型　常无家族史,好发于夏季,腋下多汗染着衬衣呈黄色,有轻微狐臭气,经洗浴后可暂时减轻或消除,舌红苔腻,脉滑数。

【醋疗方】

醋泡铜末方

〔组　　成〕　细铜末12克,食醋适量。

[制法用法] 用醋泡铜末一夜,取汁搽之,每日 2～3 次。

[功　　效] 杀菌除臭。适用于腋臭。

槲叶醋敷方

[组　　成] 槲叶 3000 克,苦瓠壳适量,辛夷、细辛、杜衡各等分,醋适量。

[制法用法] 槲叶,切,水煮浓汁,洗腋下。洗后,即以苦瓠壳烧烟熏之,后将辛夷、细辛、杜衡共研为末,醋泡一夜后,敷于腋下。

[功　　效] 利水除湿,祛风解毒。适用于腋臭。

茴香粉醋方

[组　　成] 茴香粉 5 克,食醋 50 毫升。

[制法用法] 将两者调匀,备用。用时洗净腋窝,拭干后涂之,每日 2 次。

[功　　效] 杀菌除臭。适用于腋臭。

六物醋涂方

[组　　成] 干商陆 30 克,干枸杞白皮 15 克,干姜 15 克,滑石 30 克,甘草 15 克,胡粉 30 克,醋(苦酒)适量。

[制法用法] 上研为末,以醋(苦酒)调糊状涂腋下,微汗出,易衣复更着之,不过三着便愈。或一岁复发者,复涂之,不可多涂。

[功　　效] 利水除湿,杀虫解毒,散瘀辟秽。适用于腋下及手足心、阴下、股里恒如汗湿,其气甚臭者。

青木香醋敷方

[组　　成] 青木香、好醋各适量。

[制法用法] 用好醋浸泡青木香,置腋下,夹之。

〔功　　效〕　清热解毒,行气除秽。适用于腋臭。

石灰陈醋方

〔组　　成〕　石灰、陈醋各适量。

〔制法用法〕　用陈醋调石灰成乳状备用。用时洗净腋窝,拭干后涂之,每日 2 次。

〔功　　效〕　散瘀、化湿,杀虫解毒。适用于腋臭。

石绿轻粉醋调方

〔组　　成〕　石绿 9 克,轻粉 3 克,食醋适量。

〔制法用法〕　将前 2 味共研极细末,浓醋调涂,每日 5 次。

〔功　　效〕　清凉除秽,散瘀解毒。适用于腋臭。

蜘 蛛 散

〔组　　成〕　大蜘蛛 1 个,轻粉 0.4 克,赤石脂末、酽醋各适量,盐少许。

〔制法用法〕　上药,先以黄泥入少许赤石脂末,加盐少许,捣罗极细,杵制为窠,置蜘蛛在内,烧令通红,候冷剖开。研为细末,入轻粉 0.4 克,用酽醋调成膏,临卧敷腋下。

〔功　　效〕　祛风胜湿,解毒辟秽。适用于腋臭。

【注意事项】

1.注意个人卫生,勤洗澡、勤换衣,养成早晚沐浴的习惯,可用中性皂清洗大汗腺较集中的地方。

2.大汗人士应多穿宽松、通爽和薄身的衣服。

3.止汗剂应于洗澡或皮肤干爽时使用,而非到出汗后才使用。

4.夏天里多吃富含水分的蔬果瓜类,多喝水,一天饮水量一定要在 2 升左右。

第八章 五官科疾病醋疗方

一、睑腺炎（麦粒肿）

睑腺炎是指眼睑腺体化脓性炎症，多与金黄色葡萄球菌感染有关。因眼睑忽起小疖，形若麦粒，又称为麦粒肿，俗称针眼。一般为单眼发病，可发生于任何年龄，但青少年多见。素体虚弱、屈光不正，不良卫生习惯及糖尿病患者易患本病。

中医学称本病为"针眼"，俗称"针眼"。其基本病机为热毒蕴结所致。

【临床表现】

1. 西医临床表现　睑腺炎临床主要表现为眼睑皮肤局限性红、肿、热、痛，邻近球结膜水肿。当脓液局限积聚时出现黄色脓头，外麦粒肿发生在睫毛根部皮脂腺，表现在皮肤面；内麦粒肿发生在睑板腺，表现在结膜面，破溃排脓后疼痛缓解，红肿消退。重者伴有耳前、颌下淋巴结大及压痛、全身畏寒、发热等。包括外睑腺炎和内睑腺炎两种。

（1）外睑腺炎：为 Zeis 腺（蔡司腺）的急性化脓性炎症。初起睑缘部呈局限性充血肿胀，2～3 日后形成硬结，胀痛和压痛明显，以后硬结逐渐软化，在睫毛根部形成黄色脓疱，穿破排脓迅速痊愈。如果致病菌毒性强烈，尚可引起眼睑及附近结膜发生水肿。耳前淋巴结肿大压痛，尤以外眦部者更易，重症病例可有畏寒、发热等全身症状。

（2）内睑腺炎：为睑板腺的急性化脓性炎症。其临床症状不如外睑腺炎来得猛烈，因为处于发炎状态的睑板腺被牢固的睑板组织所包围。在充血的睑结膜表面常隐约露出黄色脓块，可能自行穿破排脓于结膜囊内。睑板腺开口处可有轻度隆起，充血，亦可沿睑腺管通排出脓液，少数亦有从皮肤而穿破排脓，如果睑板未能穿破，同时致病的毒性又强烈，则炎症扩大，侵犯整个睑板组织，形成眼睑脓肿。

2. 中医临床表现　中医常见的临床分型包括以下两种。

（1）外感风热型：表现为病初起，局部微有红肿痒痛，伴有头痛，发热，全身不适等症，苔薄白，脉浮数。

（2）脾胃湿热型：表现为眼睑局部红肿，灼热疼痛，伴有口干、口臭、便秘溲赤，苔薄黄，脉数。

【醋疗方】

蛇蜕浸醋方

［组　　成］　蛇蜕、食醋各适量。

［制法用法］　将蛇蜕浸入醋中，随即捞出，贴于外眼睑患部，每日 2～3 次。

［功　　效］　清热解毒，消肿止痛。适用于睑腺炎。

生地醋方

［组　　成］　鲜生地黄 20 克，食醋适量。

［制法用法］　将鲜生地黄捣烂取汁，与等量醋调匀，搽涂患

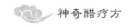

处,每日 3～4 次。

　　〔功　　效〕　凉血,解毒,止痛。适用于睑腺炎,对红肿较重,并有明显眼睑肿者特别有效。

桃树青皮醋敷方

　　〔组　　成〕　桃树青皮、醋各适量。

　　〔制法用法〕　将桃树青皮研末,醋和敷之。

　　〔功　　效〕　清热除湿,散瘀消肿。适用于眼肿。

玉枢丹醋方

　　〔组　　成〕　玉枢丹 10 克,食醋适量。

　　〔制法用法〕　将玉枢丹研为细末,与醋调匀,涂于患处。

　　〔功　　效〕　清热解毒,散瘀止痛。适用于睑腺炎。

【注意事项】

　　1. 平时要注意手、眼卫生,经常洗手,不要用手揉眼睛。

　　2. 一旦脓头出现就应及时切开排脓,不要等到自行破溃,这样可以减少病儿的疼痛,并可缩短疗程。

　　3. 局部可点眼药,一般使用 0.25％氯霉素眼药水即可,如分泌物多用利福平眼药水效果好。小儿入睡后可涂金霉素眼膏。

　　4. 适当进行锻炼,以增强身体抵抗力。

　　5. 不要用眼过度,学会调节眼睛,要保持充足的睡眠。

　　6. 注意饮食均衡,少吃上火或油炸、辛辣的食物。

二、内　障

　　　　内障,系指发生于瞳神及眼内各组织的疾病。患者可感觉眼前蚊蝇飞舞,黑花飘荡,观灯火如彩虹环绕,视物昏蒙,夜盲,甚至暴盲等。眼外观可无特殊病证,抑或可见瞳神之大小、形状、颜色等改变。如青盲、缘风、圆翳内障之类。本病包括西医的瞳孔以及玻璃体、眼底等部位和眼内组织的多种疾病。

中医学认为,本病多因脏腑内损,气血两亏,目失濡养所致,尤以肝肾不足为常见。此外,阴虚火旺或情志失调,气滞血瘀,风火痰湿上扰清窍,以及外伤等均可导致本病。

【临床表现】

内障眼病自觉症状多有视觉变化,如视力下降、视物昏蒙、眼前黑花飞舞、萤星满目,或视物变形、变色,视灯光周围有虹晕等。有的还可引起眼珠痛,甚至头眼俱痛。检查患眼,或外观端好,或伴见胞轮红赤,或见瞳神散大、缩小与变形、变色等;内眼可见晶珠、神膏浑浊,或视衣出血、渗出、水肿,抑或视衣、目系的其他病理改变等。

【醋疗方】

苍 术 丸

〔组　　成〕　茅山苍术 500 克,黑芝麻、酒、醋、糯泔、童便各适量。

〔制法用法〕　取茅山苍术,洗刮净,分作 4 份,用酒、醋、糯泔、童便各浸 3 天,每日 1 换,取出,洗捣晒焙,以黑芝麻同炒香,共为末,酒煮面糊丸梧子大,每空腹白汤下 50 丸。

〔功　　效〕　补肝益肾,燥湿明目。适用于内外障。

苍术椒目丸

〔组　　成〕　椒目(炒)30 克,苍术(炒)30 克,米醋适量。

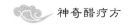

[制法用法] 将前 2 味共研细末,加醋调糊为丸如梧桐子大。每次服 20 丸,醋汤送下。

[功　　效] 健脾解郁,明目除翳。适用于眼生黑花、视物不清、年久不治。

苍术醋丸方

[组　　成] 苍术(泔浸)120 克,熟地黄(焙)60 克,酒、醋各适量。

[制法用法] 将前 2 味共研细末,醋糊丸梧子大,每温酒下 30～50 丸,每日 3 服。

[功　　效] 补虚明目,燥湿健脾。适用于视物昏花。

常服明目方

[组　　成] 芜菁子 3000 克,苦酒 3000 毫升。

[制法用法] 芜菁子,以苦酒煮熟,日干,研筛末,以井华水服方寸匕,每日 3 服,无所忌。

[功　　效] 清热利湿,散瘀明目。适用于夜盲。

酱醋羊肝

[组　　成] 羊肝 250 克,植物油、酱油、糖、生姜、葱、湿淀粉、醋各适量。

[制法用法] 将羊肝洗净,切成薄片,裹上芡粉汁;植物油下锅加热,放入羊肝爆炒,烹以酱油、醋、糖、黄酒、葱、姜等调料,嫩熟即可。中晚餐佐餐食用。

[功　　效] 补肝明目,养血。适用于小儿夜盲症,视物模糊,视力疲劳等。

雀　儿　丸

[组　　成] 雀儿 10 只,磁石 30 克,神曲 30 克,青盐 30 克,

肉苁蓉 30 克,菟丝子 90 克,陈皮 9 克,米酒、蜂蜜、醋各适量。

[制法用法]　将雀儿去毛、翅、脚、嘴,连肠胃骨肉研烂;磁石煅后用醋淬 7 次,研成细末,神曲炒后研末;青盐、肉苁蓉用酒浸,炙后研末;菟丝子用酒浸 3 天后晒干研末。用米酒、蜂蜜将上诸药炼为丸,如梧桐子大,即成。每日服 2 次,每服 20 丸,温酒送服,连服数天。

[功　　效]　和肝健脾。适用于肝脾两虚型老年性白内障,症见双目或明或暗,视力日渐下降,头昏面黄,精神萎靡,肢体乏力,口苦咽干,舌苔薄白,脉弦细弱。

玄明粉食醋散方

[组　　成]　玄明粉 50 克,食醋 500 毫升。

[制法用法]　将玄明粉、食醋放入瓦罐闷浸,搅拌,小火熬干,乳钵研末,过 200 目筛,装瓶备用。用时撒少许于结膜囊下,每日 2～3 次,20 天为 1 个疗程。结膜充血、角膜炎症期忌用。

[功　　效]　润燥软坚,泻肝,行气活血。适用于角膜生翳,视物昏花。

羊肝明目方

[组　　成]　羊肝 1 具,食醋适量。

[制法用法]　将羊肝煮嫩,切片,蘸醋食之。

[功　　效]　养肝明目,改善视力。适用于夜盲症。

珍珠地榆点眼方

[组　　成]　珍珠 30 克,地榆 60 克,食醋适量。

[制法用法]　将珍珠、地榆放入醋中浸 5 天,取出以热水淘去醋气,研为细末。每次少许点眼,至愈为止。

[功　　效]　明目除翳。适用于目生顽翳、视物不清。

治目赤热痛方

[组　　成]　鸡子白、醋(酢)各适量。

[制法用法]　鸡子白,醋(酢)渍之一宿,搅调食之。

[功　　效]　清热解毒,除烦明目。适用于目热赤痛。

【注意事项】

1.防止紫外线的照射,太阳光强烈时出门可戴防紫外线的墨镜,经常用些对晶状体代谢有益的眼药或口服药物。

2.对患有糖尿病或其他内分泌、代谢性疾病的患者应及时治疗,及早控制。

3.平时注意保养眼睛,看书写字、看电视时间应适当控制。不在暗处看书。

4.如有远视、近视或散光等屈光不正现象,应到医院检查验光或到正规专业眼镜店,配戴合适的眼镜,以避免发生眼疲劳症。

5.生活起居要有规律。控制自己的情绪和脾气,性格开朗,休息与运动应合理安排。

6.合理安排饮食,每日三餐保证足够的营养外,应多吃富含维生素 C、维生素 E 的食物,少吃油腻、过咸的食物,忌烟酒,避免暴饮暴食。

三、中耳炎(耳脓、耳疳)

中耳炎是累及中耳(包括咽鼓管、鼓室、鼓窦及乳突气房)全部或部分结构的炎性病变,好发于儿童。可分为非化脓性中耳炎及化脓性中耳炎两大类。非化脓性中耳炎包括分泌性中耳炎、气压损伤性中耳炎等;化脓性中耳炎包括急性化脓性中耳炎和慢性化脓性中耳炎。

中医学称急性化脓性中耳炎为"急脓耳",称慢性化脓性中耳炎为"慢脓耳",凡耳内红肿焮热,鼓膜溃破,耳道出脓者称为脓耳,脓耳呈黄色者叫"聤耳",白色者叫"缠耳"。多由肝经火热引起。

【临床表现】

1.非化脓性中耳炎——分泌性中耳炎 临床表现为听力下降、耳痛、耳内闷胀感或闭塞感、间歇性耳鸣。

2.化脓性中耳炎

（1）急性化脓性中耳炎：主要表现为耳痛、流脓、耳鸣、听力减退,多伴有全身症状。小儿的全身症状比成人明显,可有发热、呕吐等。严重的并发症有颅内并发症,如脑膜炎、脑脓肿等。其他并发症有迷路炎、面神经麻痹等。

（2）慢性化脓性中耳炎：常以耳内间断或持续性流脓、鼓膜穿孔、听力下降为主要临床表现,严重时可引起颅内、颅外的并发症。

【醋疗方】

漆 醋 方

〔组　　成〕 漆醋、荔枝壳各适量。

〔制法用法〕 将漆醋置于荔枝壳内,壳下用小火加热,使醋煮沸,待冷后滴耳,每日3次。脓多者先洗耳再滴耳。

〔功　　效〕 化毒消脓,行气收敛。适用于中耳炎。

酽 醋 方

〔组　　成〕 酽醋(三年者最良)适量。

〔制法用法〕 酽醋灌耳,棉塞之半日许,必有物出。

〔功　　效〕　散瘀通窍。适用于耳聋,干耵耳不可出。

鱼醋膏方

〔组　　成〕　鲤鱼肠1具,食醋适量。

〔制法用法〕　将鲤鱼肠和醋共捣如膏,每取少许用棉球包裹塞耳,经1～2小时当感到闷痛,治愈即止。

〔功　　效〕　散瘀通窍,杀虫消肿。适用于耳聋出脓,或有虫者。

【注意事项】

1.起居劳作有度,注意休息。

2.积极锻炼身体,增强身体的抗病能力。

3.预防感冒,感冒往往引起中耳炎复发,为此若患外感应及时及早治疗。

4.洗澡、洗头时注意不让水进入耳内。

5.饮食多样化,注意营养。多食含维生素较多的蔬菜、水果,如苹果、新鲜青菜、菠菜、胡萝卜等。少食辛、辣、炸、炒之属热性之品,如辣椒、生姜、炸油条、烧饼、饼干、快餐面等。同时海鲜及冰冻鱼、鱿鱼、虾米等咸海产品最好不食。

四、耳　聋

　　　　耳聋,是听觉系统中传音、感音及其听觉传导通路中的听神经和各级中枢发生病变,引起听功能障碍,产生不同程度的听力减退,临床上分为传导性聋、神经性聋、混合性聋。中医学的上耳聋有虚实之分。虚证耳聋,发病较缓慢,初起多先有听力减退,称为"重耳",其病多为下元亏损,肾精不足所致;实证耳聋,发病骤然,称为"暴聋",多因外伤、外感风火或肝火上冲所致。

【临床表现】

1.西医临床表现

（1）传导性聋：是由外耳或中耳病变引起的听力障碍，听力损失的程度随病变的位置和程度而异。症状呈多样性，可单侧或双侧，也可为头鸣，可持续性存在也可间歇性出现，声音可以为各种各样，音调高低不等。

（2）神经性聋：以内耳和听神经病变引起的听力障碍。临床表现以听力障碍、减退甚至消失为主要症状，患者常自觉耳中有蝉鸣或其他各种声响，在安静环境中感觉更明显。可伴有发热，头痛，烦躁不安，腹胀，腰酸乏力等多种全身症状。

（3）混合性聋：外中耳病变和中耳听神经共同病变引起的听力障碍。听力改变特征是既有气导损害，又有骨导损害，曲线呈缓降型，低频区有气骨导间距而高频区不明显。两部分受损的原因既可相同，也可各异。

2.中医临床表现 中医常见的临床分型包括以下几种。

（1）肝肾阴虚型：主要表现为耳鸣、听力下降，甚至耳聋，且伴有头晕目眩、失眠健忘、急躁易怒、五心烦热、咽干颧红、腰膝酸软、便秘、舌红苔少、脉细数等。

（2）心脾两虚型：表现为耳鸣、听力下降，甚至耳聋，且伴有多梦易醒、心悸健忘、头晕目眩、神疲肢倦、饮食无味、面色少华、舌质淡、苔薄、脉细弱等。

（3）气血亏虚型：表现为耳鸣、听力下降，甚至耳聋，且伴有面色㿠白、神疲乏力、头晕、心悸、耳鸣、夜寐不宁、舌质淡、苔薄白、脉细弱等。

（4）痰浊中阻型：患者多体形肥胖，主要表现为耳鸣、听力下降，甚至耳聋，且伴有头晕目眩、头痛头重、胸闷心悸、食欲缺乏、呕恶痰涎、肢体困重、舌苔白腻、脉滑等。

（5）肝胆湿热型：表现为耳鸣、听力下降，甚至耳聋，且伴有脘闷食少、口苦口干、大便秘结、小便短黄、舌红、苔黄腻、脉弦等。

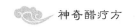

【醋疗方】

醋煮附子方

〔组　　成〕　附子1枚,食醋适量。

〔制法用法〕　用醋煎附子1夜,取附子用刀削如枣核状,以棉裹塞耳中。

〔功　　效〕　回阳补火,散寒除湿。适用于耳聋。

双子醋方

〔组　　成〕　石榴1枚,预知子3克,黑李子1克,食醋适量。

〔制法用法〕　将预知子、黑李子共研末备用。取8～9月的石榴,开一孔,留盖,灌满食醋,盖定,面裹,炭火中煨熟,取出,入少许药末调匀,取液滴耳。脑痛勿惊,如此两夜,又点一耳。

〔功　　效〕　开窍,益气,滋肾。适用于耳卒聋闭。

糖醋卷心菜

〔组　　成〕　卷心菜250克,白糖15克,酱油10毫升,精盐5克,花椒5粒,醋15毫升。

〔制法用法〕　将卷心菜洗净切成方块,油锅熬热后先煸花椒,然后将卷心菜倒入锅中,炒至半熟,再将白糖、醋、酱油调好,倒入再急炒几下即成。佐餐食用。

〔功　　效〕　解毒和胃,散结消积,补肾壮骨,利关节,明耳目。适用于肾气亏虚引起的耳鸣耳聋。

治耳卒聋闭方

〔组　　成〕　昆仑真青木香30克,胡麻油一合,醋(苦酒)适量。

〔制法用法〕　青木香,切,以醋(苦酒)浸一夜,入胡麻油,微火煎,三上三下,以绵滤去滓,日滴三四次,以愈为度。

［功　　效］　疏肝理气，散瘀通窍。适用于耳卒聋闭。

【注意事项】

1. 合理饮食。少食过甜、过咸及膏粱厚味，防止动脉硬化产生内耳缺血，导致听力减退。戒除吸烟，少量饮酒。

2. 避免噪声的损害。听音乐、看电视及戴耳机听音乐不宜把音量放得过大，一般放在 85 分贝左右即可。

3. 忌掏耳朵，常按摩。挖耳是个不良习惯，易碰伤耳道，引起感染、发炎，甚至可能弄坏鼓膜，耳道奇痒时，可用小棉签浸少许甘油或乙醇轻擦耳道。坚持按摩耳垂前后的翳风穴和听会穴可增加内耳的血循环，有保护听力的作用。

4. 保持良好的心境，平时多参加力所能及的锻炼，如郊游、清晨散步、打太极拳等，可促使全身血液循环，加强内耳血液供应，延缓器官衰老。

5. 在生活中，进行一些适当的按摩，做好耳部保健工作。

6. 尽量远离嘈杂的公共场所。

五、昆虫入耳

昆虫入耳是指昆虫误入耳道。中医对昆虫入耳异物，历来无一定名称，大多以某种东西所造成的后果而命名，例如飞虫入耳、蚤虱入耳等。对于百虫入耳，早在 3～4 世纪时已有记载，但异物的内容，仅局限于虫类。

【临床表现】

由于耳道里的皮肤比较娇嫩，神经分布极为丰富，当小虫子在人的耳道内爬行、蠕动、挣扎等，人们常常感觉到耳道又痒又痛，非常难受。这些虫子在人的耳道内爬行时，往往还会给人们带来难以忍受的耳鸣。如果飞虫碰到耳道深处的鼓膜处，还会引

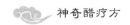

起恶心、头晕、呕吐等症状。

【醋疗方】

胆矾驱虫方

[组　　成]　胆矾 1 克,食醋 30～40 毫升。

[制法用法]　将胆矾研细末,用食醋溶解,每取少许滴耳。

[功　　效]　祛腐,解毒,驱虫。适用于昆虫入耳。

胡椒粉米醋方

[组　　成]　胡椒粉 10 克,米醋 100 毫升。

[制法用法]　将 2 味调匀,取药液滴入耳内,虫即出。

[功　　效]　驱虫。适用于昆虫入耳。

蜀椒醋灌耳方

[组　　成]　蜀椒 15 克,米醋半盅。

[制法用法]　上 2 味,蜀椒研细末,投醋中,搅匀,少少滴入耳内,行 10～20 步,虫即出。

[功　　效]　驱虫解毒,散瘀止痛。适用于百虫入耳。

治百虫入耳方

[组　　成]　米醋,不拘多少。

[制法用法]　以米醋注入耳内。

[功　　效]　杀虫解毒,酸涩驱虫。适用于百节、蚰蜒、蚁入耳,起行即出。

【注意事项】

1. 当小虫飞入耳道的时候,正常都会引起嗡嗡作响声,这时应该用双手捂住耳朵,张口,以防止鼓膜震伤。

2. 通常来说耳垢能保持耳道适度的温度,并且还可以防止灰尘、小虫等自己接触鼓膜,因此,平常最好不要随便抠耳垢。

3. 如果是小虫飞入耳道,那么应该马上到暗处,用手电筒或擦亮火柴等来照有虫子的耳道,那么虫子见光后就会飞出来。

4. 如果是小虫飞入耳道,也可以使用烟熏方法驱赶小虫,向耳朵眼内吹一口香烟的烟气,将小虫呛出来。

5. 如果是小虫飞入耳道,可以用食油或甘油等滴几滴到耳内,过2～3分钟后,把头歪向患侧,那么小虫就会随着油淌出来。或者取生姜适量,捣烂取汁滴进耳内,或取食醋适量滴入耳内,随后虫子就会出来。

6. 如果是小虫飞入耳道,可以顺耳中滴入1滴橄榄油将小虫杀死,然后将耳倾斜一边,让杀死的小虫跌出来。

7. 如果效果不是很明显,那么应该及时去医院由专业医生将其取出。

六、鼻窦炎(鼻渊)

鼻窦炎是以一个或多个鼻窦发生炎症,以鼻流浊涕、鼻塞、嗅觉减退、头痛为特征的病证。累及的鼻窦包括上颌窦、筛窦、额窦和蝶窦。鼻窦炎可分为急性、慢性鼻窦炎2种。急性鼻窦炎多由上呼吸道感染引起,细菌与病毒感染可同时并发。慢性鼻窦炎较急性者多见,常为多个鼻窦同时受累。

中医学称本病为"鼻渊",因涕下不止如溻水而故名,又名脑漏、脑崩。多因外感风寒,寒邪化热所致。

【临床表现】

1. 西医临床表现

(1)急性鼻窦炎:常在急性鼻炎病程中患侧症状加重,继而出现畏寒发热、周身不适、精神不振、食欲减退等,以急性牙源性上颌窦炎的全身症状较剧。儿童发热较高,严重者可发生抽搐、呕吐和腹泻等全身症状。局部症状表现为鼻阻塞、脓涕、局部疼痛和头痛、嗅觉下降。

(2)慢性鼻窦炎:全身症状较轻缓或不明显,一般可有头昏、易倦、精神抑郁、萎靡不振、纳呆、失眠、记忆力减退、注意力不集中、工作效率降低等症状。极少数病例若已成为病灶者,可有持续低热。局部症状表现为脓涕、鼻塞、头痛。此外,由于脓涕流入咽部和长期用口呼吸,常伴有慢性咽炎症状,如痰多、异物感或咽干痛等。若影响咽鼓管,也可有耳鸣、耳聋等症状。患者还可有眼部压迫感症状,亦可引起视力障碍,但少见。头部沉重压迫感,或仅有钝痛或闷胀痛。

2.中医临床表现　中医通过辨证,多分以下五种证型。

(1)风热袭肺型:临床表现为鼻涕黄浊味臭,鼻塞时作,嗅觉减退,头额胀痛,发热恶寒,咳嗽痰黄,咽干,苔薄黄。

(2)脾经湿热型:临床表现为涕黄浊、量多、味臭,鼻塞重,嗅觉差,鼻窍黏膜红肿,头胀痛,肢体困倦,食少纳呆,脘腹胀满,溲黄赤。舌红,苔黄腻。

(3)胆腑郁热型:临床表现为鼻流浊涕,色黄而臭,鼻塞不通,不闻香臭,头昏头涨,咽干口苦,耳鸣目眩,两胁胀痛。舌红,苔黄。

(4)脾气虚弱型:临床表现为涕或白或黄,黏且量多,无臭味,鼻塞重,嗅觉差,鼻窍黏膜淡红肿胀,肢倦乏力,面色萎黄,食少纳呆,腹胀便溏。舌质淡,苔薄白。

(5)肺气虚寒型:临床表现为鼻涕量多、黏白无臭味,鼻塞或轻或重,日久不愈,遇风冷加重,自汗恶风,气短乏力。舌淡,苔薄白。

【醋疗方】

斑蝥贴方

［组　　成］　斑蝥、食醋各适量。

〔制法用法〕 斑蝥生用,去翅,研为细末装瓶备用。用时取斑蝥末适量,用醋调成较稠糊,取胶布一小块,中间取一0.5平方厘米的孔,贴于擦干净的印堂穴上,将药糊敷在小孔内,外用胶布固定,24小时去掉。1次不愈,隔1周再重复使用。敷药后可出现小水疱,可用消毒针穿破放水,外涂甲紫即可。

〔功　　效〕 消肿散瘀。适用于变应性鼻炎、单纯急性或慢性鼻炎、慢性副鼻窦炎。

杏仁膏

〔组　　成〕 杏仁15克,蜀椒6克,细辛6克,附子3克,食醋、猪脂各适量。

〔制法用法〕 将前4味药用食醋浸一宿,再用猪脂煎熬令附子色黄,再行熬膏去渣,贮存备用。每取本膏少许,用药棉裹药塞入鼻中,双鼻则交替塞之,每日各3次,同时再用药膏摩头。

〔功　　效〕 疏风祛寒,宣肺通窍。适用于小儿鼻塞。

香膏方

〔组　　成〕 白芷37.5克,川芎37.5克,通草37.5克,当归62.5克,细辛62.5克,薰草62.5克,辛夷62.5克,猪脂1升,醋1升。

〔制法用法〕 将前7味研粗末,用醋浸一宿,再用猪脂煎沸,三上三下,去滓取汁。用时取绵如枣核大,蘸药汁塞内鼻中,每日3次。

〔功　　效〕 活血通络,芳香开窍。适用于鼻塞,嗅觉失灵,香臭难辨。

辛夷细辛醋浸方

〔组　　成〕 辛夷(去毛)24克,川椒24克,干姜24克,川芎24克,吴茱萸24克,皂角屑15克,桂心30克,猪脂500克,酽醋

500克。

［制法用法］　前7味药,先用酽醋浸泡12小时,再以猪油熬至色黄为度,去渣取汁。每用少许,纱布包裹塞鼻。

［功　　效］　祛风温肺,散寒通窍。适用于急、慢性鼻炎和变应性鼻炎。

【注意事项】

1.加强体育锻炼,增强体质,预防感冒。

2.积极治疗急性鼻炎(感冒)和牙病。

3.鼻腔有分泌物时不要用力擤鼻,应堵塞一侧鼻孔擤净鼻腔分泌物,再堵塞另一侧鼻孔擤净鼻腔分泌物。

4.及时、彻底治疗鼻腔的急性炎症和矫正鼻腔解剖畸形,治疗慢性鼻炎和鼻中隔偏曲。

5.游泳时避免跳水和呛水。

6.患急性鼻炎时,不宜乘坐飞机。

7.妥善治疗变态反应性疾病,改善鼻腔鼻窦通风引流。

七、鼻前庭炎(鼻疳)

鼻前庭炎是鼻前庭皮肤的弥漫性炎症,可分为急性和慢性两种。急性鼻前庭炎表现为鼻前庭处疼痛,检查见鼻前庭内及其与上唇交界处皮肤弥漫性红肿,或有皲裂及浅表糜烂,鼻毛上附有黏脓块。慢性鼻前庭炎表现为鼻前庭发热、干燥、痒以及触痛,检查见鼻前庭鼻毛稀少,局部皮肤增厚,有痂皮形成,清除痂皮后可有小出血创面。

中医学称本病为"鼻疳",又名鼻疳疮、鼻疳蚀、疳鼻等。多因肺胃积热,或由风湿之气壅成内热所致。

【临床表现】

主要表现为鼻前部疼痛、作痒，鼻内灼热、干痛、异物感。检查可见鼻前孔及其附近上唇皮肤漫肿、潮红、溃烂流水、积结痂块。临床上分急性和慢性两种，炎症以鼻前庭外侧部明显。多为双侧，可以反复发作，经久不愈。急性期，鼻孔内剧痛，鼻前庭与上唇交界处弥漫性皮肤红肿、触痛明显，重者皮肤有浅糜烂，表面盖有薄痂皮，严重时可以扩展到上唇皮肤。慢性期，鼻前庭皮肤干燥、发痒、异物感、灼热、触痛，局部皮肤增厚，常覆有薄痂，时有小皲裂，鼻毛因脱落而稀少。中医常见的临床分型包括以下几种。

1.肺经蕴热，邪毒外袭型　症见鼻前孔皮肤灼热干燥，微痒微痛，皮肤出现粟粒状小丘，继呈表浅糜烂，溢出黄色脂水，或结黄痂。周围皮肤潮红或皲裂，鼻毛脱落。全身症状偶有头痛，发热便秘，舌质红，苔黄，脉数。小儿可见烦躁哭啼，搔抓鼻部，甚则血水淋漓。

2.脾胃失调，湿热郁蒸型　症见鼻前孔肌肤糜烂，潮红灼肿，常溢脂水，或结黄浊厚痂，痒痛。鼻毛脱落，病情反复、缠绵不愈。或可见鼻前孔皮肤皲裂出血，甚可侵及鼻翼、口唇，鼻窍不适，言谈不爽。小儿可有腹胀，纳呆便溏，啼哭易怒。舌苔黄腻，脉滑数。临床上分急性和慢性两种，炎症以鼻前庭外侧部明显。多为双侧，可以反复发作，经久不愈。

【醋疗方】

米醋蛋清方

〔组　　成〕　鸡蛋1个，米醋适量。

〔制法用法〕　将鸡蛋打碎，去黄留蛋清在壳内，注入米醋，放在铁丝架上，置火上烤至微沸取下，再置火上烤至微沸取下，如此3次，趁热服。

〔功　　效〕　散瘀消肿，润燥生津。适用于肺经郁热引起的咽痛、鼻疮、干呕头痛。

儿茶醋涂方

[组　　成]　儿茶 15 克,轻粉 3 克,雄黄 3 克,冰片 0.3 克,醋适量。

[制法用法]　将前 4 味,共研细末,每取适量,用醋少许调成糊状,涂于患处。

[功　　效]　清热燥湿,杀虫敛疮。适用于鼻疳疮。

疳虫蚀鼻生疮方

[组　　成]　铜箸 1 只(或铜板 1 枚),醋适量。

[制法用法]　将铜箸烧赤投醋中,以醋汁少少涂之。

[功　　效]　散瘀化湿,杀虫解毒。适用于疳虫蚀鼻生疮。

【注意事项】

1. 消除鼻腔内刺激性分泌物,避免有害粉尘的刺激,改正不良挖鼻习惯。

2. 不可因痒或结痂而用手指挖鼻,有结痂者要待其自脱,以免加重病情延长病程。

3. 忌食辛辣炙煿及腥荤发物等。对小儿尤应注意调节饮食。

4. 急性者可用抗生素治疗,促使炎症消退。

5. 慢性者可用 3% 过氧化氢清洗,局部涂 1%～2% 黄降汞软膏或抗生素软膏。

八、鼻出血(鼻衄)

鼻衄是临床常见的症状之一,俗称鼻出血。可由鼻部疾病引起,也可由全身疾病所致。鼻出血多为单侧,少数情况下可出现双侧鼻出血；出血量多少不一，轻者仅为涕中带血，重者可引起失血性休克，反复鼻出血可导致贫血。鼻衄又名衄血、鼻沥血。主要由于肺、胃、肝火热偏盛，迫血妄行，以致血溢清道，从鼻孔流出而成鼻衄，亦有少数由肾精亏虚或气虚不摄所致者。鼻衄量多时，又称为鼻洪或鼻大衄。

【临床表现】

鼻出血由于原因不同其表现各异，多数鼻出血为单侧，亦可为双侧；可间歇反复出血，亦可呈持续性出血。出血量多少不一，轻者涕中带血、数滴或数毫升，重者可达几十毫升甚至数百毫升以上，导致失血性休克。反复出血可引发贫血。少数少量出血可自止或自行压迫后停止。出血部位多数发生于鼻中隔前下部的易出血区，有时可见喷射性或搏动性小动脉出血，少年儿童、青年人鼻出血多发生于此区。中老年人的鼻出血，常常与高血压和动脉硬化有关，出血部位多见于鼻腔后部，位于下鼻甲后端附近的吴氏鼻-鼻咽静脉丛及鼻中隔后部的动脉。此部位出血一般较为凶猛，不易止血，出血常迅速流入咽部，从口中吐出。局部疾病引起的鼻出血多发生于一侧鼻腔，而全身疾病引起者，可能两侧鼻腔交替或同时出血。中医常见的临床分型包括以下几种。

1. 肺热型　表现为鼻中出血，点滴而出，色鲜红，量不甚多。鼻干口燥，呼气烘热，或咳嗽痰黄，舌尖边红，苔薄白而干，脉浮数。

2. 胃热型　表现为鼻血量多，血色鲜红或深红，鼻燥口干或口臭，烦渴引饮，或胃脘不舒，嘈杂胀满，大便燥结，小便短赤，舌质红，苔黄厚干，脉洪大而数。

3. 肝火型　表现为鼻血量多，血色深红，头痛头晕，口苦咽干,胸胁胀满,急躁易怒,面红目赤,舌质红,苔黄,脉弦数。

4. **阴虚型** 表现为鼻血色红,时作时止,量不多,头晕眼花,耳鸣,心悸,失眠,五心烦热,两颧潮红,舌质嫩红或绛而少津,苔少,脉细数。

5. **气虚型** 表现为鼻血渗出,色淡红,量或多或少,面色不华,倦怠乏力,心慌气短,语声低怯,饮食减少,舌淡苔薄,脉缓弱。

【醋疗方】

醋棉塞鼻方

[组　　成]　药棉、食醋各适量。

[制法用法]　用药棉蘸醋,塞入出血的鼻孔内。

[功　　效]　止血。适用于鼻出血。

黄土醇醋方

[组　　成]　土、醇醋各适量。

[制法用法]　二者调糊状,涂阴囊上,干易之。

[功　　效]　和中解毒,引血下行。适用于鼻出血(鼻衄)。

鲜韭菜米醋方

[组　　成]　鲜韭菜250克,米醋60毫升。

[制法用法]　先将鲜韭菜捣烂挤汁,拌米醋调匀,隔水蒸熟,温服。不能用隔夜韭菜,否则无效。

[功　　效]　温中解毒,行血散血。适用于鼻出血(鼻衄)。

盐水醋方

[组　　成]　精盐5克,食醋100~150毫升。

[制法用法]　将精盐用凉开水300毫升溶化,先饮凉盐开水,间隔2~3分钟再饮醋。早晚各饮用1次,连饮3天。

[功　　效]　止血。适用于鼻出血。

治鼻衄不止方

[组　　成] 粉锡(胡粉)、醋各适量。

[制法用法] 上2味,用醋炒粉锡,每服3克,即见效。

[功　　效] 和中解毒,引血下行。适用于鼻衄不止。

【注意事项】

1. 保持房间的安静、清洁,温度要适宜。室内保持空气清新,适当开窗通风换气,温度宜保持在18～20℃,湿度应≥60％。

2. 老人平日活动时动作要慢,勿用力擤鼻,对症止咳。

3. 食用易消化软食,多吃水果蔬菜,忌辛辣刺激饮食,并保持大便通畅,便秘者可给予缓泻药。

4. 老年性鼻出血患者多伴有高血压、冠心病、支气管炎等,应定期防治原发病,必须针对病因进行相应的治疗,尤其是高血压病患者,必须尽快将血压控制到正常或接近正常的水平,观察病情变化,并及时到医院就诊。

5. 对于儿童鼻出血患者应纠正患儿挖鼻、揉鼻、好奇放置异物等易导致黏膜损伤的不良习惯。

九、咽喉肿痛(喉痹)

咽喉肿痛是一种最常见的病症,它多发于一年中的寒冷季节,感冒、扁桃体炎、鼻窦炎、百日咳、咽喉炎以及病毒感染甚至心肌梗死均可引起咽喉痛。本病以咽喉部红肿疼痛、吞咽不适为特征。

中医学称本病为"喉痹"。多因六腑不和,气血不调,肺胃热蕴,风热痰火邪毒之气上冲咽喉,或过食辛辣醇酒炙煿厚味所致。如外感风热之邪熏灼肺系,或因过食辛辣煎炒,或肺、胃二经郁热上壅,而致咽喉肿痛,属

> 实热证；如肾阴不能上润咽喉，虚火上炎，灼于咽喉，亦可致咽喉肿痛，属阴虚证。

【临床表现】

本病表现为咽喉红肿疼痛，吞咽困难，咳嗽，声音嘶哑，痰多黏稠，喉间有异物感；或伴高热，头痛，口臭，痰稠黄，便秘，尿黄；或者咽喉疼痛较轻，咽干、咽痒、口干舌燥，伴颊赤唇红，手足心热。中医常见的临床分型包括以下几种。

1. 外邪侵袭，热毒搏结型　表现为喉痛初起，咽痛逐渐加重，吞咽不利，吞咽时疼痛尤甚，发热恶寒，头痛，周身不适，口干，咳嗽痰多，小便黄，舌质红，苔薄黄，脉浮数。检查可见患处黏膜色红漫肿或颌下肿胀，触之稍硬。

2. 热毒困结，化腐成脓型　表现为咽痛剧烈，胀痛或跳痛，痛引耳窍，吞咽困难，口涎外溢，或张口困难，言语不清，如口中含物，或咽喉阻塞，吸气难入。伴高热，头痛，口臭口干，便结溲黄，舌质红，苔黄厚，脉洪数有力。检查可见患处红肿高突，或隆起顶部红里泛白，触之有波动感，穿刺可抽出脓液。

3. 气阴耗损，余邪未清型　表现为咽痛逐渐减轻，身热已平，红肿始退，咽干口渴，倦怠乏力，懒动少言，舌红或淡红，苔薄黄而干，脉细数。检查见患处红肿突起已平复，黏膜色红欠润，或溃口未愈合。

【醋疗方】

稻草醋调方

[组　　成]　稻草1把，食醋适量。

[制法用法]　将稻草烧成黑灰，研细后用醋调，吹入鼻中或灌入喉中，吐出痰涎即愈。

［功　　效］　解毒利咽。适用于喉炎、咽炎、咽喉肿痛、失声。

粉团花根醋磨汁

［组　　成］　粉团花根 12 克,醋 1 杯。

［制法用法］　上件,醋磨取汁,以鸡毛(蘸汁)涂患处,涎出愈。

［功　　效］　清热解毒,利咽消肿。适用于烂喉风。

急喉一匙金

［组　　成］　山豆根皮不拘多少,醋适量。

［制法用法］　将山豆根皮用醋浸。每服 10 毫升。

［功　　效］　泻火解毒,消肿止痛。适用于咽喉肿痛。

薤白醋敷方

［组　　成］　薤白 50～100 克,米醋 60 毫升。

［制法用法］　将薤白洗净切碎,放入钵中捣烂,加入经加温过的米醋,调匀成糊,敷于患处,冷即更换。

［功　　效］　理气宽胸,清热解毒。适用于咽喉肿痛。

绿矾醋散方

［组　　成］　绿矾 500 克,高良姜末少许,食醋 1500 毫升。

［制法用法］　将绿矾放入醋中,取出晒干,研为细末。用时取少许药末吹入喉部,待痰涎流出后,以良姜末少许,放入茶水内漱口,然后咽下。

［功　　效］　解毒消肿。适用于腭扁桃体炎、咽喉肿痛。

酢浆草醋敷方

［组　　成］　酢浆草、米醋各适量。

[制法用法] 将酢浆草研末,用醋调糊,敷于喉外。

[功　　效] 清热解毒,消肿止痛。适用于咽喉肿痛。

山豆根磨醋方

[组　　成] 山豆根、食醋各适量。

[制法用法] 用山豆根磨醋取汁,噙口中,病重不能言语者,不断地用鸡毛扫药汁入喉,引出涎水即可言语。

[功　　效] 清热、利咽、解毒。适用于化脓性腭扁桃体炎、咽喉肿痛、失声。

万年青叶醋方

[组　　成] 万年青叶 3～5 片,食醋 50 毫升。

[制法用法] 将鲜万年青叶捣汁,加醋混匀,入口频频含咽。

[功　　效] 清热解毒,化瘀止血。适用于咽喉肿痛。

咽痛灵方

[组　　成] 倒钩刺根、米醋各适量。

[制法用法] 将倒钩刺根洗净,加入好米醋同研,取汁滴喉中。

[功　　效] 利咽解毒。适用于咽喉炎、腭扁桃体炎。

雪里青米醋方

[组　　成] 雪里青根叶、木莲藤各等分,米醋适量。

[制法用法] 将雪里青根叶、木莲藤捣汁,米醋滚过,冲入前汁,含少许咽之,吐出愈。

[功　　效] 清热解毒,化瘀止血。适用于咽喉肿痛。

【注意事项】

1. 加强体育锻炼,提高身体免疫力,增强体质,避免受风寒引起上呼吸道感染。

2.不要过分疲劳,注意随着气候变化及时增减衣物。

3.不宜吸烟、饮酒以及进食辛辣等刺激性的食物。

4.多注意休息,保持心情舒畅,避免着急上火。

5.积极治疗咽喉部急慢性疾病,保持口腔卫生。

6.适当多饮水,注意休息,吞咽困难者,宜进半流质或全流质饮食,以养护胃气。忌食辛辣炙煿、醇酒厚味。

十、急性咽喉炎(风热喉痹)

中医学把急性咽喉炎称为急喉痹或风热喉痹,系指喉痹之因于风热者。本病多因邪热积聚,复感风邪,风邪化热,客于肺系乃致病。初起咽干微红肿,灼痛面赤,继之邪热壅盛于里,则肿痛加剧,梗塞咽喉,致饮食吞咽障碍,或声嘶,或发寒热。

【临床表现】

本病按咽炎的症状分轻重两型,轻型为风热袭肺,上犯咽部,风热搏结,气血壅滞发为风热喉痹;重型为平素多食甜腻厚味使体内痰湿实热偏重,肺胃基热,一旦外感风热,内外合邪,热毒循经上攻咽部,风痰热毒搏结于咽,烁灼肌膜,发为重型风热喉痹。急性咽炎的症状发病较急,刚开始觉得嗓子干、痒、灼热。有异物感,疼痛逐渐加重。吞咽唾液时咽筛比进食时疼痛明显。全身症状一般较轻,重的可伴有发热、全身不适。炎症累及咽侧索时,可发生剧烈的放射性耳痛及颈部疼痛,以致头颈部活动受限。炎症侵犯喉部可出现声音嘶哑、咳嗽等症状。咽部检查可见黏膜急性充血水肿,软腭及悬雍垂也明显肿胀。中医常见的临床分型包括以下几种。

1.**风热型**　表现为初起咽部干燥灼热,微痛,吞咽不利,其后疼痛加重,咽部有阻塞感。查见咽部微红稍肿,悬雍垂色红、肿胀,喉底红肿,或有颗粒突起。伴发热恶寒,头痛,咳嗽痰黄,苔薄白或微黄,脉浮数。

2.**肺胃热型** 表现为咽部疼痛逐渐加剧,痰多,吞咽困难,言语艰涩,咽喉梗塞感。查见咽部及核红肿,悬雍垂肿胀,喉底滤泡肿大,颌下有瘰核,压痛。伴高热,口干喜饮,头剧痛,痰黄黏稠,大便秘结,小便黄,舌红苔黄,脉数有力。

3.**风寒型** 表现为咽喉疼痛不甚,红肿不明显,吞咽不顺。伴严寒发热,无汗,头痛,周身酸楚,舌淡苔白,脉浮紧。

【醋疗方】

半夏醋蛋方

[组　　成] 半夏14枚,鸡蛋1个,食醋适量。

[制法用法] 将半夏洗净,切如枣核大,鸡蛋去蛋黄,将醋加半夏纳入鸡蛋壳内,放火上煮三沸,去渣。少量含咽之。

[功　　效] 清热解毒。适用于急性咽炎、咽中生疮属痰热伤咽者。

面粉醋敷方

[组　　成] 小麦面不拘多少,醋适量。

[制法用法] 上件,以米醋调和,外用涂敷咽喉肿处。

[功　　效] 养心益肾,散瘀除热。适用于咽喉肿痛,不下食。

射干酽醋方

[组　　成] 射干,旋取新者,不拘多少,酽醋适量。

[制法用法] 或捣烂取汁吞下,动大腑即解;或用酽醋同研取汁噙,引涎出更妙。

[功　　效] 降火解毒,散血消痰。适用于喉痹咽痛。

土牛膝米醋方

［组　　成］　土牛膝捣汁半碗，真米醋半碗。

［制法用法］　上2味相和，以鹅毛翎尖挑少许入喉中，随吐涎痰，连挑十余次，吐痰碗许，即通。

［功　　效］　清热解毒，活血散瘀。适用于锁喉风，胀闷不通。

皂荚矾米醋方

［组　　成］　皂荚矾、米醋各适量。

［制法用法］　皂荚矾，入米醋同研，含之，咽汁立瘥。

［功　　效］　解毒敛疮，散瘀通痹。适用于喉痹。

治喉卒肿方

［组　　成］　食用醋适量。

［制法用法］　含食用醋，口舌有疮亦佳。

［功　　效］　消痈肿，散水气，散瘀解毒。适用于喉卒肿不下食，亦治口舌有疮。

治喉痹口紧方

［组　　成］　地白根不拘多少，米醋适量。

［制法用法］　用地白根，或叶捣汁，入米醋少许，滴鼻孔中，或灌入喉中，取痰自开。

［功　　效］　清热解毒，消肿止痛。适用于喉痹口紧。

【注意事项】

1.预防感冒。坚持锻炼，增强体质。保持强健的身体是预防咽炎的最基本、最重要的条件之一。

2.日常生活要有规律。避免疲劳、精神紧张的状态。

3.适当地控制用声。用声不当、用声过度都对咽喉炎治疗不

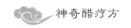

利。

4. 在急性期应及时选用抗病毒、抗菌药物治疗,勿使急性咽喉炎转为慢性,在慢性期抗菌药物一般是不需要的。及时治疗鼻、口腔、下呼吸道疾病,包括病牙。

5. 饮食要合理。保证吃饭时间和质量,不暴饮暴食。

6. 平时要注意保持口腔清洁,饭后漱口,早晚刷牙,并掌握上下竖刷牙齿的正确方法。得了龋齿、牙髓炎、牙周炎、鼻炎、鼻窦炎等疾病,要积极治疗。

十一、慢性咽喉炎（阴虚喉痹）

> 慢性咽炎为咽部黏膜、黏膜下及淋巴组织的弥漫性炎症,常为呼吸道慢性炎症的一部分。其病程较长,反复发作,多由急性咽炎反复发作逐渐转变而成,尤与长期嗜烟酒、辛辣及有害气体刺激有关。
>
> 中医学称之为"慢喉痹"或"阴虚喉痹"。基本病机为肺肾阴虚、虚火上炎,灼伤咽喉。

【临床表现】

慢性咽炎的主要临床表现为咽部干燥、瘙痒、异物感、梗阻感,有痰附着感（喜作"吭""喀"动作）等。常因咽痒而引起咳嗽,易受刺激而引起恶心、干呕,严重时可见音哑、声粗,甚则失音,常以晨起为重。中医临床表现分为以下几种类型。

1. 风热犯肺　咽喉干燥灼热,红肿疼痛,吞咽不利,伴恶寒发热,咳嗽头痛,痰多黏稠,苔薄,脉浮数。

2. 肺胃实热　咽喉肿痛,口渴多饮,口臭痰黏,小便黄赤,舌红,咽部充血较甚,苔黄厚,脉洪数。

3. 阴虚肺燥　咽喉稍见红肿,疼痛较轻,干咳痰少,咽喉充血成暗红色,口干舌燥,五心烦热,舌红少苔,脉细数。

【醋疗方】

半夏米醋蛋汤

［组　　成］　制半夏 5 克,鸡蛋 2 个,米醋 20 毫升。

［制法用法］　将鸡蛋去壳去蛋黄,半夏研成细粉;再将蛋清、米醋拌匀,煮沸含服。每日服 2 次。

［功　　效］　滋阴,养血,润燥,化痰。适用于咽喉炎。

八仙花根醋方

［组　　成］　八仙花根 12 克,醋 50 毫升。

［制法用法］　用醋磨八仙花根,取汁,用药棉球蘸药醋汁涂患处。

［功　　效］　清热解毒。适用于咽喉炎。

板蓝根鱼腥草醋方

［组　　成］　板蓝根注射液 2 克,鱼腥草注射液 4 毫升,醋 0.5 毫升。

［制法用法］　将以上 3 味混合,即成。咽部喷雾。

［功　　效］　清热解毒。适用于慢性咽炎。

喉痹液方

［组　　成］　半夏 30 克,生甘草 30 克,桔梗 30 克,鸡蛋 4 个,食醋(苦酒)1000 毫升。

［制法用法］　将 3 味药研为细末,放入食醋中浸泡 1 天,兑入鸡蛋清搅匀服用。每日 3 次,每次 30 毫升,噙咽之,10 天为 1 个疗程。

［功　　效］　清热解毒,滋阴降火,润燥利咽。适用于慢性咽炎。

黄瓜鸡蛋汤

〔组　　成〕　鲜黄瓜 400 克,鸡蛋 2 个,生姜 15 克,葱 10 克,独蒜 15 克,黄花菜 15 克,精盐 10 克,酱油 10 毫升,黄酒 15 毫升,白糖 40 克,味精 1 克,菜油 250 毫升,水豆粉 30 毫升,醋 6 毫升。

〔制法用法〕　将生姜洗净切片薄片,葱洗净切葱花,蒜剥去切成片。黄花菜用水发胀,洗净,择去蒂头。黄瓜洗净切去两端,再剖成花刀,用盐 5 克将切好的黄瓜腌 10 分钟,滗干水分,鸡蛋打散,酱油、醋、白糖、黄酒、味精调成汁待用;锅置火上,加菜油烧至七成热时将黄瓜蘸满蛋液后下油锅炸至表面呈黄色时捞出,放入碗中。锅置火上,注入菜油少许,待油热时下姜片、蒜片,炸出香味,下黄花菜和兑好的汁,烧开后下黄瓜,煮入味时用水豆粉勾芡,起锅装盘即成。佐餐食用。

〔功　　效〕　养阴清热,补血,利咽,明目。适用于咽喉炎。

蜂蜜食醋汤方

〔组　　成〕　蜂蜜 10 毫升,食醋(苦酒)10 毫升,鸡蛋清 1 个。

〔制法用法〕　将 3 味调匀后服用,每日 3 次,徐徐下咽。

〔功　　效〕　滋阴润燥,利咽止咳。适用于慢性咽炎。

甘桔醋蛋方

〔组　　成〕　姜半夏 30 克,生甘草 30 克,桔梗 30 克,鸡蛋 4 枚,食醋 1000 毫升。

〔制法用法〕　将前 3 味共研细末,放入食醋中浸泡 1 天,兑入鸡蛋清搅匀服用。每日服 3 次,每次 30 毫升,噙咽之,10 天为 1 个疗程。

〔功　　效〕　养阴润肺,燥湿化痰,利咽开音。适用于慢性咽炎。

米 醋 方

［组　　成］　黄芪93.75克,白芍62.5克,桂枝50克,米醋适量。

［制法用法］　前3味,为末。每取9克,米醋适量煎,频服。

［功　　效］　益气养阴,散瘀解毒。适用于阴毒喉风,脉沉细,自汗咽痛,属少阴症者。

米 醋 汤

［组　　成］　半夏(洗,破如枣核)14枚,鸡子(去黄)1枚,米醋(入于鸡子壳中)适量。

［制法用法］　将半夏入于米醋中,再将鸡子壳置刀环中,安火上,令三沸,去半夏,趁热下鸡子清,搅匀,少少含咽之。不瘥(未愈),更作3剂。

［功　　效］　养阴润肺,燥湿化痰。适用于少阴病,咽中伤生疮,不能语言,声不出者。

食醋解毒汤方

［组　　成］　鸡蛋1个,半夏10克,桔梗10克,甘草10克,贝母10克,玄参15克,板蓝根15克,白花蛇舌草15克,食醋30毫升。

［制法用法］　先将上药加水500毫升,煎取300毫升,去渣纳醋令沸,离火对入鸡蛋清,搅匀即得。每日1剂,早晚分2次徐徐咽服。

［功　　效］　降火清热,润喉利咽。适用于慢性咽炎。

失音醋蛋方

［组　　成］　鸡蛋1个,醋250毫升。

［制法用法］　将醋和鸡蛋同放锅内煮15分钟,蛋去壳后加

入醋,继续煮 15 分钟,喝少量醋并吃蛋。每日服 1 剂,分 2 次服用,连服 2～3 天。

[功　　效]　消炎,利咽。适用于咽喉炎。

万年青叶醋方

[组　　成]　鲜万年青叶 3～5 片,醋 50 毫升。

[制法用法]　将鲜万年青叶捣汁,加醋混匀,频频含咽。

[功　　效]　清热解毒,化瘀止血。适用于咽喉炎。

五灵脂醋方

[组　　成]　五灵脂 30 克,米醋 200 毫升。

[制法用法]　将五灵脂研为细末,再用米醋煎,漱口。

[功　　效]　活血行瘀,止痛。适用于咽喉炎。

咽痛含液

[组　　成]　石菖蒲 10 克,穿山甲珠 10 克,红花 10 克,昆布 10 克,僵蚕 10 克,威灵仙 10 克,细辛 10 克,食醋 1000 毫升。

[制法用法]　将前 7 味药用食醋泡 30 分钟后,煮沸 20 分钟,去渣取汁,每日频频饮数次,应使药液尽量含于咽喉部,含后可吐出。如果胃无疾病,也可徐徐咽下。

[功　　效]　理气固腑,消瘀利痰。适用于慢性咽炎。

银花桔梗醋蛋方

[组　　成]　金银花 5 克,桔梗 2 克,鸡蛋 1 个,米醋 15 毫升。

[制法用法]　将醋加入 30 毫升水中,放入小瓷杯中加热至沸,再加入前 2 味药,煎 3～4 分钟,滤去药渣;将鸡蛋打破,倒出蛋清与药醋汁搅匀,放在火上熬成膏。每次取药膏 1 块放入口中含化,慢慢咽下,每隔 20 分钟左右含 1 次。

［功　　效］　清热解毒,润喉。适用于慢性咽炎。

【注意事项】

1.保持室内空气流通及空气湿润清洁。

2.养成良好的生活习惯,保持良好的心情及保证充足的睡眠。

3.尽量不吸烟不喝酒,防止任何对咽部不利的刺激物。

4.注意口腔卫生,可选择用生理盐水漱口。

5.多参加体育锻炼,增强自身抵抗力,预防感冒等上呼吸道感染。

6.少食辛辣等刺激性食品,避免粉尘、烟雾、化学气体刺激咽部。

7.尽量避免在污染的环境下长时间停留。

8.多吃一些含维生素 C 的水果、蔬菜。

十二、急、慢性扁桃体炎(乳蛾)

　　扁桃体炎是指腭扁桃体的非特异性炎症,可分为急性扁桃体炎和慢性扁桃体炎。急性扁桃体炎大多在机体抵抗力降低时感染细菌或病毒所致,起病较急,以咽痛为主要症状,伴有畏寒、发热、头痛等症状,是儿童和青少年的常见病。慢性扁桃体炎是由于急性扁桃体炎反复发作所致,表现为咽部干燥,有堵塞感,分泌物黏,不易咳出,口臭,其反复发作可诱发慢性肾炎、关节炎、风湿性心脏病等疾病。

　　中医学称本病为"乳蛾",是以其形如蛾腹而得名。发于一侧者名单蛾,发于两侧者名双蛾。主要由于肺胃蕴热,复感风邪,风热相搏,循经上乘于咽喉所致。

【临床表现】

1.急性卡他性扁桃体炎　多为病毒感染所致,病变较轻。炎症局限于扁桃体黏膜表面,扁桃体隐窝与实质多无明显炎症变化。可有低热、头痛、食欲缺乏、乏力等全身症状,局部症状主要为咽痛和吞咽痛。

2.急性化脓性扁桃体炎　起病急,可有畏寒、高热、乏力、全身不适、便秘等,咽痛剧烈,可放射至耳部,伴有吞咽困难。小儿因高热可出现抽搐、惊厥及昏睡等。

3.慢性扁桃体炎　多有急性扁桃体炎反复发作史。平时自觉症状少,可有咽痛、咽干、异物感、刺激性咳嗽、口臭等。小儿扁桃体过度肥大可出现呼吸不畅、睡眠打鼾、言语及吞咽障碍。由于经常咽下分泌物及隐窝内细菌毒素,部分患者可有低热、乏力、消化不良等全身症状。

【醋疗方】

牛膝根醋方

〔组　　成〕　新鲜牛膝根 1 握,醋(陈酢)适量。

〔制法用法〕　将新鲜牛膝根,与醋(陈酢)捣和,取汁灌入鼻内。须臾痰涎从口鼻出,即愈。

〔功　　效〕　降火解毒,散瘀消肿。适用于乳蛾喉痹(急性扁桃体炎、咽喉肿痛)。

全蝎蜈蚣散

〔组　　成〕　全蝎 2 条,蜈蚣 1 条,食醋适量。

〔制法用法〕　前 2 味药,共研细末,用食醋调和,放在伤湿止痛膏正中,然后敷在耳垂下方之下角(正对肿大的扁桃体外面)的皮肤上,双侧肿大者可同时敷用,内服仙方活命饮加减。

〔功　　效〕　攻毒祛邪,止痛退热。适用于急性扁桃体炎。

土蜂窠醋方

〔组　　成〕　土蜂窠1个,楮叶、醋各适量。

〔制法用法〕　土蜂窠,为末。先用楮叶擦破患者舌,令血出。以醋和土蜂窠末,用鸡毛蘸取点在患处,令痰涎流出为效。

〔功　　效〕　祛风凉血,散瘀止痛。适用于咽喉乳蛾(急性扁桃体炎)。

【注意事项】

1.养成良好的生活习惯,保证充足的睡眠时间,随天气变化及时增减衣服,去除室内潮湿的空气。

2.注意身体健康,经常运动。加强锻炼,特别是冬季,要多参与户外活动,使身体对寒冷的适应能力增强,减少扁桃体发炎的机会。

3.经常刷牙漱口,保持口腔的卫生。

4.咽痛明显时要注意尽早输液治疗。以免感染扩散。

5.反复发作或伴有扁桃体周围脓肿、周围炎的患者最好在炎症消退后手术治疗。

十三、口腔溃疡(口疮)

口腔溃疡俗称"口疮",是一种常见的发生于口腔黏膜的溃疡性损伤病症,多见于唇内侧、舌头、舌腹、颊黏膜、前庭沟、软腭等部位,这些部位的黏膜缺乏角质化层或角化较差。口腔溃疡发作时疼痛剧烈,局部灼痛明显,严重者还会影响饮食、说话,对日常生活造成极大不便;可并发口臭、慢性咽炎、便秘、头痛、头晕、恶心、乏力、烦躁、发热、淋巴结肿大等全身症状。

【临床表现】

1. 血虚型口腔溃疡 此病多发生在口唇、舌根、两颊部,溃疡面常呈灰白色,周围轻微红肿,此愈彼起,绵延不断,愈后无痕迹,伴溃疡处疼痛难忍及头部疼痛,并头痛牵拉眉棱骨疼痛,月经量增多,神疲乏力,心悸、夜寝不安等症状。

2. 肝火旺型口腔溃疡 此型常好发生于口唇、牙龈、舌尖及两颊部,溃疡呈黄白色,周围红肿,数量多时甚至融合成片,疼痛剧烈,同时可出现头顶部痛、头晕、目眩、易怒、口苦等症。

3. 血瘀型口腔溃疡 溃疡面色泽呈淡灰白色,有发展快、愈合慢之特点。女性往往在月经前及月经期间,口腔黏膜中突然发生数枚溃疡,局部剧烈疼痛,头痛位置固定不变,月经色呈紫黯,有瘀斑,如长期不治,易导致病情加重。

【醋疗方】

地龙吴茱萸醋方

〔组　　成〕 干地龙 10 条,吴茱萸 1.8 克,面粉、食醋各适量。

〔制法用法〕 将干地龙、吴茱萸共研为细末,与面粉和醋调成糊。将药糊敷于两足心,用布包扎,每日 1～2 次。

〔功　　效〕 清热解毒,散瘀止痛。适用于阴虚火旺之口疮。

金果榄醋敷方

〔组　　成〕 金果榄 10 克,米醋适量。

〔制法用法〕 金果榄用醋磨汁,取汁涂敷于患部。

〔功　　效〕 清热解毒,利咽。适用于口腔溃疡,肿毒初起,咽喉炎症等。

术醋液方

［组　　成］　白术 50 克，食醋 100 毫升。

［制法用法］　将白术在醋中浸泡 1 周后取液备用。用时以药醋液外涂患处，每日 3 次。

［功　　效］　补气健脾，行气活血，敛疮。适用于复发性口腔溃疡。

吴茱萸醋敷方

［组　　成］　吴茱萸 30 克，米醋适量。

［制法用法］　将吴茱萸研为细末，用醋调成糊。每晚取药糊敷于两足涌泉穴，保持 12 小时，次日早晨洗去，每日换药 1 次，连用 4～5 天。

［功　　效］　温中散寒，燥湿疏肝，解毒散瘀，止呕平喘。适用于复发性口腔炎、高血压、小儿喘息性支气管炎、小儿呕吐。

吴茱萸连栀醋方

［组　　成］　吴茱萸 6 克，黄连 10 克，栀子 10 克，食醋适量。

［制法用法］　将前 3 味研为末，分 2 次用醋调成糊，做成饼，贴于两足心，每剂用 2 次，每次贴药 6 小时。

［功　　效］　解毒散瘀。适用于口疮。

吴萸肉桂醋敷方

［组　　成］　吴茱萸 6 克，肉桂 6 克，川黄连 10 克，醋适量。

［制法用法］　将前 3 味研极细末，入醋调成糊状，敷于双侧涌泉穴，胶布固定，每日更换 1 次。

［功　　效］　清热燥湿，引火归元。适用于口腔溃疡（口疮）。

细辛敷脐方

〔组　　成〕　细辛不拘多少,醋适量。

〔制法用法〕　将细辛研为细末,用醋调成糊状,贮瓶备用。使用时,先将细辛糊涂脐上,外贴油膏药(即普通膏药,系用油纸所摊,不渗水,优于膏布)。每日 1 换,连用 4～5 天。

〔功　　效〕　祛风除湿,散瘀止痛。适用于小儿口腔溃疡(口疮)。

【注意事项】

1.早睡早起,生活规律,保证充分睡眠。

2.放松心情,多从事户外活动。

3.均衡饮食,不吃辛辣刺激性食物。多吃新鲜蔬菜和水果。多饮开水。多吃具退肝火功效的食物,如绿豆、冬瓜、小黄瓜。多饮用决明子茶、菊花茶。忌酒。

十四、舌下血管神经性水肿(木舌)

中医学称舌下血管神经性水肿为"木舌",又名"舌黄鹅口""死舌"。系舌体肿大,板硬如木的一种病症。本病主要表现为舌肿满口,不痛,肿胀,舌体肿硬,不能转动,一般无全身症状,严重者可语声不出,面色频变,有晕厥气闷窒息感。多见于小儿,成人也有发生。本病多因心火过盛,或心脾积热,火热上冲所致。

【临床表现】

本病以小儿多见,突然发生,可反复发作。多发生于舌体前半部,很少发展到舌根部。初起表现为舌体肿大,色淡红不紫,按之无凹陷,自觉胀而不痛;继而舌质变硬,肿塞满口,不能转动,麻木感,影响言语、饮食。可并发舌根或喉头水肿,引起急(锁)喉风。中医常见的临床分型包括以下几种类型。

1.**热毒攻舌证** 表现为舌体肿胀僵木,色偏红,伴心烦,大便秘结,小便黄,脉缓有力或略数。

2.**阳虚湿困证** 表现为舌体肿胀偏淡,形疲神萎,肢冷畏寒,胸闷,小便清,苔薄白,脉迟缓。

【醋疗方】

半夏醋方

〔组　　成〕 半夏12枚,醋1升。

〔制法用法〕 半夏以醋1升,煮取八合,稍稍含漱之,即吐出。加生姜50克佳。

〔功　　效〕 燥湿散结,散瘀消肿。适用于舌卒肿,满口溢出如吹猪胞,气息不得通,须臾不治杀人。

赤小豆醋方

〔组　　成〕 赤小豆、醋各适量。

〔制法用法〕 赤小豆,研为末,醋和涂之。

〔功　　效〕 清热除湿,散瘀消肿。适用于重舌鹅口。

治木舌肿强方

〔组　　成〕 米醋1碗,白糖2食匙。

〔制法用法〕 上2味,共煎微沸,候温,时时含漱。

〔功　　效〕 散瘀解毒,消肿化结。适用于木舌肿强。

【注意事项】

1.平时避免食用膏粱厚味和辛辣之品,减少脾胃积热,多吃新鲜蔬菜。

2.注意安排作息时间,避免过度操劳,使虚火上炎。

3.加强锻炼身体,注意口腔卫生,以减少木舌的发生。

4.患病期间,注意保护舌体不受损害,不要进食硬物,或酸、辣刺激性食物。

5.注意口腔清洁,以防感染。

十五、牙　痛

牙痛又名牙疼,是牙科常见的症状,是以牙齿及牙龈红肿疼痛,牙体、牙周组织或颌骨的某些疾病所引起的一种症状,多见于西医学的牙髓炎、牙龈炎、根尖周围炎、牙周炎等疾病。

中医学认为,本病多因平素口腔不洁或过食膏粱厚味、胃腑积热、胃火上冲,或风火邪毒侵犯伤及牙齿,或肾阴亏损、虚火上炎、灼烁牙龈等引起。

【临床表现】

牙痛临床主要表现为牙齿疼痛,牙龈红肿、松软、容易出血、疼痛反复发作,牙龈发痒、口臭,面颊肿胀等。牙痛发作无定时,一般白天轻,夜里重,咀嚼困难,遇到冷、热、酸、甜时加剧。中医常见的临床分型包括以下几种。

1.风热牙痛型　表现为牙齿痛剧,齿龈肿胀,发作突然,遇热痛剧,得冷痛减。伴发热恶寒,口渴,舌红,苔薄黄,脉浮数。

2.胃火牙痛型　表现为牙痛剧烈,牙龈红肿,甚则肿连腮颊,或出脓渗血,头痛,口渴喜冷,口臭便秘,尿赤,舌红,苔黄,脉洪数。

3.虚火牙痛型　表现为齿痛隐隐或微痛,时作时止,午后较重,牙龈微红,久则萎缩,甚则牙齿浮动、咬物无力,伴腰膝酸软,口干不欲饮,舌嫩红少苔,脉细数。

【醋疗方】

白杨醋

[组　　成]　白杨树皮(细锉)1握,米醋200毫升。

[制法用法]　白杨树皮放入米醋中,煎十余沸,去滓,热漱即吐。

[功　　效]　清热解毒,消肿止痛。适用于牙痛。

茶叶醋方

[组　　成]　茶叶3克,醋10毫升。

[制法用法]　将茶叶用开水冲泡5分钟,取茶汁加入食醋,混匀即成。每日含漱2～3次。

[功　　效]　散瘀止痛。适用于牙痛。

荷叶蒂醋膏方

[组　　成]　荷叶蒂7个,浓醋适量。

[制法用法]　用浓醋400毫升煎煮荷叶蒂,煎至200毫升,去渣。再熬成膏,用膏时时搽牙。

[功　　效]　消肿止痛。适用于牙痛。

花椒醋漱方

[组　　成]　花椒15克,食醋60毫升。

[制法用法]　将2味共煎10分钟,去渣取汁,待温含漱。

[功　　效]　活血止痛。适用于牙痛。

花椒艾叶醋煎方

[组　　成]　花椒、艾叶、醋各适量。

[制法用法]　将花椒、艾叶入醋煎煮,含漱,次数不拘。

[功　　效]　疏风解毒,消肿止痛。适用于风火牙痛。

木鳖醋磨方

[组　　成]　木鳖子1个,食醋适量。

[制法用法]　将木鳖子去壳取仁磨醋,取汁涂擦患处。

[功　　效]　消肿止痛。适用于风牙肿痛。

食醋止痛方

[组　　成]　食醋适量。

[制法用法]　用食醋灌满外耳道,1～2分钟后倒出在手心中,会感到醋液烫手,然后再将新醋灌入耳内,再过1～2分钟倒出,如此反复3～4次,直至倒出之醋液变凉。

[功　　效]　消肿止痛,散瘀解毒。适用于风火牙痛。

牙痛方

[组　　成]　黄药子叶、食醋各适量。

[制法用法]　将黄药子叶与醋捣烂,敷患处。

[功　　效]　消炎解毒,止痛。适用于风火牙痛。

皂角醋方

[组　　成]　皂角子、食醋各适量。

[制法用法]　将皂角子研为细末,分成2份,用棉花裹药末如弹子大,用醋煮热,交替熨患处,每日熨3～5次。

[功　　效]　杀虫止痛。适用于风火牙痛。

【注意事项】

1.注意口腔卫生,养成"早晚刷牙,饭后漱口"的良好习惯。

2.睡前不宜吃糖、饼干等淀粉之类的食物。

3.勿吃过硬的食物,少吃过酸、过甜、过冷、过热的食物。

4.出现牙痛时,应及时到医院进行检查,查明病因,对症治疗。

十六、虫蛀牙痛(齿龋)

> 齿龋,系指龋齿蛀空之牙痛。又名齿蠹。多由口腔不洁,致牙齿腐蚀蛀空,或湿热熏蒸手、足阳明二经,龈肿腐臭,齿牙蛀蚀宣露,疼痛时作时止。齿龋是一种多发病、常见病,以青年时期发病率为最高。

【临床表现】

本病在临床上可见龋齿有色、形、质的变化,而以质变为主,色、形变化是质变的结果。临床上常根据龋坏程度分为浅、中、深龋三个阶段,各自表现如下。

1.浅龋 也称釉质龋,龋坏局限于釉质。初期于平滑面表现为脱矿所致的白垩色斑块,以后因着色而呈黄褐色,窝沟处则呈浸墨状弥散,一般无明显龋洞,仅探诊时有粗糙感,后期可出现局限于釉质的浅洞,无自觉症状,探诊也无反应。

2.中龋 龋坏已达牙本质浅层,临床检查有明显龋洞,可有探痛,对外界刺激(如冷、热、甜、酸和食物嵌入等)可出现疼痛反应,当刺激源去除后疼痛立即消失,无自发性痛。

3.深龋 龋坏已达牙本质深层,一般表现为大而深的龋洞,或入口小而深层有较为广泛的破坏,对外界刺激反应较中龋为重,但刺激源去除后,仍可立即止痛,无自发性痛。

【醋疗方】

独 活 丸

[组 成] 独活30克,防风(去芦头)30克,川芎30克,细辛30克,当归30克,沉香30克,生干地黄30克,鸡舌香15克,零陵香15克,川升麻15克,甘草(炙微赤,锉)15克,醋适量。

［制法用法］ 上药捣罗为末，以醋溶化和丸，如豇豆大。绵裹常含 1 丸，咽津。

［功　　效］ 祛风清热，养血益气，香口白牙。适用于牙齿历蠹，齿根黯黑。

花椒牙皂醋煎方

［组　　成］ 花椒 12 克，牙皂 49 个，醋 1 碗。

［制法用法］ 前 2 味，用醋 1 碗煎，去滓取汁，漱口。

［功　　效］ 搜风拔毒，杀虫止痛。适用于风火牙痛、龋齿。

槐白皮荆芥穗醋方

［组　　成］ 槐白皮 30 克，荆芥穗 15 克，醋 400 毫升。

［制法用法］ 以上前 2 味加工使碎，再醋同煎至减半，加入精盐少许，备用。热含冷吐，以病愈为度。

［功　　效］ 清热凉血，止痛。适用于龋齿。

韭菜子醋方

［组　　成］ 韭菜子 15 克，米醋适量。

［制法用法］ 将韭菜子研成细末，加入米醋，捣烂成糊状，敷于患处。

［功　　效］ 补肝肾，散瘀解毒。适用于龋齿疼痛。

蕹菜根醋方

［组　　成］ 蕹菜根 200 克，水 250 毫升，食醋 250 毫升。

［制法用法］ 将蕹菜根用醋、水煎汤，取汁。待煎液凉后频频含漱，可用多次。

［功　　效］ 清热，止痛。适用于龋齿牙痛。

治虫牙痛方

〔组　　成〕　枸杞根白皮1升,大醋1升。

〔制法用法〕　上2味,大醋煮枸杞根白皮,取半升含之,虫立出。

〔功　　效〕　清热凉血,滋阴降火。适用于风火牙痛、龋齿。

【注意事项】

1.清除牙菌斑。日常通过刷牙和使用牙线等方法来清除牙菌斑,消除龋齿发生的微环境。每天至少需要刷2次牙齿,才能控制牙菌斑。

2.使用含氟牙膏刷牙是最简单、经济且有效的防龋措施。

3.降低糖的摄入频率、改善摄入方式。吃甜食后要及时漱口或咀嚼含有木糖醇的口香糖,促进唾液对酸的清除作用。

4.定期检查牙齿。12岁之前的孩子应该每6个月检查1次,发现小洞及时修补,防止龋齿危及牙髓和根尖周组织。一般成年人则每年应该检查1次,如果有牙质不佳或唾液过少等高患龋风险者,则应根据医生的要求,每3～6个月检查1次。

十七、口　臭

口臭,指口内呼出秽浊的臭气,又名口气、口殠。口臭是一个临床症状,多由肺胃蕴热、阴虚火旺、宿食停滞、口齿疾病以及口腔不洁等引起。

【临床表现】

简单性的口臭症状表现除了难闻的口气之外,还有口腔牙龈肿、痛、局部发热等。免疫脏腑功能失调口臭症状表现除口臭这一明显标志之外,还会根据患者的个体差异,分别出现以下单个症状或者以下多个症状表现：舌苔厚腻、口干、口苦、气短、胸闷、肠胃不适、腹胀、尿频、便秘、便溏、腰膝酸软、肢体麻痛、容易上火（女性则经期易上火）、手脚心易出汗、身体常发热、易于疲劳、易感冒、烦躁、失眠、精神不振、头昏、头发干枯、耳鸣等症状。中医常见的临床分型包括以下几种。

1. **胃热上冲型**　症见口渴饮冷，嗳气臭腐，口中气味难闻，口舌生疮糜烂，或牙龈赤烂肿痛，大便干结，或大便溏黄不爽，小便短黄，舌红苔黄，脉洪数等。

2. **肠胃食积型**　症见口中酸臭，伴口臭，消化不良，胃中积食而致，有明显的暴饮暴食史，或为醇酒厚味所伤，脘腹胀痛，纳谷不思，口中臭味难闻，嗳腐吞酸，苔黄腻，脉弦滑或紧弦。

3. **痰热壅肺型**　症见口气腥臭，伴胸痛胸闷，咳嗽痰黄黏稠，或咳吐脓血，咽干口燥，舌苔黄腻，脉象滑数等。

4. **口疮牙痛型**　有明显的口内溃疡疮痛、溃烂、糜破及牙齿肿痛史，胃脘无明显不适，二便正常，舌质正常，苔黄，脉弦紧。

【醋疗方】

除口臭醋方

〔组　　成〕　食醋适量。

〔制法用法〕　将醋倒入茶杯，徐徐含咽。

〔功　　效〕　除口臭。适用于口臭，尤其是大蒜引起的口臭，牙周炎亦可用。

漱　口　方

〔组　　成〕　密陀僧末3克，食醋适量。

〔制法用法〕　将密陀僧末调入醋中，每日漱口。

〔功　　效〕　杀虫解毒，除臭辟秽。适用于香口去臭。

治口气臭秽方

〔组　　成〕　丁香15克,甘草90克,川芎30克,细辛45克,桂心45克,醋适量。

〔制法用法〕　前5味,共研为末,醋和为丸,如弹子大,临睡时服2丸。

〔功　　效〕　温阳健脾,除臭辟秽。适用于口气臭秽。

【注意事项】

1. 注意劳逸结合,防止受冷,急性期应卧床休息。

2. 平时多饮淡盐水、开水。也可日常生活中以茶为饮品,除预防和改善治疗口臭外还能调节人体机制平衡,消炎抗菌,清热解毒,清洁口腔。增强人体抵抗力。

3. 避免烟、酒、辛辣、过冷、过烫刺激食物。

4. 注意口腔卫生,养成饭后漱口的习惯,使病菌不易生长。

5. 对系统疾病引起的口臭,治疗和控制原发疾病非常重要。

6. 保持饮食规律营养平衡,多食用含酸和维生素的蔬菜和水果。

7. 定期接受口腔检查,避免进食味道浓烈的食品。每天多喝水,以保持口腔湿润。

十八、牙龈出血(牙菌)

　　牙菌症,病在牙龈,初起基本上是一种炎症增生,牙根龈肉肿起,色紫,因其形似菌者故名。多由恚怒伤肝,思虑伤脾,肝火上犯牙龈,气滞血凝所致。症见牙根龈肉肿起如菌状,色紫或如木耳。本病多见于50岁左右的老年人。

【临床表现】

初起呈乳头状、结节状或状如菜花,继则向周围组织浸润,使牙齿松动,极易出血。热毒甚者,牙龈往往坏死,伴特殊恶臭。中医常见的临床分型包括以下几种。

1.胃火内炽型　症见齿龈红肿,血色鲜红,口臭,口渴欲饮,大便秘结,头昏而痛。

2.阴虚火旺型　症见齿衄,多无齿龈红肿,但觉齿摇而浮,伴有头晕目眩,耳鸣,腰背酸楚等。

3.热毒内蕴型　症见恶寒发热,经汗出热仍不退,齿衄,或有其他部位出血,血色初起鲜红,日久则血色淡红,伴有烦躁气急,口干欲饮,骨节烦痛,纳呆,便秘,口臭。

4.气血亏虚型　症见齿衄,血量不多,色淡红,同时可见有鼻衄,肌肤及其他部位的出血。妇女月经量多,色淡,淋漓不止,头晕目眩,耳鸣心悸,神疲乏力,腰腿酸软,纳呆,口淡乏味。

【醋疗方】

灵 脂 醋

〔组　　成〕　川五灵脂末、米醋各适量。

〔制法用法〕　以米醋煎汁,含咽。

〔功　　效〕　行血止血,散瘀止痛。适用于恶血齿痛。

磨盘草醋方

〔组　　成〕　磨盘草根、食醋各适量。

〔制法用法〕　将鲜磨盘草根洗净,切细,浸入醋内1小时,布包含在嘴里。

〔功　　效〕　解毒祛风,散瘀止血。适用于牙龈溃疡出血。

青松果醋方

〔组　　成〕　青松果7个,食醋200毫升。

［制法用法］　用醋煎青松果数滚。待煎液凉后漱口,每次漱约10分钟,连漱3～5次。

［功　　效］　清热凉血,止血。适用于牙龈出血。

生竹皮食醋方

［组　　成］　生竹皮60克,食醋适量。

［制法用法］　刮生竹皮,食醋浸之,令其人解衣坐,使人含噀其背上三过,仍取竹茹浓煮汁,勿与盐,适寒温含嗽之,竟日为度。

［功　　效］　清热凉血,散瘀止血。适用于牙齿出血不止。

天胡荽醋方

［组　　成］　鲜天胡荽60克,食醋适量。

［制法用法］　将鲜天胡荽用冷开水洗净,捣烂醋浸。将醋液含在口中,5分钟后吐出,每日含3～4次。

［功　　效］　清热利尿,消肿解毒。适用于牙龈出血。

玉竹旱莲草醋方

［组　　成］　玉竹15克,墨旱莲9克,食醋适量。

［制法用法］　将玉竹、墨旱莲草加水煎汤,去渣取汁,加入食醋调匀。每日1剂,连服数天。

［功　　效］　滋阴清胃。适用于虚火型牙龈出血。

竹茹醋

［组　　成］　生竹茹(无生用干须加倍)60克,醋适量。

［制法用法］　生竹茹,醋浸一宿,不时含之。

［功　　效］　清热化瘀,凉血止血。适用于牙龈出血。

【注意事项】

1.用温水刷牙、温茶水漱口。

2.进食宜温热,勿吃过酸过甜的食品。

3.常用脱敏或防酸牙膏刷牙。

4.可使用一些食材对患处进行按摩。

第九章　防癌抗癌醋疗方

一、肺　癌

肺癌,又称原发性支气管肺癌,是由于正气内虚,邪毒外侵所致,以咳嗽、咯血、胸痛、发热、气急为主要临床表现的一种恶性疾病。发病率居全部肿瘤的第一或第二位,且有逐年增高的趋势,发病年龄多在 40 岁以上,男性高于女性,比约 5:1。

【临床表现】

肺癌患者早期多无明显表现,癌肿增大后常出现咳嗽、血痰、胸痛、胸闷、发热的表现。晚期除发热、体重减轻、食欲减退、倦怠及乏力等全身症状外,还可出现癌肿压迫、侵犯邻近器官、组织或发生远处转移时的征象。少数患者可出现非转移性全身症状,如杵状指(趾)、骨关节痛、骨膜增生等骨关节病综合征、Cushing 综合征、重症肌无力、男性乳房发育、多发性肌肉神经痛等,称为副癌综合征。中医常见的临床分型包括以下几种。

1. 阴虚内热型　表现为咳嗽气急,无痰,或少量泡沫痰,黏痰,或黄痰难咯,痰中带血,胸闷,口干不饮,低热,便秘。舌红少苔,脉细数。

2. 气阴两虚型 表现为咳嗽少痰,痰中带血,口干不欲饮,面色㿠白,语言低微,神疲乏力,食少倦怠,恶风自汗。舌淡,苔薄,脉细弱。

3. 肺脾两虚型 表现为咳嗽痰多,气短懒言,神疲乏力,胸闷纳呆,面色㿠白或浮肿,大便溏薄。舌淡胖,苔白腻,脉濡缓或濡滑。

4. 气滞血瘀型 表现为咳嗽无痰少痰,痰中带血,胸胀痛,或刺痛,牵引背部。舌质红,苔薄黄或舌上有瘀斑,脉弦,或细弦。

此外,尚有湿热瘀毒、气血两亏等分型。

【醋疗方】

癌痛贴散

［组　　成］ 天花粉 100 克,大黄 50 克,黄柏 50 克,姜黄 50 克,皮硝 50 克,芙蓉叶 50 克,徐长卿 50 克,生天南星 20 克,白芷 20 克,苍术 20 克,乳香 20 克,没药 20 克,雄黄 30 克,甘草 10 克,食醋适量。

［制法用法］ 除食醋外,将上药共研细末,过筛和匀,贮瓶备用。每取此散适量,用食醋调匀,摊于油纸上(厚约 5 毫米),敷贴于癌肿部位和背部相应腧穴上,隔日 1 次。

［功　　效］ 清热解毒,消肿止痛。适用于各种癌肿疼痛。

蟾蜍醋敷方

［组　　成］ 蟾蜍 6 克,雄黄 3 克,姜黄 0.6 克,醋适量。

［制法用法］ 将前 3 味药共捣烂,用醋调成膏,外敷于癌痛处,24 小时换药 1 次,加胶布固定。

［功　　效］ 化瘀解毒,行气止痛。适用于肺癌所引起的疼痛。

抗癌糖醋方

［组　　成］ 大蒜适量,红糖250克,食醋500毫升。

［制法用法］ 将醋与红糖混匀,煮沸冷却后放入大口瓶内,把洗净晾干的大蒜瓣放入糖醋液中,10天后即可食用。每日2～3次。

［功　　效］ 抗癌。适用于肺癌等呼吸系统癌及泌尿系统癌。

【注意事项】

1.饮食丰富多样、清淡、富有营养,以肉粥、鱼粥、蛋粥、薏苡仁粥、百合粥、枸杞粥等各种粥类、汤类为主,配合水果、新鲜蔬菜。宜多食具有增强机体免疫、抗肺癌作用的食物。

2.密切观察患者的呼吸、血压、脉搏、体温、神志的变化。如有异常,马上报告医师,对症处理。

3.可适当听轻音乐,使身心放松,改善其生活质量。

4.对于疼痛患者应尽量满足他们的止痛要求,不要害怕麻醉止痛药的成瘾性,以提高其生活质量。

5.对于可以轻微活动的患者,可进行慢走、散步,活动筋骨,以不过度为要。

二、胃　癌

胃癌是以脘部饱胀或疼痛、食欲缺乏、消瘦、黑粪、脘部积块为主要临床表现的一种恶性病变,好发于40—60岁人群,男性明显高于女性。胃癌起病隐匿,临床表现缺乏特异性,早期诊断比较困难。胃癌可发生于胃的任何部位,最多见于胃窦部,其次为胃小弯、贲门部,胃大弯和前壁较少见。胃幽门螺杆菌是胃癌发生的重要原因之一。在组织病理学上,胃癌90％以上是腺癌,其中又可以细分为乳头状腺癌、管状腺癌、低分化腺癌、黏液腺癌、印戒细胞癌。少见类型包括腺鳞癌、类癌、小细胞癌、未分化癌等。

中医学认为,胃癌是由于正气内虚,加之饮食不节,情志不调等原因而引起。

【临床表现】

胃癌缺少特异性临床症状,早期胃癌常无症状。常见的临床症状有上腹部不适或疼痛、食欲减退、消瘦、乏力、恶心、呕吐、呕血或黑粪、腹泻、便秘、发热等。贲门部癌患者在进食吞咽时有胸骨后剑突后梗阻感,不能进食普食甚至半流质饮食。而巨块型幽门部或胃窦部癌都伴有呕吐。晚期患者出现消瘦、贫血。偶有患者以上腹部肿块就诊,多为胃体或胃窦部巨块型癌,多属中晚期。中医常见的临床分型包括以下几种。

1.痰湿凝结型　表现为进食不畅或反胃夹有多量黏液,食欲缺乏,口淡无味,胸脘胀闷或隐痛。舌质淡,苔白腻或黄腻,脉弦滑。

2.气滞血瘀型　表现为胃脘灼热刺痛,痛有定处,心下痞块拒按,口渴,发热心烦,便干色黑。舌质紫暗或有瘀斑、瘀点,苔少或黄,脉细涩或弦。

3.脾胃虚弱型　表现为胃脘胀满隐痛,纳呆,或食入即吐,或朝食暮吐,口淡不渴,泛吐清水,喜暖恶寒,疲困乏力,心悸气短,大便溏薄,面色萎黄,上腹部包块。舌质淡嫩,苔薄白,脉细缓弱。

4.阴虚内热型　表现为胃脘灼痛,空腹为甚,口干多饮,呕吐鲜血,消瘦,潮热盗汗,手足心热,心烦不寐,尿少色黄,大便干结。舌红少津,少苔或无苔或灰黑干苔,脉细数。

【醋疗方】

黄豆芽醋方

〔组　　成〕　黄豆芽 50 克,食醋适量。

〔制法用法〕　将黄豆芽洗净,用醋熘至熟。佐餐食用。

〔功　　效〕　解毒散瘀,防癌抗癌。适用于胃癌患者化疗期间防护化疗反应。

矿泉水蜜醋方

〔组　　成〕　矿泉水 50 毫升,蜂蜜 20 毫升,食醋 30～40 毫升。

〔制法用法〕　将 3 味按比例配制成饮料,每日饮用。

〔功　　效〕　补中润燥,散瘀解毒。适用于胃癌等癌症的早期和恢复期的辅助食疗。

灵仙薄荷煎

〔组　　成〕　威灵仙 10～30 克,荷叶 10 克,食醋适量。

〔制法用法〕　威灵仙加水煎,配食醋频服。

〔功　　效〕　消癥除积,散瘀理气。适用于癥瘕、积聚,痰核、浊邪。

鳖甲散

〔组　　成〕　鳖甲 50 克,琥珀(研极细)15 克,大黄(酒拌炒)25 克,米醋适量。

〔制法用法〕　取鳖甲入米醋中浸一宿,火上炙干,再浸再炙,以甲壳酥为度,研极细,且与余药共研细作散,净器收贮。每日服 6 克,白汤调下。

〔功　　效〕　平肝养阴,软坚化结。适用于心腹(系指胃)癥瘕血积。

【注意事项】

1.保持心情舒畅,注意劳逸结合。生活要有规律,采用适当放松技巧,缓解生活及工作的压力,从而控制病情的发展和促进健康。

2.制订饮食计划,胃癌术后一年胃容量受限,应注意少量多餐,避免辛辣刺激食物的摄入。以高蛋白、高热量、高维生素、低脂肪饮食为主,禁止吸烟和饮酒。注意定期补充铁剂、钙剂、叶酸、维生素 D 制剂和维生素 B_{12} 等营养素。

3.定期门诊复查。术后 1 年内,每 3 个月或半年复查 1 次,如正常可 1 年检查 1 次。

4.做到早发现、早诊断、早治疗是提高胃癌治愈率的关键。

三、肝 癌

肝癌全称为原发性肝癌,指来源于肝细胞和肝胆管细胞的恶性肿瘤,可发生于任何年龄组,以 40—50 岁居多,男性多见。本病以左胁肿硬疼痛,消瘦,食欲缺乏,乏力,或有黄疸或昏迷等为主要表现。由于起病隐匿,早期没有症状或症状不明显,进展迅速,确诊时大多数患者已经达到局部晚期或发生远处转移,治疗困难,预后很差。

中医学认为,肝癌主要是以脏腑气血亏损为本,气、血、湿、热、瘀毒互结为标,蕴结于肝,渐成癥积,肝失疏泄为其基本病理。

【临床表现】

在肝癌早期,多数患者没有明显的症状和体征,随着疾病进展可出现轻度肝大、黄疸和皮肤瘙痒等非特异性表现。中晚期肝癌,常见肝区疼痛、黄疸、肝大(质地硬,表面不平,伴有或不伴结节、血管杂音)和腹水等。如原有肝炎、肝硬化者,可发现肝掌、蜘蛛痣、红痣、腹壁静脉曲张及脾大等。中医常见的临床分型包括以下几种。

1.气滞血瘀型 表现为胁痛如锥刺,痛牵腰背,固定不移,入夜痛剧,纳呆,恶心,脘腹胀闷,胁下痞硬,呃逆嗳气,或伴腹水,大便不实,乏力。舌苔淡白,质紫暗,舌边尤甚,呈紫斑状,脉弦涩。

2.湿热蕴毒型 表现为两胁痞硬,刺痛不移,发热汗出,心烦易怒,口干口苦,身目黄染,恶心少食,便结溺赤。舌苔黄腻,舌质红而紫暗,脉弦数稍滑。

3.肝肾阴虚型 表现为胁肋隐痛,低热盛汗,腰酸腿软,头晕目眩,形体羸瘦,腹胀如鼓,青筋暴露,五心烦热,入夜尤甚,皮肤巩膜黄染,溲赤,或呕血便血。舌红少苔,脉细数无力。

4.脾虚湿困型 表现为消瘦乏力,纳呆腹胀,便溏肢浮,神疲体倦,少气懒言。舌淡,苔白腻,脉滑细或濡。

【醋疗方】

鳖头膏

[组　　成] 活鳖头2只,鲜灰苋菜150克,水红花籽90克,陈醋1杯。

[制法用法] 将鳖活杀,取头剁碎捶泥,再将灰苋菜、水红花籽加入,共捣如泥,按疼痛部位大小,将药摊平在纱布上(厚约1.5厘米),局部先用热陈醋敷,然后趁热敷鳖头膏,每12小时换药1次。

[功　　效] 清热解毒,散瘀止痛。适用于肝癌所致的疼痛。

大蒜糖醋方

[组　　成] 大蒜头500克,白糖250克,精盐20克,醋50

毫升。

[制法用法] 大蒜洗净,置阴凉干燥处风干,加盐渍1天;醋加糖调成糖醋汁后,将腌渍过的蒜头浸入,10天后即成。佐食或单用。

[功　　效] 降血脂,助消化。适用于肝癌、肺癌、脂肪肝等疾病的防治。

胡萝卜洋葱醋方

[组　　成] 胡萝卜、洋葱、猪油、食醋各适量。

[制法用法] 将胡萝卜、洋葱洗净切成条,用猪油煎炒至七成熟,加醋及其他调料。每日佐餐食用。

[功　　效] 防癌抗癌。适用于肝癌等癌症的早期和恢复期,作为辅助食疗,并可防癌复发。

火硝止痛醋方

[组　　成] 火硝9克,白矾9克,黄丹3克,麝香3克,胡椒18克,食醋适量。

[制法用法] 将前5味共研为细末,用醋调匀成糊。外敷于两足涌泉穴。

[功　　效] 止痛。适用于肝癌及各种癌疼痛。

全虫壁虎祛痛散

[组　　成] 全蝎40克,壁虎40克,水蛭40克,穿山甲(代)40克,洋金花40克,川乌20克,草乌20克,天南星20克,马钱子10克,细辛2克,冰片2克,食醋适量。

[制法用法] 将上药共研细末,密封贮存。每取药末适量,用食醋调成糊状,敷于疼痛部位,敷药面积要超出疼痛部位边缘的0.3～0.5厘米,外用塑料布覆盖,胶布固定。每3～5天换药1次,直至疼痛减轻或消失为止。

［功　　效］　行气散结,化瘀定痛。适用于癌症疼痛。

三棱大黄醋膏方

［组　　成］　京三棱(炮)30克,川大黄30克,醋适量。

［制法用法］　前两味,共研为末,加醋熬成膏。每日空腹服生姜橘皮汤服一匙,以利下为度。

［功　　效］　逐瘀破血,除癥化结。适用于痃癖不瘥,胁下坚块如石。

圣惠木香丸

［组　　成］　木香(剉)30克,大黄(剉)60克,鳖甲(去裙边,剉)60克,米醋3碗。

［制法用法］　上药,用米醋3碗,同煮至醋尽为度,焙干,共研为末,米酒煮糊为丸,如梧桐子大。每服20粒,空腹食前生姜汤送下。

［功　　效］　软坚化积,行气定痛。适用于肝积肥气,结鞭不散。

【注意事项】

1.注意休息。在身体允许情况下适量活动,但切忌过量、过度。

2.多吃高热量、优质蛋白质、富含维生素和纤维素的食物。食物以清淡、易消化为宜。若有腹水、水肿,应控制水和食盐的摄入量。

3.遵医嘱使用免疫治疗,中医中药治疗。

4.注意防治肝炎,不吃霉变食物。有肝炎、肝硬化病史者和肝癌高发地区人群应定期作 AFP 检测或 B 超检查,以期早期发现。

5.给予晚期患者精神上的支持,鼓励患者和家属共同面对疾病,尽可能让患者平静舒适地度过生命的最后历程。

6.遵医嘱每1～2个月复查B超或CT、抽血查AFP定性定量、肝功能等检查,如血常规正常每个月1次,连续5次入院接受化疗。如有水肿、体重减轻、出血倾向、黄疸或疲倦等症状,及时就诊。

四、大肠癌(肠积、肠蕈)

结肠癌、直肠癌总称为大肠癌,为消化道常见多发的癌瘤。本病以腹部肿块、腹胀腹痛、大便脓血或大便变形为主要表现。近年来在我国的发病率呈上升趋势,男性多于女性,好发年龄为30—60岁。中医学的"肠积""积聚""癥瘕""肠蕈""肠风""脏毒""下痢""锁肛痔"等,皆与大肠癌相类似。

【临床表现】

1.西医临床表现 大肠癌早期无症状,或症状不明显,仅感不适、消化不良、大便潜血等。随着癌肿发展,症状逐渐出现,表现为大便习惯改变、腹痛、便血、腹部包块、肠梗阻等,伴或不伴贫血、发热和消瘦等全身症状。肿瘤因转移、浸润可引起受累器官的改变。大肠癌因其发病部位不同而表现出不同的临床症状及体征。

(1)右半结肠癌:右半结肠的主要临床症状为食欲缺乏、恶心、呕吐、贫血、疲劳、腹痛。右半结肠癌导致缺铁性贫血,表现疲劳、乏力、气短等症状。右半结肠因肠腔宽大,肿瘤生长至一定体积才会出现腹部症状。

(2)左半结肠癌:左半结肠肠腔较右半结肠肠腔窄,左半结肠癌更容易引起完全或部分性肠梗阻。肠阻塞导致大便习惯改变,出现便秘、便血、腹泻、腹痛、腹部痉挛、腹胀等。带有新鲜出血的大便表明肿瘤位于左半结肠末端或直肠。病期的确诊常早于右半结肠癌。

（3）直肠癌：主要临床症状为便血、排便习惯的改变及梗阻。癌肿部位较低、粪块较硬者，易受粪块摩擦引起出血，多为鲜红或暗红色，不与成形粪便混合或附于粪柱表面，误诊为"痔"出血。病灶刺激和肿块溃疡的继发性感染，不断引起排便反射，易被误诊为"肠炎"或"菌痢"。癌肿环状生长者，导致肠腔缩窄，早期表现为粪柱变形、变细，晚期表现为不全性梗阻。

2. 中医临床表现　中医常见的临床分型包括以下几种。

（1）湿热型：症见腹痛腹胀，便下黏液臭秽或夹脓血，里急后重，肛门灼热，口干口苦，或伴发热、恶心等症。舌质红，苔黄腻，脉滑数。

（2）脾肾亏虚型：症见腹痛隐隐，腹部肿物渐大，久泻久痢，便下脓血腥血，形体消瘦，面色苍白，声低气怯，纳呆，腰膝酸软，畏寒肢冷，舌质淡胖暗晦，苔白，脉沉细。

（3）瘀毒型：症见下腹疼痛，痛有定处，大便带脓血黏液，或里急后重，或大便溏细，舌质暗红或有瘀斑，苔薄黄，脉弦数。

【醋疗方】

大蒜浸醋方

〔组　　成〕　大蒜、米醋各适量。

〔制法用法〕　将大蒜头去皮，放入米醋中，浸泡15天以上即可食用。每日1次，每次吃大蒜2～3瓣。健康人长期食用，有防肠癌作用。

〔功　　效〕　散瘀解毒，消积抗癌。适用于晚期肠癌有包块，伴有腹痛、腹泻、黏液血便。

大黄醋丸方

〔组　　成〕　大黄300克，醋3000毫升，蜜2匙。

[制法用法]　大黄,研为散,入醋、蜜和煎,丸如梧子大。每次服 30 丸,生姜汤送下,能吐泻即验。

[功　　效]　泻热毒,破积滞,行瘀血。适用于腹中痞块。

蒿 醋 饼

[组　　成]　一枝蒿 15 克,独蒜 1～2 枚,穿山甲(代、研末)3 克,食盐 0.5 克,好醋适量。

[制法用法]　前 3 味,共捣细末,同入醋、盐花调捣成饼,量痞块大小贴之。

[功　　效]　下气消谷,活血除痞,适用于腹中痞块,以两炷香为度,其痞块化为脓血,从大便出。

马钱子醋敷方

[组　　成]　马钱子、食醋各适量。

[制法用法]　将马钱子研细末,用醋调匀,敷于患处。

[功　　效]　抗癌。适用于肛门癌。

三 圣 散

[组　　成]　风化石灰 250 克,大黄末 30 克,肉桂末 15 克,米醋 250 毫升。

[制法用法]　风化石灰,在瓦器内炒极热,入大黄末,炒红取起,再入桂心末,略烧,后入米醋调和成膏,摊绢上贴之。内服消块药,甚效。

[功　　效]　破瘀攻积,化瘀除癥。适用于腹胁积块。

【注意事项】

1.保持健康、乐观向上的生活态度,树立战胜疾病的信心,忌悲观紧张情绪。

2.注意休息,适当运动,不宜过劳。

3.避免持重和过度用力。保持大便通畅,养成定时排便的习惯,便秘者可使用缓泻剂。保持肛门清洁,每次便后清洁肛门。

4.多食蔬菜、水果以及富含维生素的食物,避免烟酒,忌食辛辣燥热之品,少食高脂肪之品。

5.遵医嘱定时复诊,如出现进行性消瘦、大便习惯改变、大便带血时应及时就医。

6.遵医嘱服药,不可随意增减药量或停药。

五、乳腺癌(乳岩)

乳腺癌是起源于乳腺各级导管及腺泡上皮的恶性肿瘤,以导管癌居多,依不同演变过程分为非浸润性癌、早期浸润性癌、浸润性癌等。其特点是乳房肿块,质地坚硬,凹凸不平,边界不清,推之不移,按之不痛,或乳窍溢血,晚期溃烂则凸如泛莲或菜花。近年来,有些地区乳腺癌已经成为女性第一位好发恶性肿瘤,也是女性最常见的癌症死亡原因。

中医学认为,乳腺癌是由于情志失调,肝气郁结或因冲任失调,气血运行不畅,气滞血凝,经络阻塞,结滞于乳中所致。

【临床表现】

乳腺癌的主要症状表现为乳房肿块,肿块部位以乳房外上方较常见,质地坚韧,边界不清楚,不规则地形成圆形或椭圆形包块,绝大多数为单发。如侵及皮肤,则乳房外形改变,皮肤变粗,增厚,表现为橘皮样改变,乳头呈现内缩、固定,或乳头血性渗液、癌性湿疹等改变。晚期皮肤溃破可呈翻花状。早期无疼痛,晚期疼痛较剧。腋下及锁骨上下淋巴结因转移而肿大。全身症状有消瘦、贫血、恶病质等。血行播散可发生肺、胸膜、肝、脑、肾、骨骼转移而引起死亡。中医常见的临床分型包括以下几种。

1. 肝气郁结型　表现为两胁胀痛,易怒易躁,乳房结块如石。舌苔薄黄或薄白,舌红有瘀点,脉弦有力。

2. 冲任失调型　表现为乳肿结块,皮核相亲,坚硬如石,推之不移,伴有腰膝酸软,女子月经不调,男子遗精阳痿。五心烦热,舌淡无苔,少有龟裂,脉象无力。

3. 毒热蕴结型　表现为身微热,乳房结块增大快,已溃破,状如山岩,形似莲蓬,乳头内陷。舌红绛,苔中剥,脉濡数。

4. 气血亏虚型　表现为头晕耳鸣,形体消瘦,五心烦热,面色苍白,夜寐不安,乳房结块溃烂,色紫黯,时流污水,臭气难闻。舌绛无苔或苔黄白,脉滑数。

【醋疗方】

复方五倍子膏

［组　　成］　五倍子 60 克,乳香 60 克,没药 60 克,昆布 15 克,鸦胆子(去壳,另研)100～200 粒,食醋 1250 毫升。

［制法用法］　前 5 味共和一处,入食醋,文火熬成膏。视患部大小,酌取药膏摊于纱布敷之。另取逍遥丸(市售有中成药),每次服 10～15 克,早、晚各服 1 次。配合治疗。

［功　　效］　软坚散结,破瘀止痛。适用于乳腺癌、乳痈。

蛤蟆膏方

［组　　成］　癞蛤蟆 1 只,花椒 200 克,食醋 1000 毫升。

［制法用法］　将 3 味共熬成膏,取膏敷于患处,中间留出乳头。

［功　　效］　止痛消肿,解毒开窍。适用于乳腺癌。

鹿角尖薤莴果醋方

［组　　成］　鹿角尖 100 克,薤莴果 100 克,黄砂糖、陈醋各

适量。

［制法用法］ 上 2 味共研末,装瓶备用。每日 10 克,陈醋送下。

［功　　效］ 调和冲任,补肾固精,活血通络。适用于冲任失调型乳腺癌。

乳痛丸方

［组　　成］ 蒲公英 60 克,全蝎 60 克,大蜈蚣 1 条,血余炭 15 克,雄黄 20 克,白屈菜 90 克,食醋适量。

［制法用法］ 将前 6 味研为细末,醋泛为丸,如梧桐子大。每服 10 克,以黄酒送下。

［功　　效］ 活血散瘀,解毒止痛。适用于乳腺癌。

乳癌敷脐方

［组　　成］ 山慈菇 15 克,蚤休(七叶一枝花)15 克,蟾酥 5 克,米醋适量。

［制法用法］ 将前 3 味混合,研为细末,用陈米醋调成膏。取膏分别敷于患者脐孔和乳部,贴药后以胶布固定,每日 1 次。

［功　　效］ 清热解毒,消肿散瘀。适用于乳腺癌。

乳腺癌外敷方

［组　　成］ 仙人掌 30 克,三丫苦 30 克,马鞭草 15 克,夜香牛 15 克,兰花草 15 克,半边旗 9 克,白骨四方拳 9 克,小猛虎 9 克,马齿苋 9 克,蜂窝草 9 克,大果 9 克,曼陀罗叶 6 克,小果 6 克,醋适量。

［制法用法］ 上药均以鲜品为佳,共捣烂,醋调为糊,分为 3 份,每日 1 份外敷。

［功　　效］ 清热解毒,消肿散结。适用于乳腺癌。

【注意事项】

1. 定时、定量进食,不要暴饮暴食、偏食,要有计划地摄入营养和热量。

2. 多吃富含维生素 A、维生素 C 的蔬菜和水果。常吃含有抑制癌细胞的食物,如卷心菜、荠菜、蘑菇等。少吃精米、精面,多吃粗粮、玉米、豆类等杂粮。

3. 进食低脂、高蛋白、富含维生素的均衡饮食,保持理想体重。

六、宫 颈 癌

宫颈癌是指发生在宫颈阴道部或移行带的鳞状上皮细胞及颈管内膜的柱状上皮细胞交界处的恶性肿瘤,是妇女最常见的恶性肿瘤。35 岁以后发病率增高。西医学认为本病与早婚、早孕及孕产频多、宫颈糜烂、裂伤、包皮垢因素、病毒因素有关。其临床表现形式和程度与子宫颈癌病变的早晚及病理类型有关。可有阴道分泌物增多、阴道不规则流血,晚期有疼痛、尿频、血尿、排便困难等。

中医学认为宫颈癌与冲任有关。由于七情失调,致冲任失和;或外感湿热,阻塞冲任;脾虚生湿,郁而成毒,湿毒下注而成。与肝、脾、肾关系最为密切。

【临床表现】

早期宫颈癌常无症状,随病情发展可出现阴道流血、阴道排液的症状。癌症晚期病变累及骨盆壁、闭孔神经、腰骶神经,可出现腰骶部或坐骨神经疼痛。病灶压迫输尿管或直肠,可出现尿频、尿急,肛门坠胀等。病变广泛者,可因静脉、淋巴回流受阻致输尿管积水、尿毒症。长期疾病消耗可出现恶病质。中医常见的临床分型包括以下几种。

1. 肝郁气滞型 症见胸闷脘胀,胁痛易怒,小腹疼痛,白带增多,微黄夹血,阴道流血夹瘀块,舌紫黯或有瘀点,苔薄白或微黄,脉涩或弦。

2. 湿热瘀毒型 症见带下增多,赤白相兼,色黄如脓,或如米泔,腥臭带血,阴道流血,暗紫或有瘀块,口苦咽干,腰及小腹疼痛,便干溲黄,舌红苔黄腻,脉滑数或弦数。

3. 肝肾阴虚型 症见腰膝酸软,赤白带下,色黄夹血,阴道出血,量多色红,舌红少苔或光剥,脉细数或弦细。

4. 脾肾阳虚型 症见神疲乏力,腰酸肢软,四肢畏冷,下肢浮肿,白带清稀而多,崩中漏下,舌淡体胖,苔白润,脉沉细或细弱。

【醋疗方】

莪术三棱醋方

［组　　成］ 莪术(醋制)15克,三棱(醋制)15克。

［制法用法］ 将2味加水300毫升,煎成200毫升,去渣取汁。每日1剂,早饭前、晚饭后各服100毫升。

［功　　效］ 抗癌。适用于子宫颈癌。

乌头醋方

［组　　成］ 乌头30克,食醋适量。

［制法用法］ 将乌头研为细末,用醋调成糊,敷于两足涌泉穴。

［功　　效］ 温经止痛。适用于子宫颈癌腹痛者。

【注意事项】

1. 多吃易消化、高蛋白、高维生素食物,增强体质,多饮水,多吃补血止血抗癌食品,忌食生冷、瓜果、冷食及坚硬的食物。

2. 注意保持外生殖器卫生,积极防治阴道或子宫颈的炎症。

预防病毒感染。

3.定期进行普查,每1～2年普查1次,30岁以上妇女应定期参加宫颈癌普查,以早发现、早诊断、早治疗。

4.术后半年禁止性生活。

5.术后应以半坐卧为佳,避免伤口感染,避免提重物,以免出现撕裂伤口现象。

七、膀 胱 癌

膀胱癌是泌尿系统最常见的恶性肿瘤,临床主要以长期尿血为主。发病率居泌尿系统恶性肿瘤的首位。发病原因还不清楚,一般认为与常接触合成橡胶、苯胺、芳香胺、联苯胺及2-萘胺等致癌物质有关。其发病年龄为50－60岁,男女比例为3:1。

【临床表现】

膀胱癌的临床表现为:①血尿:为膀胱肿瘤最常见和最早出现的症状,多数为全程无痛肉眼血尿,偶见终末或镜下血尿,血尿间歇出现,量多少不一。出血量与肿瘤大小、数目、恶性程度并不一致。出血可自行停止,容易造成"治愈"或"好转"的错觉。②尿频、尿痛:膀胱刺激症状常因肿瘤瘤体较大或侵入肌层较深所致,肿瘤坏死、溃疡和合并感染时更明显,属晚期症状。③排尿困难和尿潴留:发生于肿瘤较大或堵塞膀胱出口时。④其他:肿瘤浸润输尿管口可引起肾积水。晚期有贫血、浮肿、腹部肿块等表现。中医常见的临床分型包括以下几种。

1.肾气虚弱型　表现为小便不通,或淋漓不畅,排出无力,腰痛乏力,舌质淡,苔薄白,脉细。

2.脾气虚弱型　表现为小便欲解而不得出,或量少而不爽利,血尿,肢体倦怠乏力,肌肉消瘦,大便溏泄,纳呆乏味,气短言微等,舌质淡,苔白,脉沉无力。

3.脾肾两虚型　表现为腰痛、腹胀、腰腹部肿块,血尿,纳呆,呕吐恶心,消痛,面色㿠白,虚弱气短,舌质淡,苔薄白,脉沉细无力或弱。

4.肝郁气滞型　表现为情志抑郁,或多烦易怒,小便不通或通而不畅,血尿,腰痛,胁腹胀痛,苔薄或薄黄,舌红、脉弦。

5.湿热下注型　表现为小便不得出,或小便量少热赤,尿急尿频尿痛,血尿,小腹胀满,腰背酸痛,下肢浮肿,口苦口黏,或口渴不欲,舌苔黄腻,脉滑数或弦数。

6.肺热壅盛型　表现为小便不通或不畅,血尿,发热,咳嗽,咽干痛,呼吸急促,烦渴欲饮,苔薄黄,脉数。

7.瘀血内阻型　表现为面色晦黯,腰腹痛,腰腹部肿块,肾区憋胀不适,舌质紫黯或斑瘀点,苔薄黄,脉弦或涩或结代。

8.阴虚内热型　表现为口干不欲饮,五心烦热,小便短赤,大便干,腰骶部疼痛,低热,消瘦,舌质红,苔薄,脉细数。

【醋疗方】

地榆炭抗癌方

〔组　　成〕　地榆炭100克,醋500毫升。

〔制法用法〕　将地榆炭放入锅中,加入食醋,共煎至30毫升,去渣取汁。每日1剂,分2次服用。经过滤及高压消毒灭菌后,亦可进行膀胱灌注,每次20~30毫升。

〔功　　效〕　凉血止血,解毒抗癌。适用于膀胱癌。

【注意事项】

1.保持心情舒畅,避免受凉,预防感冒,多饮水,勤排尿。

2.适当锻炼身体,提高机体免疫力。

3.不要长期服用镇痛药,不要大量摄入糖精。

4.避免接触芳香胺类物质。

5.积极治疗慢性尿路感染和膀胱非特异性炎症。

6.调节饮食结构,进食多样化。多吃瘦肉、蛋奶、鸡肉、鱼肉、新鲜蔬菜和水果,不吃辛辣、高脂肪、油炸、高胆固醇等食物,忌烟酒。少喝咖啡。

八、鼻 咽 癌

鼻咽癌是指发生于鼻咽腔顶部和侧壁的恶性肿瘤。是我国高发恶性肿瘤之一,发病率为耳鼻咽喉恶性肿瘤之首。常见临床症状为鼻塞、涕中带血、耳闷堵感、听力下降、复视及头痛等。鼻咽癌大多对放射治疗具有中度敏感性,放射治疗是鼻咽癌的首选治疗方法。

中医学认为,鼻咽癌的发生与机体内外多种致病因素有关,尤其是先天禀赋不足,正气虚弱,或情志不遂,饮食不洁,脏腑功能失调,致邪毒乘虚而入,凝结成癌肿。

【临床表现】

由于鼻咽癌部位隐蔽,鼻咽癌早期不易发现,而患者自我发现的第一个症状即初发症状不一定是早期症状。鼻咽癌的初发症状依临床多见顺序有:颈侧触块,鼻涕带血,偏侧头痛,耳鸣鼻塞,听力减退,以及复视、声哑、远处转移等。中医常见的临床分型包括以下几种。

1.肝肺郁热证 表现为鼻塞,涕中带血,微咳痰黄,口干,头痛,饮食正常,尿黄便结。舌质红,舌苔薄黄,脉数。

2.痰浊结聚证 表现为咳嗽痰黄,头昏头重,颈部淋巴结肿大,肤色不红,或伴有胸闷体倦。舌质偏胖,舌苔腻,脉滑。

3.气血凝结证 表现为头痛,视物模糊或复视,舌质暗红、青紫或见瘀斑瘀点,舌苔薄白,脉细涩。

4.火毒困结证　表现为头痛,鼻塞,涕中带血,口腔溃烂疼痛,口干,尿黄便结。舌质红或紫红,苔薄黄或黄腻,脉弦数或数。

5.正虚毒滞证　表现为放化疗中后期,精神不振,头晕倦怠,口鼻干燥,消瘦,少气懒言,面色萎黄或苍白,食少纳呆,口淡无味,舌淡红或淡暗,脉细或弱。

6.气阴两虚证　表现为放化疗后,口干咽燥,间有涕血,头昏目眩,耳鸣,气短乏力,舌质红,少苔或无苔、或有裂纹,脉细或细数。

7.脾胃失调证　表现为放化疗后,面色㿠白或萎黄,神疲乏力,形体消瘦,胃纳欠佳,恶心呕吐,呃逆心烦,便溏,舌淡白,苔薄白,脉细弱。

8.肾精亏损证　表现为放化疗后,头晕目眩,耳聋耳鸣,腰膝酸软,潮热盗汗,咽喉干燥,心烦失眠。舌质红,舌苔少,脉细数。

【醋疗方】

蜈蚣山甲醋方

[组　　成]　蜈蚣3条,炮穿山甲(代)3克,土鳖虫3克,地龙3克,田三七3克,醋适量。

[制法用法]　上药焙干,共研细末,用米醋调成悬浊液服,每日1剂。

[功　　效]　解毒抗癌。适用于鼻咽癌。

硇砂制剂

[组　　成]　硇砂适量,醋200毫升。

[制法用法]　将硇砂用水溶化成饱和液,过滤;取滤液400毫升,加醋200毫升,用炭火煅成硇砂粉,瓶装备用。另取天葵子500克研末,加入5升高粱酒浸1周制成天葵酒。用时先以开水冲服硇砂粉,每日3次,每次1～2克;同时服用天葵酒50毫升。

[功　　效]　消积软坚,破瘀散结。适用于鼻咽癌。

雄黄郁金醋丸

[组　　成]　雄黄18克,郁金9克,巴豆7.5克,醋适量。

[制法用法]　各药共研细末,以醋泛丸,如绿豆大小,每次2丸,2小时1次,浓茶送下,服至吐泻停止。

[功　　效]　攻毒抗癌。适用于鼻咽癌。

【注意事项】

1.注意生活调理,避免重体力劳动,熬夜,过度的体育锻炼等。

2.注意气候变化,预防感冒,注意保持鼻及咽喉卫生,每日数次漱口,必要时进行鼻咽腔冲洗,避免病毒感染。

3.合理搭配饮食。多摄入谷物,选择瘦肉,多吃水果和蔬菜。食物要多选吃含抗氧化剂的食物,增加纤维摄取量。

4.尽量避免有害烟雾吸入,如煤油灯气,杀虫气雾剂等,并积极戒烟、戒酒。

5.饮食宜均衡,多吃蔬菜、水果,少吃或不吃咸鱼、咸菜、熏肉、腊味等含有亚硝胺的食物,不宜辛燥刺激食品、不宜过量饮酒。

6.发现鼻涕带血或吸鼻后口中吐出带血鼻涕,以及不明原因的颈部淋巴结肿大、中耳积液等应及时作详细的鼻咽部的检查。

九、食 管 癌

食管癌是常见的消化道肿瘤,典型的症状为进行性咽下困难,先是难咽干的食物,继而是半流质食物,最后水和唾液也不能咽下。男多于女,发病年龄多在40岁以上。

【临床表现】

早期常无明显症状,仅在吞咽粗硬食物时有不同程度的不适感觉,包括哽噎感,胸骨后烧灼样、针刺样或牵拉摩擦样疼痛。食物通过缓慢,并有停滞感或异物感。哽噎停滞感常通过饮水后缓解消失。症状时轻时重,进展缓慢。中晚期表现为进行性吞咽困难,先是难咽干硬食物,继而只能进半流食、流食,最后滴水难进。患者逐渐消瘦、贫血、无力、明显脱水症状及营养不良。癌肿侵犯喉返神经,可发生声音嘶哑;侵入主动脉,溃烂破裂,可引起大量呕血;侵入气管,可形成食管气管瘘;高度阻塞可致食物反流,引起进食时呛咳及肺部感染;持续胸痛或背痛为晚期症状,表示癌肿已侵犯食管外组织;最后出现恶病质。中医常见的临床分型包括以下几种。

1.痰气交阻型 症状表现为吞咽时有梗塞感,胸脘痞满,情绪不舒时可加重,泛吐痰涎,口干咽燥,嗳气呃逆。苔薄腻,舌质偏红,脉弦细而滑。

2.热结阴亏型 症状表现为吞咽梗涩,胸膈灼痛,固体食物难咽,但汤水可下,形体渐渐消瘦,口渴喜饮,大便干结,五心烦热,潮热盗汗。舌红少苔,或带裂纹,脉弦细数。

3.痰瘀互结型 症状表现为胸骨后刺痛,痛有定处,咽食梗阻不畅,或食后即吐,或呕吐痰涎,或呕出物如赤豆汁,大便干结,坚如羊屎,形体更为消瘦,肌肤枯燥,面色晦滞。舌有紫斑,苔腻,脉细涩。

4.气虚阳微型 症状表现为长期饮食不下,汤水难进,精神疲惫,形寒气短,泛吐清涎,面浮肢肿,脘腹胀大,面色灰白。舌淡苔白,脉细弱或沉细。

【醋疗方】

大蒜杏仁糖醋方

[组　　成] 紫皮大蒜头250克,甜杏仁50克,白糖100克,

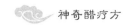

米醋 1 碗,精盐 1 匙。

〔制法用法〕 将大蒜头去衣,用精盐腌 1 天;甜杏仁去衣,打碎成泥状。将盐腌过的大蒜头滤盐水,与甜杏仁一起浸入糖醋汁中。浸泡半个月后,即可食用。每次 3～5 瓣,持续食之。

〔功　　效〕 化痰湿,开胃健脾,温肺顺气,解毒抗癌。适用于痰湿型食管癌。

疗癌醋蒜方

〔组　　成〕 大蒜头 100 克,食醋 200 毫升。

〔制法用法〕 大蒜放入醋中煮熟,食蒜饮醋,每日 1 次。

〔功　　效〕 散瘀解毒,防癌抗癌。适用于食管癌。

桑根白皮醋方

〔组　　成〕 鲜桑根白皮(不去粗皮)50 克,米醋 150 毫升。

〔制法用法〕 鲜桑根白皮浸 1 小时后滤汁。1 次服下或分数次服完。若觉味酸,可加入适量葡萄糖以矫味。

〔功　　效〕 化痰祛湿,泻肺平喘,利水消肿,止痛抗癌。适用于痰湿型食管癌、肺癌等癌症,亦可用于癌症伴有胸腹水。

威灵仙蜜醋方

〔组　　成〕 威灵仙 100 克,蜂蜜 30 毫升,食醋 30 毫升。

〔制法用法〕 将 3 味共煎 5 分钟,去渣取汁。顿服,若吐出宿痰效佳。

〔功　　效〕 抗癌。适用于食管癌。

紫硇砂醋散方

〔组　　成〕 紫硇砂 30 克,食醋适量。

〔制法用法〕 将紫硇砂研细末,加水 1500 毫升,煎煮过滤取汁,加入等量的食醋,再煮至干,成灰黄色结晶粉末,备用。每次服 1.5 克,每日 3 次。

　　[功　　效] 利咽宽中,化癌。适用于食管癌吞咽困难。

【注意事项】

　　1.减少食道管的损伤,不要吃过烫的食物,喝极烫的饮料,不要进食过快。

　　2.保持营养均衡,避免某类维生素或微量元素的缺乏。

　　3.改善用水条件,减少饮用水的硝酸盐和亚硝酸盐的含量,常服用维生素 C,可以减少胃内亚硝胺的形成。

十、白 血 病

　　　　白血病,又称血癌,是以发热、出血、贫血及肝、脾、淋巴结肿大等为主要临床表现的一种造血系统的恶性肿瘤。其特征为造血系统白细胞系列在质和量方面有异常增生。根据白血病细胞不成熟程度和白血病的自然病程,主要分为急性白血病和慢性白血病两大类,前者主要为急性淋巴细胞白血病(急淋)和急性非淋巴细胞白血病(急非淋)两类。急性白血病多发生于儿童及青年,慢性白血病以成年人及老年人多见。

【临床表现】

　　1.西医临床分型

　　(1)急性白血病:大多起病急骤。部分起病缓慢者,先有数月的乏力、贫血等前驱症状,然后转入急性症状。主要临床表现有发热、全身各部位出血、进行性贫血、骨关节疼痛及胸骨压痛、肝脾肿大等。并伴有其他临床表现,如消化道症状有食欲不振、腹胀、腹泻、恶心呕吐等;呼吸道症状有咳嗽咯血、呼吸困难、胸痛、胸腔积液等。

（2）慢性白血病：发病隐匿，早期无症状，或有轻度贫血。常因其他原因检查血象或出现肝脾大、出血等而始被发现。出现症状则大多已属中晚期。其主要临床表现有乏力、消瘦、低热、盗汗等代谢亢进征象，脾大，左上腹剧烈疼痛，上消化道出血，慢性粒细胞白血病可见淋巴结肿大，胸骨压痛等，慢性白血病急变时，可出现类似急性白血病的症状。

2.中医临床分型

（1）急性白血病：①气阴两虚型：表现为神疲乏力，低热，五心烦热，自汗盗汗，衄血或紫斑，时隐时现，面色不华。舌嫩红，苔薄白，脉细数无力。多见于贫血为主的急性白血病。②热毒炽盛型：表现为起病急，壮热口渴，骨节疼痛，肌肤灼热，周身出现瘀点，时有肌衄、鼻衄、齿衄，小便黄赤，大便秘结。舌苔垢腻，脉滑数。多见于以发热为主的白血病。③痰瘀阻结型：表现为身微热，面色不华，神疲乏力，颌下、颈部、腋窝痰核，不红不痛，或腹内癥积，骨节疼痛。舌淡紫，苔薄，脉弦滑或弦数。多见于急性淋巴细胞性白血病。

（2）慢性白血病：①气阴两虚型：表现为面色少华，倦怠乏力，眩晕心悸，五心烦热，胁下痞块疼痛，腰膝酸软，自汗盗汗，午后潮热，脉细数。苔薄白，舌嫩红体胖。多见于慢性白血病活动期有贫血表现者。②气滞血瘀型：表现为腹胀，胁下痞块明显，或肢体肿块作痛，胸胁胀痛，低热起伏，自汗盗汗，面色晦黯，纳减乏力。舌质淡紫，有瘀斑，脉弦。多见于慢性白血病活动期，复发期。③正虚瘀结型：表现为面色萎黄，乏力低热，自汗盗汗，骨痛身痛，左胁下痞块肿大坚硬（脾大），体表痰核日益增大，形体瘦削，纳减，或衄血。舌淡紫有瘀斑，或舌红光滑，脉细弱或弦细。多见于白血病终末期。

【醋疗方】

鳗鱼酒醋方

［组　　成］鳗鱼500克，黄酒500毫升，食醋、精盐各适

量。

　　[制法用法]　将鳗鱼剖腹去内脏,洗净置锅中,加入黄酒和醋,用文火炖至熟烂,加盐调味,每日食用。

　　[功　　效]　补虚损,活血止血。适用于白血病便血兼消瘦、低热等。

银花紫茄子醋方

　　[组　　成]　金银花30克,紫茄子2个,芝麻油、米醋各适量。

　　[制法用法]　将金银花放入锅中,加水适量煎煮沸后,取金银花与紫茄子一起同蒸熟,加入芝麻油、米醋拌匀食用。空腹顿食,每日2次,连用3～5天。

　　[功　　效]　清热解毒,凉血抗癌。适用于热毒炽盛型急性白血病。

　　【注意事项】

　　1.应当及早明确诊断,对症治疗,以免延误病情,危及生命。

　　2.精神疗法是本病的一个重要疗法,使患者克服悲观情绪,配合治疗。

　　3.注意休息,化疗期间应卧床。

　　4.注意口腔、皮肤、肛周及外阴卫生,预防感染。

　　5.饮食应富于营养,易于消化,多食蔬菜及富含维生素食物。

第十章　美容养生醋疗方

一、痤疮(粉刺)

　　痤疮俗称为青春痘,是一种毛囊、皮脂腺的慢性炎症,因皮脂腺管与毛孔的堵塞,引起皮脂外流不畅所致。本病以青壮年较为多见,好发于面部、上胸、肩胛间,初为毛囊性小丘疹,顶端有黑色栓塞物,故称黑头粉刺,用手挤压后可排出牙膏样乳酪物,严重者可有脓疱、结节、脓肿、瘢痕及色素沉着。

　　中医学认为,痤疮多因腠理不密,外邪侵袭,肺气不清,外受风热,膏粱厚味,胃热上蒸,脾湿化热,湿热夹痰,或因月经不调,瘀滞化热所致。

【临床表现】

　　痤疮初起多无自觉症状,有时微痒,重者疼痛,慢性病程,时轻时重,迁延日久。痤疮一病由于好发于青春期,故绝大部分患者在临床上表现以实热证居多,综合分析各地资料,可具体辨证分为以下三型。

1. **肺经热毒型** 颜面痤疮以鼻周多见,其疹焮热红痛,或中有脂栓,用手指挤压,有小米或米粒样的液体排出,甚者可见脓疮,伴颜面潮红,口干咽燥。舌质红,苔微黄,脉来浮数。

2. **肠胃湿热型** 表现为颜面丘疹色红,微肿,疼痛,皮损部以额部、口周为多,皮脂分泌较多,炎症严重时伴见脓疮。同时可见口苦口干,纳呆腹胀,小便溲赤,大便秘结。舌质红,苔黄厚腻,脉象濡数。

3. **血热瘀滞型** 表现为颜面皮疹呈黄豆或指头大小,色红或紫红,同时伴有囊肿、结节、瘢痕等不同程度的皮肤损害,瘙痒和疼痛交替出现,严重者呈橘皮脸。舌质暗红或边有瘀点,苔薄白,脉来细涩。

【醋疗方】

白芷芦荟醋方

〔组 成〕 白芷10克,芦荟10克,白凡士林100克,食醋10毫升。

〔制法用法〕 先将白芷水煎2次,浓缩取汁10毫升,加醋和白凡士林,再将芦荟研成细粉,加入拌匀即可。用时先用温水洗净患处,再涂药,一般1～2周即愈。

〔功 效〕 清热解毒,疏风散结。适用于消除粉刺。

火醋锭子

〔组 成〕 大黄、醋各适量。

〔制法用法〕 先将大黄用醋浸晒九次,和为锭,火酒磨涂。

〔功 效〕 清热泻火,散瘀解毒。适用于面上热疮,耳上热疖。

苦参首乌合剂方

〔组 成〕 苦参50克,生何首乌50克,当归50克,白芷

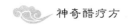

50 克,白醋 500 毫升。

　　［制法用法］　将上药与白醋同装入广口玻璃瓶中,将瓶盖封严,放入盛有适量冷水的锅内,加温蒸煮 1 小时后取出,次日将瓶盖打开,用棉球蘸药液涂擦患处,早晚各 1 次。20 天为 1 个疗程。

　　［功　　效］　泻火解毒,燥湿活血,养血润颜。适用于痤疮。

皂角刺醋方

　　［组　　成］　嫩皂角刺 30 克,米醋 100 毫升。

　　［制法用法］　先将嫩皂角刺与米醋同煎,去渣取浓汁,白天涂擦患部。

　　［功　　效］　清热解毒,祛风消肿。适用于消除脓疱型粉刺、疱疹。

治面疱方

　　［组　　成］　荠苨 60 克,桂心 60 克,醋浆适量。

　　［制法用法］　上 2 味,捣细罗为末,以醋浆服方寸匕(1 克左右),每日 1 次。

　　［功　　效］　清热散瘀,祛风消斑。适用于面疱,灭瘢去黑痣。

治面生疱疮方

　　［组　　成］　鸡子 1 枚,醋(三年苦酒)适量。

　　［制法用法］　鸡子,用醋(三年苦酒)浸三宿,待软,取白涂之。

　　［功　　效］　洇洇润肤,清热解毒。适用于面生疱疮。

　　【注意事项】

　　1.保持健康的心理状态,注意面部的清洁卫生,经常清除过多的油脂,保持皮脂腺的畅通。忌用手挤压痤疮,以防止感染。

　　2.饮食宜清淡,富于营养,多吃糙米、萝卜、白菜、豆制品等含大量维生素 A、C 的食物。忌食辛辣肥甘之品。

3. 女性有月经不调应先治疗。

4. 慎用化妆品,注意化学药品对皮肤的不良刺激。

二、皮肤黝黑、粗糙

随着年龄的增大,皮脂分泌功能减弱,很多人开始出现皮肤黝黑粗糙,色如尘垢为特征的皮肤病。本病多由饮食不节,劳倦过度,脾胃受损,则化源竭乏,肌肤失养;或房事过度,肾阴不足,虚火上扰;或命门火衰,肌肤不得温煦,皆能致病。本病多见于中年以上妇女,好发于面颈部,亦可累及四肢等处。病程较久,进展缓慢。严重影响美观。

西医学认为本病是一种光感性不明原因的皮炎,类似于"黑变病"。亦可能与化妆、缺乏维生素等有关。这种症状虽然不是严重的疾病,但显然会妨碍容貌的美丽。

【临床表现】

临床表现为皮肤黝黑粗糙、无光泽、无弹性。

【醋疗方】

冬瓜仁米醋方

[组　　成]　冬瓜仁 7000 克,米醋约 7000 毫升。

[制法用法]　取冬瓜仁 7000 克,以绢袋盛,投三沸汤中,须臾取曝干,如此三度,又与米醋渍之一宿,曝干为末,日服方寸匕(1 克左右)。

[功　　效]　补中益气,悦泽面容。若坚持服用,可令人肥

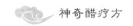

悦明目,延年不老。

蜂蜜醋方

[组　　成]　蜂蜜 20 毫升,食醋 20 毫升。

[制法用法]　将上 2 味加温开水冲服。每日 2～3 次,久服效佳。

[功　　效]　养颜嫩肤。适用于皮肤粗糙、黝黑。

黑米醋焖猪脚

[组　　成]　猪脚(选猪脚尖靠下的为佳)1 块,冰糖、生姜、盐各适量,大枣、枸杞子各少许。

[制法用法]　将猪脚尖洗净,加入适量冰糖、黑米醋、生姜、盐,少许大枣和枸杞子,放在砂锅里,再加水,先大火烧开,再用小火煲到猪脚变成软软糯糯的即可。

[功　　效]　益气补血,润肤泽面。适用于皮肤粗糙、黝黑。

令人面悦泽如桃花红光方

[组　　成]　辛夷 1.5 克,细辛 1.5 克,杜衡 1.5 克,川芎 1.5 克,白术 1.5 克,白芷 1.5 克,当归 1.5 克,木兰皮 1.5 克,瓜蒌 1.5 克,香附子 1.5 克,藁本 1.5 克,桃花 1.5 克,蜀水花 1.5 克,商陆 1.5 克,密陀僧 1.5 克,僵蚕 1.5 克,零陵香 1.5 克,鹰屎白 1.5 克,葳蕤 1.5 克,土瓜根 1.5 克,麝香 60 克,丁香 60 克,白附子 300 克,玉屑 300 克,鹅脂 300 克,羊髓 300 克,狍髓 300 克,狗髓 300 克,猪脂 300 克,醋 1000 毫升。

[制法用法]　上切细,醋渍,密封一宿,明旦以猪膏煎,三上三下,至白芷色黄为度,去滓,搅数万遍,令色白以敷面。

[功　　效]　祛风润燥,悦面泽肤。适用于皮肤粗糙、黝黑。

食醋甘油防皱方

[组 成] 食醋 10 毫升,甘油 2 毫升。

[制法用法] 将食醋与甘油按比例混合,调拌成混合剂,每晚睡前做过面部清洁工作后,把混合剂涂抹于脸部和颈部,可以睡眠过夜,也可在 30 分钟后以清水洗净再涂晚霜睡眠,每日 2～3 次,连续用 2～6 个月,能使容颜变得细嫩、光洁,皮肤皱纹减少。

[功 效] 散瘀除皱,养颜润肤。适用于皮肤粗糙、黝黑。

苹果醋面膜方

[组 成] 苹果醋、面膜。

[制法用法] 用上等苹果酿制的醋,掺在备用的面膜中,敷在脸上即可。

[功 效] 散瘀除垢,养颜嫩肤。适用于美白杀菌,淡化黑色素,迅速消除老化角质,日晒后的皮肤,皮肤粗糙,油性发黄,色素沉淀、老年斑、雀斑等症。

桃仁醋浸方

[组 成] 桃仁(去皮、尖)250 克,食醋 500 毫升。

[制法用法] 将桃仁浸在食醋中,密封保存在玻璃瓶内。浸泡 10 天后,即可每日饮 1 汤匙。可泽润皮肤,改善皮肤的微循环。

[功 效] 活血化瘀,嫩肤养颜。适用于颜面肌肤甲错、粗糙、晦暗。

涂面醋方

[组 成] 米醋适量。

[制法用法]　用棉球蘸醋涂抹面部皮肤,每日 2～3 次,可连用 2～6 个月。

[功　　效]　养颜除皱。适用于老年斑、面部皱纹、皮肤粗糙。

洗面醋方

[组　　成]　米醋适量。

[制法用法]　先用香皂洗脸,再用加醋的温水洗脸,然后用水洗干净。常洗有效。洗脸时要紧闭双眼,以免伤害眼睛。

[功　　效]　养颜嫩肤。适用于皮肤粗糙、黝黑。

悦泽面方

[组　　成]　雄黄 30 克,朱砂 30 克,僵蚕 30 克,珍珠 10 枚,醋适量。

[制法用法]　前 4 味研粉,以面脂和胡粉,纳药搅和。涂面作妆,晓以醋浆水洗面完结,乃涂之。

[功　　效]　祛风燥湿,增白悦颜。适用于皮肤粗糙、黝黑。

【注意事项】

1.晨起空腹饮一杯淡盐水或蜂蜜水,配合腹部按摩或转腰,让水在肠胃振动,加强通便作用。全天都应多饮凉开水以助润肠通便。

2.进行适当的体力活动,加强体育锻炼,比如仰卧屈腿、深蹲起立、骑自行车等都能加强腹部的运动,促进胃肠蠕动,有助于促进排便。

3.每晚睡前,按摩腹部,有助于定时排便习惯。

4.注意饮食结构。主食不要过于精细,多吃蔬菜、水果、谷物、植物籽、果仁等营养均衡的食物。饮食中必须有适量的纤维素。

三、黄褐斑（黧黑斑）

> 　　黄褐斑俗称肝斑，也称"蝶形色素沉着"，是一种以面生黑斑，形如蝴蝶为特征的皮肤病。本病多发于面部，以女性多见。皮肤呈黄褐色或淡黑色斑片，形状大小不一，色枯不泽，境界清楚，不高出皮肤。有的妇女在妊娠3～4个月后出现此斑，所以还称为"妊娠斑"。
> 　　中医学认为，本病是由肾亏火旺，血虚不荣，火燥结滞或肝郁气滞所致。

【临床表现】

皮损多对称分布在眼周、额部、颧部、颊部、鼻部及口周，为大小不等、形态不一的色素斑，其颜色多种多样，有的呈淡褐色，有的呈咖啡色，有的呈淡黑色，有的皮损还会相互融合成蝴蝶状，故又称"蝴蝶斑"。中医常见的临床分型包括以下几种。

1.肝气郁结型　症状表现为色斑分布范围广，但多在眼周、颧部、眉弓、面颊等处。斑色多为浅褐或深褐色，部分患者在月经来潮前色斑加重，经后色斑减轻。体征表现为情志不畅，烦躁易怒，情绪不稳，多疑善虑或精神抑郁；月经周期紊乱，颜色暗红，经量减少，伴有血块；气滞不通，胸闷腹胀，有时头痛或小腹痛；口苦咽干，不思饮食，嗳气吞酸等。

2.脾虚型　症状表现为色斑分布在口周、面颊、鼻翼周围等处。斑色多为黄褐，大部分患者肤色偏黄，或颜面虚浮。体征表现为消化功能减退，食欲缺乏，食后腹胀，便溏腹泻；舌色淡白，舌体胖大、边有齿痕，脉弱或缓；月经量或多或少，经期延长，甚至崩漏，血色淡红，血瘀严重则血色暗兼有血块；健忘嗜睡，神疲身重，气短懒言，四肢乏力、怕冷畏寒等。

3. **肾阴虚型** 症状表现为色斑分布在耳前、两颊、额部等处。斑色多为黑褐,部分患者肤色偏暗发枯或萎黄不泽,或有黑眼圈;皮肤多干燥,午后颧红。体征表现为两侧腰痛,尤以经期时明显,常伴有月经不调;失眠多梦,并伴有头晕耳鸣;口干嗜饮,尿少色黄,便干便秘,喜冷怕热,头发枯黄、脱发或断发;舌体瘦小,舌红苔少或无苔;脉细数。

4. **肾阳虚型** 症状表现为色斑分布在耳前、额部、面颊外侧等处,斑色多为黑褐;部分患者肤色晦暗无光,或有黑眼圈,重者晨起颜面浮肿或眼睑水肿。体征表现为腰酸腿软,常伴有月经不调;睡眠易惊醒,多梦;喜热怕冷,四肢冰凉;舌体胖大,边有齿痕,舌淡苔白,脉沉;常流清涕,神疲乏力,动则气喘,大便溏薄,小便清长。

【醋疗方】

白 玉 膏

[组　　成] 香白芷9克,玉竹6克,防风3克,当归3克,川芎3克,密陀僧3克,维尔康0.3克,食醋适量。

[制法用法] 将上药共研细末,加食醋调成稀糊状,睡前用温水洗净面后,将此膏涂患处,晨起洗去,15天为1个疗程。

[功　　效] 祛风疏表,调气活血,化斑悦色。适用于黄褐斑。

半夏米醋方

[组　　成] 半夏、米醋各适量。

[制法用法] 半夏焙干,研为细末,米醋调敷,不可见风,不计次数,从早至晚,皂角汤洗下,如此3天,面莹如玉也。

[功　　效] 化瘀散结,润肤增白。适用于面上黑气。

化瘀消斑散方

〔组　　成〕　柴胡、香附、白芍、白芷、栀子各等分,冰片少许,食醋适量。

〔制法用法〕　将上药研为细末,每取药末 10 克以食醋调成糊,敷于脐中,纱布覆盖,胶布固定。每 2～3 日换药 1 次。

〔功　　效〕　疏肝理气,散瘀。适用于面部色斑。

海螵蛸菖蒲醋方

〔组　　成〕　海螵蛸 26 克,菖蒲 26 克,硫黄 26 克,醋适量。

〔制法用法〕　将以上前 3 味共研粗末,再与醋调匀,涂于患处,3～5 次即愈。

〔功　　效〕　辟秽杀虫。适用于黄褐斑。

海螵蛸硫黄醋方

〔组　　成〕　海螵蛸 3 个,硫黄 30 克,生姜 1 块,醋适量。

〔制法用法〕　将硫黄用醋煮 1 天,再与海螵蛸共研为细末,溶后以生姜蘸药醋,搽患处,数次可愈。

〔功　　效〕　解毒杀虫。适用于黄褐斑。

黄褐斑散

〔组　　成〕　红花、柴胡、生地黄、赤芍、补骨脂、杏仁各等分,30％食醋适量。

〔制法用法〕　上药共研为细末,用食醋调和,用胶布密封贴脐治疗(对胶布过敏者可用肤疾宁贴敷),每隔 4 日换药 1 次,5 次为 1 个疗程。

〔功　　效〕　活血化瘀,凉血清热,滋阴补肾,疏肝解郁,润肺养肤,软化血管。适用于黄褐斑。

红花鸡血藤散方

［组　　成］　红花、鸡血藤、生乳香、穿山甲、土鳖虫、桂枝各等分,麝香少许,食醋适量。

［制法用法］　将上药研为细末,每取 10 克,醋调敷脐,外用胶布固定。每 3～5 日换药 1 次。

［功　　效］　活血祛瘀,退斑。适用于黄褐斑。

韭茄醋方

［组　　成］　韭菜 25 克,茄子 25 克,硼砂 25 克,硼酸 25 克,醋 200 毫升。

［制法用法］　将以上前 4 味混合捣烂,加醋,密封 24 小时,敷于患处。

［功　　效］　杀虫解毒。适用于黄褐斑。

硫黄雄黄醋方

［组　　成］　硫黄 30 克,雄黄 30 克,密陀僧 30 克,硼砂 10 克,轻粉 5 克,米醋 200 毫升。

［制法用法］　将以上前 5 味研成细末,置米醋中浸泡 7 天后,用生姜切片蘸药醋液搽患处。每日 3～4 次,连用 7 天为 1 个疗程。

［功　　效］　祛风散湿,解毒杀虫。适用于黄褐斑。

密陀僧醋方

［组　　成］　密陀僧 60 克,醋适量。

［制法用法］　将密陀僧研为细末,再与醋调成糊状备用。洗净患部皮肤,用药糊擦之,每日 1～2 次。

［功　　效］　解毒,除湿,止痒。适用于黄褐斑等。

硼砂白醋方

〔组　　成〕　硼砂 50 克,白醋 100 毫升。

〔制法用法〕　将硼砂研成细粉,再与白醋混匀,涂敷患处,每日 2～3 次。

〔功　　效〕　清热,消痰,解毒防腐。适用于黄褐斑。

蛇床子硫黄醋方

〔组　　成〕　蛇床子 6 克,硫黄 6 克,雄黄 6 克,密陀僧 3 克,石黄 3 克,轻粉 1.5 克,米醋适量。

〔制法用法〕　将以上前 6 味共研成细末,搅匀,再用米醋适量调匀成糊状,敷于患处。

〔功　　效〕　祛风散湿,解毒杀虫。适用于黄褐斑。

桃仁澡豆方

〔组　　成〕　桃仁 2000 克,蔓菁子 2000 克,白术 180 克,土瓜根 210 克,豌豆 4000 克,醋浆水适量。

〔制法用法〕　上 5 味,合和,捣筛(为细末),以醋浆水和洗手面。

〔功　　效〕　散瘀解毒,润肤除垢。适用于黑斑。

消斑醋蛋液

〔组　　成〕　鸡蛋 1 个,山西老陈醋 500 毫升。

〔制法用法〕　先将鸡蛋洗净,浸入醋中,24 小时后,硬壳开始溶解在醋液中,经过 3～5 天后蛋壳全部消失,只剩下薄皮浮在溶液中。每日取醋蛋液 10 毫升,加凉开水 1 杯,混匀服用。

〔功　　效〕　滋阴润燥,散瘀除斑。适用于面部黑褐斑。

薏苡仁浸醋方

〔组　　成〕　薏苡仁 300 克,食醋 500 毫升。

［制法用法］ 先将薏苡仁浸于米醋中，密封 10 天后即成。每日服醋液 15 毫升。

［功　　效］ 祛斑增白。适用于面部皮肤色素沉着。

五菜醋方

［组　　成］ 胡萝卜、白菜、卷心菜、南瓜、黄瓜各等量，精盐、食醋各适量。

［制法用法］ 先将以上 5 种新鲜蔬菜洗净，放在盆内加精盐后压实，6 小时后加醋凉拌。经常食用。

［功　　效］ 祛斑增白。适用于面部皮肤色素沉着。

知母醋方

［组　　成］ 知母、醋各适量。

［制法用法］ 知母用好醋磨取浓汁，搽患处。

［功　　效］ 滋阴降火，散瘀解毒。适用于黄褐斑。

治面黔

［组　　成］ 白羊乳 2 升，羊胰（水浸去汁，细擘）2 具，甘草（末）100 克，醋浆若干。

［制法用法］ 上 3 味，相和一宿。先以醋浆洗面，生布拭之，夜敷药两遍，明旦以猪蹄汤洗却，每夜敷之。

［功　　效］ 祛风洁面，祛斑增白。适用于面部黑斑。

治面黔赠方(1)

［组　　成］ 白矾 7.8 克，石硫黄 7.8 克，白附子 7.8 克。

［制法用法］ 上 3 味，为末，以醋一盏，渍之 3 日，夜净洗面，敷之。莫见风日 21 日，白如雪。

［功　　效］ 祛风洁面，祛斑增白。适用于黧黑斑。

治面䵟𪒠方(2)

〔组　　成〕　鸡子3枚,丁香一两,胡粉(细研)一两,醋1升。

〔制法用法〕　上3味,先以醋渍7天后,取鸡子白调香粉,令匀。以浆水洗面,敷之。

〔功　　效〕　润肤洁面,祛斑增白。适用于面部皮肤色素沉着。

治面上紫块方

〔组　　成〕　野大黄(羊蹄草根,取汁)120克,穿山甲(代烧存性)10片,川椒15克,生姜12克,醋适量。

〔制法用法〕　前4味,野大黄、生姜取汁,和研,生绢包擦。如干,入醋润湿。可反复进行数次。

〔功　　效〕　清热解毒,散瘀除斑。适用于面上紫斑。

【注意事项】

1.注意防晒,防止各种电离辐射。

2.积极治疗原发病。面部发生各种皮炎应及时治疗,防止炎症性色素沉着发生。

3.不滥用化妆品,尤其不用劣质化妆品。

4.注意劳逸结合,保证充足的睡眠,注意调节情志,避免过度的精神紧张。

5.多喝水,多吃蔬菜和水果,如西红柿、黄瓜、草莓、桃等,避免刺激性食物,少食油腻、辛辣的食品,戒掉不良习惯,如抽烟、喝酒、熬夜等。

四、雀　斑

雀斑,俗称雀子斑,因其状如雀卵上之斑点而定名。本病是一种以鼻面部发生褐色斑点为特征的皮肤病,其与遗传或日光照射有关,即在遗传因素的基础上,复受日光照射而发病。男女均可发生,多发于青春期后的少女,但以皮肤白皙的女性较为多见。

中医学认为,本病由火郁孙络血分,复感风邪凝滞;或肺经风热而致。

【临床表现】

雀斑的色素斑呈点状或圆形、卵圆形,或呈各种不规则的形态。分布在颜面部,尤其是鼻与两颊周围为常见,大小如同针尖至米粒大,直径一般在 2 毫米以下,呈淡褐色至深褐色不等。分布数量少者几十个,多者成百,多数呈密集分布,但互不融合,孤立的布散在面部周围,严重者也可见于手背、颈、耳前后、耳腔、肩臂等躯体暴露的部位。多数呈对称性。夏季经日晒后皮疹颜色加深、数目增多,冬季则减轻或消失。常有家族史。中医常见的临床分型包括以下几种。

1. 风火外袭型 本型皮损呈针尖至粟米大小黄褐色斑点,以颜面、前臂、手背暴露部位多见,在被日晒后色素加重,舌脉如常。

2. 肾阴不足型 本型从小发病,有家族史,皮疹色淡褐色,以鼻为中心,对称性散在分布,夏季加重增多,舌质淡,苔少,脉细数。

3. 阴虚火旺型 本型除脸部雀斑外,还可见头晕腰酸、耳鸣潮热、五心烦躁、梦遗失精、失眠多梦,舌红无苔或少苔,脉细数。

4. 血虚生风型 本型除脸部雀斑外,还可见患处瘙痒、头晕乏力等症,舌淡白,苔薄白,脉细无力。

5. 气虚血瘀型 本型除脸部雀斑外,还可见神倦乏力、脘闷纳呆、头晕、口唇淡白,舌淡红有瘀点,苔薄白,脉细涩。

6. 血热妄行生风型 本型除脸部雀斑外,还可见皮肤下有出血点,口干口苦(半夜更甚),小便黄,大便结,舌鲜红或绛红,苔薄黄,脉数有力。

【醋疗方】

白芷白醋方

[组　　成]　白芷 90 克,白醋 500 毫升。

[制法用法]　将白芷泡入白醋中,浸泡半个月后去渣取汁,外搽患处,每日 3 次,每次 5 分钟。

[功　　效]　清热祛湿,消除斑块。适用于雀斑。

白术浸醋方

[组　　成]　白术、米醋各适量。

[制法用法]　用米醋(白醋)浸白术 7 天,滤取药醋汁,收贮备用。在每天洗脸后,用白术浸泡过的醋液擦拭有雀斑的面部,坚持天天擦拭,日久可退雀斑。

[功　　效]　健脾燥湿,散瘀除斑。适用于面部雀斑、黑斑。

鲜鸡蛋陈醋方

[组　　成]　鲜鸡蛋 1 只,山西老陈醋 180 毫升。

[制法用法]　用陈醋浸泡生鸡蛋 3～5 天,取出后用蛋白擦面部,每日数次。

[功　　效]　养血润燥,散瘀除斑。适用于雀斑。

治雀卵面疱方

[组　　成]　鸡卵、醋各适量。

[制法用法]　鸡卵醋浸令坏,取出敷之,后以浆水洗之。

[功　　效]　养血润燥,散瘀除斑。适用于雀卵面疱。

【注意事项】

1.尽量避免长时间日晒,尤其在夏季。防止各种电离辐射。

慎用各种有创伤性治疗。

2.每天要保证充足的睡眠,不要过于劳累。戒掉不良习惯,如抽烟、喝酒、熬夜等。

3.多喝水,多吃蔬菜和水果,如西红柿、黄瓜、草莓、桃等。

4.注意饮食的搭配,含高感光物质的蔬菜,如芹菜、胡萝卜、香菜等,在晚餐食用,食用后不宜在强光下活动,以避免黑色素的沉着。

5.面部斑点多的女性疼痛,特别要注意经期中的保养。在这段时期多吃些有助于排出子宫内瘀血的食物,帮助子宫的功能运转正常,而且能增加血液,不会给肝脏增加负担、皮肤也不会出现斑点。

6.选择适合的护肤品,不使用劣质化妆品。

五、酒渣鼻

酒渣鼻也称酒糟鼻。由脾胃湿热上熏于肺所致。症见鼻准发红,久则紫黑色,甚者可延及鼻翼,鼻部油腻,疹起如黍,色赤肿痛,破后出粉白汁,日久皆成白屑;重则皮肤变厚,鼻头增大,表面隆起,高低不平,状如赘疣。多见于中年以后的男女或嗜酒之人,西医学认为多数是由毛囊虫寄生所引起。

【临床表现】

1.肺胃积热型(红斑期)　表现为鼻及颜面部潮红,表面光亮,重者红斑显著,瘙痒,受热后更红,大便干,口渴。舌边红,苔薄白或黄燥,脉滑微数。

2.热毒炽盛型(丘疹期)　表现为鼻及颜面除有红斑外,常有散在炎症小丘及脓疱,患处灼热疼痛,大便干结,小便黄。舌质红,苔黄燥,脉滑数或弦数。

3.血瘀凝结型(鼻赘期) 表现为鼻部暗红或紫红,逐渐肥厚变大,形成鼻赘,舌质暗红或有紫斑,脉弦涩。

【醋疗方】

醋熘茭白

[组　　成] 茭白 500 克,植物油 50 毫升,白糖适量,酱油适量,花椒适量,香油适量,淀粉适量,米醋适量。

[制法用法] 将茭白洗净切成旋刀块,起油锅投入花椒炸香后捞出,投入茭白块略炒,放入糖、醋、酱油,煮沸,用水淀粉勾芡,淋上香油即成。佐餐食用。

[功　　效] 清热除烦,除酒渣鼻,明目。适用于酒渣鼻等。

山硫黄醋敷方

[组　　成] 山硫黄、乳香、轻粉、乌头尖各等分,醋适量。

[制法用法] 将前 4 味药共研细末,用醋调成糊状,涂敷患处。

[功　　效] 活血化瘀,杀虫解毒。适用于酒渣鼻。

治面上䵟疱方

[组　　成] 木兰皮 500 克,醋(三年酢浆)500 毫升。

[制法用法] 将药细切,以醋(三年酢浆)渍之百日,晒干捣末,每浆水服方寸匕(约 2.74 毫升),每日 3 服。

[功　　效] 健脾清热,散瘀祛斑。适用于面上䵟疱黣黯。

治薄鼻疱方

[组　　成] 蒺藜 1 升,栀子仁 1 升,香豉 1 升,木兰皮 250 克。

[制法用法] 上 4 味,研为末,以醋浆水和之如泥。每日夜

间睡前涂上,第二天晨起用暖水洗干净。

[功　　效]　清热燥湿,散瘀解毒。适用于薄鼻疱,亦灭瘢痕。

治鼻面酒皶疮及恶疮方

[组　　成]　附子(生、去皮、脐)60克,川椒(去目)120克,野葛15克,猪胰250克,醋适量。

[制法用法]　上药,细剉,用醋浸一宿,滤出,再以猪胰同煎,以附子黄为度,去滓时时涂之。

[功　　效]　散寒除湿,润肤解毒。适用于鼻面酒皶疮及恶疮。

【注意事项】

1. 多吃新鲜水果和蔬菜,保持大便通畅。

2. 禁止在鼻病变区抓、搔、剥及挤压。

3. 注意日常饮食,忌食辛辣、酒类等刺激性食物。

4. 注意防晒,避免在高温、湿热的环境中长期生活或工作。

5. 患者最好不化妆,实在需要化妆时,避免用刺激性的化妆品。

6. 避免使用刺激性清洁用品,平时用温水肥皂清洁面部。

六、瘢痕疙瘩(肉龟疮)

瘢痕疙瘩为皮肤损伤后结缔组织过度增生所引起的良性皮肤肿瘤。患者往往具有瘢痕体质,有色人种较易发病。有时有家族史,呈常染色体隐性或显性遗传。伤口张力大、烧伤、异物和某些炎症性皮肤病如痤疮、穿掘性毛囊炎等均易促发本病。

中医学称之为"肉龟疮",是皮肤结缔组织对创伤的反应超过正常范围的表现。病因尚未明了,有瘢痕体质的人可因外伤、预防接种和手术后发生,有时与皮肤张力、免疫、遗传有关。

【临床表现】

瘢痕疙瘩好发于胸骨区,亦常见于肩部、面部、颈部、耳部等处。皮损初起为小而坚实的红色丘疹,缓慢增大,呈圆形、椭圆形或不规则形,隆起于皮面,往往超过原损伤部位,呈蟹足状向外伸展,表面光滑发亮。早期进行性皮损潮红而有触痛,呈橡皮样硬度,表面可有毛细血管扩张;静止期皮损颜色变淡,质地坚硬,多无自觉症状。本病一般无自觉症状,但也可有刺痛感,可能是纤维组织压迫神经末梢的缘故。中医常见的临床分型包括以下几种。

1. 瘀毒聚结证　临床表现为瘢痕块初起或时间不长,颜色较鲜红或紫红,质地坚硬,时有痒痛不适,口干大便干结,小便短赤,舌红有瘀斑点,苔薄黄,脉弦。

2. 气虚血瘀证　临床表现为瘢痕日久不消退,颜色淡红或暗红,质地韧实,如橡胶样,无痒痛,体弱肢乏,声低懒言,面色无华,舌质淡,苔薄白,脉细涩。

【醋疗方】

醋调三七末

［组　　成］　三七末、食醋各适量。

［制法用法］　上 2 味,调成膏状,外敷患处。

［功　　效］　散瘀除坚,润肤化斑。适用于瘢痕疙瘩。

黑布药膏

［组　　成］　五倍子粉 860 克,金头蜈蚣 10 条,蜂蜜 180 克,梅花冰片 3 克,老黑醋 2500 毫升。

［制法用法］　将黑醋盛砂锅内,火上熬开 30 分钟,加入蜂蜜再熬至沸腾状,用铁筛将五倍子粉慢慢撒入,边撒边按同一方向搅拌。撒完后,即改用文火熬成膏状离火;再兑入蜈蚣粉和梅花冰片粉,搅匀即成。做成的黑布药膏,质量要求光亮,黑润,贮存在瓷罐或玻璃瓶中备用(切勿用金属器皿中储存)。外涂此药时

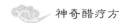
需 2～3 毫米厚(不要用金属器械涂药),用黑布或厚布盖上,换药前清洁皮肤,每 2～3 日换药 1 次。

〔功　　效〕　破瘀软坚,敛疮解毒。适用于瘢痕疙瘩,以及疖、痈、毛囊炎初期,乳头状皮炎(肉包)。

蒺藜山栀醋和方

〔组　　成〕　蒺藜 90 克,山栀子 90 克,醋适量。

〔制法用法〕　前 2 味,共研为末,醋和,夜涂旦洗(夜涂脸上,清晨洗去)。

〔功　　效〕　清热燥湿,散瘀解毒。适用于面上瘢痕。

【注意事项】

1.属于瘢痕体质者,应尽量保护皮肤,避免外伤或感染。

2.平时不要吃柑橘、南瓜、海鲜类的食物,避免刺激到瘢痕肌肤的神经末梢,使痛痒更加严重。

3.如发生瘢痕后,尽量不要搔抓、摩擦或挤压,不要轻易手术治疗。

4.如要进行手术治疗,手术后可配合局部注射皮质激素或放射疗法。

七、甲癣(灰指甲)

甲癣,俗称"灰指甲",是指皮癣菌侵犯甲板或甲下所引起的疾病。甲真菌病是由皮癣菌、酵母菌及非皮癣菌等真菌引起的甲感染。多由手足癣日久蔓延,以致血不荣爪而成。初起甲旁发痒,日久指(趾)甲高低不平,逐渐增厚,或甲缘蛀空而残缺不全,指(趾)甲变形,失去光泽而呈灰白色,一般无自觉症状,但指(趾)甲过厚者可有疼痛感觉。

【临床表现】

1. 西医临床分型

(1)甲下型甲癣:常从甲板两侧或末端开始,多先有轻度甲沟炎,后来逐渐变成慢性或渐趋消退。甲沟炎可引起甲面有凹点或沟纹,持续不变或渐累及甲根。一旦甲板被感染,即可形成裂纹、变脆或增厚,呈棕色或黑色。本型常见。因甲下角蛋白及碎屑沉积,致甲变松及甲浑浊肥厚。

(2)真菌性白甲(浅表性白色甲癣):为甲板表面一个或多个小的浑浊区,外形不规则,可逐渐波及全甲板,致甲面变软、下陷。无任何症状,无甲沟炎,常于甲床皱襞皮肤处见有脱屑。

(3)白色念珠菌引起的甲癣:多见于家庭主妇、炊事员及经常接触水的人。多合并甲沟炎,起于两侧甲皱襞,可有皮肤红肿、积脓、压痛。附近的甲变为暗色,高起,并与其下的甲床分离,其后整个甲板波及。

2. 中医常见的临床分型

(1)湿热蕴结型:症见指甲远端或两侧有黄白斑点,渐扩展至全甲及甲下,甲板增厚,变脆,凹凸不平,色泽不良,或甲板变薄、翘起,其下蛀空,或甲板色红,甲沟红肿,或有脓包瘙痒刺痛,舌红,苔薄腻,脉滑数。

(2)血燥生风型:症见甲板色泽不荣,增厚或翘起,或蛀蚀呈蜂窝状,舌淡,苔少,脉细。

【醋疗方】

白芷醋浸方

〔组　　成〕　白芷 90 克,食醋 500 毫升。

〔制法用法〕　将上药同煎取浓汁,将灰指(趾)甲放在白芷醋汁中,浸泡 30 分钟,每日早晚各 1 次,连用 10 日。

〔功　　效〕　解毒杀菌。适用于灰指(趾)甲。

白醋浸泡方

[组　　成]　白醋适量。

[制法用法]　用热水将灰指(趾)甲泡软,削薄,以不出血为度,再将灰指(趾)甲浸入白醋中,浸泡 30 分钟,每日 1 次。

[功　　效]　解毒杀菌。适用于灰指(趾)甲。

苦参花椒陈醋方

[组　　成]　苦参 50 克,花椒 30 克,陈醋 500 毫升。

[制法用法]　先将陈醋煮至 200 毫升,再将苦参、花椒用水冲洗干净后,放入浓缩醋中,浸泡 1 周即可使用。用时先将灰指甲用热水泡软,再用刀片刮削,以不出血、无疼痛感为度,然后用消毒棉球蘸药液浸润病甲 5~10 分钟,每晚睡前搽药 1 次。

[功　　效]　清热燥湿,杀虫解毒。适用于灰指(趾)甲。

米醋浸泡方

[组　　成]　米醋适量。

[制法用法]　用塑料袋盛醋,将灰指(趾)甲浸泡在醋中过夜,每日 1 次,连用数日可愈。

[功　　效]　散瘀化结,杀虫解毒。适用于灰指(趾)甲、脚气、手足癣、湿疹。

灰指甲套药方

[组　　成]　毛姜、黄柏、土茯苓、明矾、米醋各适量。

[制法用法]　上药研为细末,用米醋浸渍。治疗时剪除患指指甲部分,用棉球浸药放置甲床上,按患指大小剪下医用乳胶手套套住患指。每 2 日换药 1 次。共用 4~7 天,即可杀灭真菌,然后让其自然痊愈。

[功　　效]　杀虫止痒,燥湿解毒。适用于灰指甲。

蒜 醋 方

〔组　　成〕　大蒜瓣 10 个,食醋 100 毫升。

〔制法用法〕　将大蒜捣烂,放在醋中加盖浸泡 2 小时,将患指(趾)插入醋蒜液中,每次泡 10 分钟左右,每日泡 3～5 次(醋液用后盖好,放在阴凉处,以备下次再用)。

〔功　　效〕　解毒杀菌。适用于甲癣、手足癣。

四效浸液方

〔组　　成〕　鸦胆子(打碎)20 克,生百部 30 克,白酒 250 毫升,食醋 250 毫升。

〔制法用法〕　将上药、白酒、食醋共放入大口瓶内,密封,浸泡 10 日后备用。治疗时将患指插入瓶中浸泡,每次浸泡 30～60 分钟,每日浸泡 2～3 次。

〔功　　效〕　清热燥湿,杀虫解毒。适用于灰指甲、鹅掌风。

烟丝醋浸方

〔组　　成〕　香烟 2 支,食醋 60 毫升。

〔制法用法〕　将香烟撕破取出烟丝,放入醋中,浸泡 2 天。用时将指(趾)插入醋液中浸泡,每次 10 分钟,每日泡 2 次。

〔功　　效〕　杀菌解毒。适用于灰指(趾)甲。

【注意事项】

1.养成良好的卫生习惯,平时勤洗脚、勤换袜,鞋袜经常暴晒,保持干燥。不互借共用生活日用品,如鞋袜、拖鞋,脚盆、擦脚巾等不要与他人合用。

2.增强机体抵抗致病真菌的能力,如加强体育锻炼,注重营养。

3.感染灰指甲的患者应及早积极认真治疗,避免病情发展及传染他人。

4.手足多汗的人,可适当用些抑制局部排汗的治疗方法,夏季是灰指甲多发期,尤其要注意。

5.搞好环境卫生,避免住房拥挤、潮湿,注意室内通风换气,被褥常晒,床单、衬衣裤常洗。家庭中灰指甲患者的日用品,应定期用沸水消毒,不能烫洗的物品用日光暴晒2～3小时消毒。

八、斑秃(油风)

斑秃,又名圆秃,俗称"鬼剃头",为一种以头部突然发生局限性斑状秃发为特征的常见皮肤病证。本病起病突然,毛发干燥,成片脱落,皮肤光红,自觉痒如虫行或不痒。严重时可形成全秃,或伴有其他部位的毛脱落。可能与自身免疫、遗传等因素有关,而精神因素则是诱发及促使加重的原因。本病依据中医学临床主证,多归属"油风"范畴。

中医学认为,本病由血虚生风,风盛血燥,发失濡养所致。

【临床表现】

斑秃可发生于任何年龄,但以青壮年多见。皮损表现为圆形或卵圆形非瘢痕性脱发,在斑秃边缘常见"感叹号"样毛发。头发全部或几乎全部脱落,称为全秃。全身所有的毛发(包括体毛)都脱落,称为普脱。还可见匍行性脱发。病区皮肤除无毛发外,不存在其他异常。有时可出现甲异常,最常见的是甲凹陷,还有脆甲、甲剥离、反甲等。还可并发眼白内障、Down综合征、甲状腺病和白癜风等。中医常见的临床分型包括以下几种。

1.肝肾阴亏型　患者多为40岁以上,头发焦黄或花白,发病时头发成片脱落,严重时可全部脱落,同时伴头晕耳鸣,五心潮热,失眠多梦,腰膝酸软,盗汗遗泄,妇女白带增多。舌红少苔,脉细数。

2.气血不足型 多发生在大病、久病或产后。脱发范围往往由小而大,呈进行性加重,在脱发区尚存残留参差不齐的头发,轻触亦易脱落,头皮松软光亮,兼见面色㿠白,神疲乏力,心悸气短,眩晕自汗,少气懒言等症。舌质淡,苔薄白,脉象细弱。

3.瘀阻发窍型 表现为头发骤然脱落,或呈半截面折断,常伴头痛、偏头痛或头皮刺痛等症,兼见胸闷胁痛,夜寐噩梦纷扰,或烦热难以入睡,妇女月经不调。舌质紫暗或有瘀斑,脉弦涩或细涩。

【醋疗方】

醋墨方

[组　　成] 食醋50毫升,墨1锭。

[制法用法] 用醋磨墨呈稀糊。取其搽患处,每日3次。

[功　　效] 散瘀活血,生发。适用于斑秃。

醋浸车前草炭方

[组　　成] 车前草50克,米醋适量。

[制法用法] 将车前草焙成炭,放入米醋中浸泡1周。用该药醋外涂患处,每日2～3次。

[功　　效] 散瘀生发。适用于斑秃。

毛姜醋方

[组　　成] 毛姜、食醋各适量。

[制法用法] 用毛姜蘸醋磨汁,频搽患处。

[功　　效] 杀虫止痒,生发。适用于斑秃。

食醋烟叶方

〔组　　成〕　烟叶 30 克,食醋 100 毫升。

〔制法用法〕　将烟叶浸入食醋中,1 周后使用,每日 3 次。

〔功　　效〕　散瘀消肿,解毒杀虫。适用于斑秃、脂溢性脱发。

生发水方

〔组　　成〕　生川乌 30 克,生天南星 30 克,白醋 250 毫升。

〔制法用法〕　将药捣碎放入白醋中浸泡 1 周即可使用,每日用药液搽患处 3～4 次。

〔功　　效〕　祛寒湿,散风邪,生毛发。适用于斑秃。

生发擦剂方

〔组　　成〕　补骨脂 10 克,土槿皮 10 克,毛姜 10 克,生大黄 10 克,川楝子 10 克,白鲜皮 6 克,百部 6 克,川花椒 6 克,老姜 6 克,紫荆皮 6 克,食醋 500 毫升。

〔制法用法〕　前 10 味药用食醋浸泡 1 周后,取浸出液外擦患处,每日 3 次。

〔功　　效〕　活血通络,杀虫止痒,生发。适用于斑秃。

【注意事项】

1. 平时应保持心情稳定开朗,克服易激动、急躁或忧郁等不良情绪。

2. 讲究头发卫生,洗头最好用中性肥皂,不要用力搔抓头皮。

3. 饮食宜清淡为主。宜选择补肾生发的食物及黑色食物。

4. 治疗中要有信心和耐心,积极配合医生,争取早日康复。

九、脂溢性脱发(发蛀脱发、蛀发癣)

西医学所称的"脂溢性脱发",是一种以头发稀疏脱落为特点的皮肤病。因其头皮瘙痒,头发脱落,如虫所蛀,故有"发蛀脱发""蛀发癣"等名。本病多见于男性青壮年,少数女性亦可罹患。脱发一般先从两侧额角开始,逐渐向头顶部发展,日久发落变稀疏,变细变软,严重者额顶部可全部脱光,直接影响健美与容貌。脂溢性脱发通常分为急性脂溢性脱发和慢性脂溢性脱发两类。

【临床表现】

1.西医临床表现

(1)急性脂溢性脱发:症状是头皮油质增多、痒,有头屑或丘疹,毛发在短时间内成撮脱落甚至全部脱光,头皮可有小丘疹,多发生在青春期,以男性较多见,治愈后易复发。

(2)慢性脂溢性脱发:症状是头皮油腻发亮,呈涂油状,有大量灰白色糠秕状头屑,头发干燥,缺乏光泽,瘙痒较重,男性头发从前额两侧及头顶部慢慢脱落,几年或十几年后形成秃顶,但不易形成全秃,本病多发于青壮年男女,以男性多见,而女性则是表现为头发稀少干枯,毛发也是慢慢的、散在的脱落,露出头皮,但很少有形成秃顶的可能。

2.中医临床表现 中医常见的临床分型包括以下几种。

(1)湿热内蕴型:以皮肤潮红、渗出较多、糜烂结痂、头发油亮为特点。

(2)血虚风燥型:以皮肤干燥、鳞屑较多、瘙痒明显、头发枯燥无光为特点。

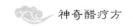

【醋疗方】

陈醋洗头方

［组　　成］　陈醋 200 毫升。

［制法用法］　陈醋加水 500 毫升,加热后洗头,每天早上 1 次,宜常洗。

［功　　效］　散瘀活血,生发。适用于头发脱落、头皮痒、头屑多。

华佗治头发脱落神方

［组　　成］　泽兰 60 克,石楠叶 60 克,乌啄 60 克,莽草 60 克,续断 60 克,皂荚 60 克,白术 60 克,辛夷仁 30 克,柏叶 25 克,猪脂 3 千克,醋 2 升。

［制法用法］　上 10 味用醋渍一宿,脂煎三上三下,膏成去滓,置铜锅中埋于土中 30 天,洗头后涂用。

［功　　效］　补肝益肾,益气活血。适用于头发脱落。

治秃顶方

［组　　成］　芜菁子、醋各适量。

［制法用法］　芜菁子研末,醋和敷之,每日 3 次。

［功　　效］　利湿解毒,散瘀生发。适用于秃顶。

治薄发不生方

［组　　成］　生铁 1 块,腊月猪脂、醋、米泔水(淘米水)各适量。

［制法用法］　先以醋、米泔水混匀清洗秃处,再以生布擦令火热,用猪脂并细研铁上生衣(铁锈),煮三沸,涂之,每日 3 遍。

［功　　效］　除皮脂,养发根。适用于脱发不生(脂溢性脱发)。

【注意事项】

1. 保持心情舒畅,精神愉悦,不要熬夜,生活有规律。

2.合理膳食,不要过多食用动物类食物,调整胃肠功能。多吃一点含有非常丰富的铁、钙和维生素 A 以及对头发有滋补作用的食物。

3.戒烟,吸烟会使头皮毛细管收缩,从而影响头发的发育生长。

4.节制饮酒,白酒,特别是烫热的白酒会使头皮产生热气和湿气,引起脱发。

5.控制洗头次数。一般 1 周 2 次即可。洗发的同时需边搓边按摩,既能保持头皮清洁,又能使头皮活血,这也是脱发的预防方法。

6.洗发时,应选用对头皮和头发无刺激性的无酸性天然洗发剂,或根据自己的发质选用。

十、护　发

头发与皮肤一样也有油性、中性和干性的分别,要根据皮脂膜的分泌量而定。而洗头次数也应根据人而定,只要感觉不洁便要清洗。拥有一头闪亮滑润的头发,是每位爱美人士所盼望的事,因为柔亮的头发会给人明朗、健康的感觉。因此人们更注重头发的质量,养发护发也就更受关注。

【醋疗方】

擦　醋　方

[组　　成]　食醋适量。

[制法用法]　于每晚睡前,用醋揉擦头发根处。

[功　　效]　止痒,除头屑。适用于头屑过多。

醋煮黑豆方

[组　　成]　黑豆120克,米醋500毫升。

[制法用法]　以醋煮黑豆(不加水)至如稀糊,过滤去渣。用牙刷蘸醋豆液刷毛发,每日1次。

[功　　效]　补肾乌发。适用于各种非遗传性白发。

名人乌发护发经验方

[组　　成]　淘糯米水500毫升,醋10毫升。

[制法用法]　在淘米水中加适量醋,用该水边洗头边按摩,等十几分钟后,便可用清水冲洗干净。每周1次。

[功　　效]　滋阴润燥,散瘀解毒。适用于乌发、护发、养发。

洗发醋方

[组　　成]　米醋200毫升。

[制法用法]　将醋倒入盆内加水300毫升,加温后洗头。隔日1次。

[功　　效]　美发,护发。适用于头发脱落、头皮发痒,而且能使头发柔软有光泽。

洗发醋蛋液方

[组　　成]　洗发液、鸡蛋、食醋各适量。

[制法用法]　在洗发液中加入鸡蛋清,混匀后蘸取轻轻地按摩头发,用水洗净头发;再用蛋黄调入食醋,慢慢地按摩头发,用毛巾包1小时后用水冲洗干净。每周或隔周1次。

[功　　效]　美发,护发,养发。适用于干性头发和发质较硬者,可防止脱发,使头发变得光润柔滑。

【注意事项】

1.如果遇到静电,在用免洗护发素之前,先把外层头发束起来,涂好里面的头发后,再涂表层。

2.洗完头发后,应该用毛巾擦干头发再涂抹护发素,不然水分会影响护发素的吸收,削弱其功效。

3.为了梳理顺畅,不起静电,需要先将头发喷湿。干燥季节,可滴上数滴婴儿油或纯橄榄油在小喷雾器内,全头喷洒后细心梳理,就不会拉扯头发。

4.洗发前应先冲湿头发,再将洗发精倒在手心里搓出泡沫,揉在头发上。不要直接把香波倒在头发上。

5.冬天血管收缩,头发缺少营养供应,易变脆脱落。外出时,注意头发的保暖。

6.油性头发5~7天洗1次,干性头发7~10天洗1次,不要用碱性大的肥皂洗头。

7.在最后一次冲洗头发的水中,滴入几滴食醋,稍加浸泡,连续数周,头发会乌黑发亮。

十一、固　齿

　　牙齿不仅是咀嚼食物的重要工具,而且与人的健康、容貌以及语言表达有着密切的关系。可以通过祛邪扶正,使牙齿健固、牙龈充润,从而达到治疗牙齿酸弱、牙龈萎缩的目的。

【醋疗方】

草莓糖醋方

〔组　　成〕　白草莓1000克,冰糖或白糖1000克,食醋900毫升。

〔制法用法〕　将白草莓洗净沥干,除去蒂及破损果粒,放入大口瓶中,加入醋和白糖或冰糖,腌渍,每日搅拌1次,6天后即可适量饮用,再经 6 天可去草莓渣。经常代茶饮。

　　[功　　效]　固齿洁齿,祛风散寒,清热解毒。

青盐诃子醋方

　　[组　　成]　青盐 75 克,诃子 20 个,芝麻渣 150 克,夏蚕沙 21 克,墨旱莲 45 克,皂角 60 克,食醋适量。

　　[制法用法]　上药同为末,醋浆水和丸,晒干,用新瓦罐瓶盛药,以盐泥封口,候干,留一个小眼出烟,置一净砖上,用木炭火烧,烟淡药熟之后即出,旋研为末。刷牙,早晚各 1 次。

　　[功　　效]　补肾固齿。

【注意事项】

　　1.日常生活中注意多吃蔬菜和水果,少吃油腻的食物,不要吃太酸的食物。

　　2.保持口腔清洁,早晚刷牙,饭后漱口,正确使用牙线和牙签,清除牙间食物。

　　3.茶水漱口,每天三餐过后,含上两口茶水漱漱口,可以增强牙齿的抗酸防腐能力。

　　4.最好早、中、晚各刷一次牙,每次刷足 3 分钟。刷牙的时候不要只刷牙齿,还要刷刷牙龈。这样可以起到按摩牙龈的作用,防止牙龈炎的产生。

　　5.如果牙龈经常红肿、出血,建议吃些抗炎的药物治疗。

十二、聪　耳

　　　　中医学认为,耳的听觉功能依赖于肾的精气充养,肾的精气充足,耳的听觉才能灵敏;目与五脏六腑都有内在联系,但主要的是肝,肝受血而能视。故聪耳明目的预防治疗主要着眼于肝肾。

【醋疗方】

蜜醋方

〔组　　成〕　蜂蜜500毫升,食醋500毫升。

〔制法用法〕　将食醋倒入锅中,加热烧开,再加蜂蜜熬成糊状,收贮备用。每次10克,每日服3次,饭前服用。

〔功　　效〕　补肾养血,聪耳。

【注意事项】

1. 保持良好的精神状态。

2. 养成科学的饮食习惯。多食含锌、铁、钙丰富的食物,可减少微量元素的缺乏,从而有助于扩张微血管,改善内耳的血液供应,防止听力减退。

3. 慎用或禁用对听神经有损害的药物。氨基糖苷类抗生素是引发耳蜗损害最多的一种耳毒性药物。

4. 避免长时间接触高分贝噪音。

5. 经常按摩耳朵。不要掏耳朵。

6. 积极治疗高血压、高血脂、脑动脉硬化及糖尿病等疾病。这类疾病可能会引起耳朵的病变。

十三、宁心安眠

宁心安眠是指用于治疗阴虚而心神不安,难以入眠的方法。症见心悸易惊,健忘失眠,精神恍惚,多梦遗精,口舌生疮,大便燥结,舌红少苔,脉细数。多因心血亏虚所致。

【醋疗方】

桂圆莲子枣仁醋方

〔组　　成〕　桂圆肉30克,莲子仁30克,酸枣仁30克,食醋

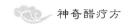

30 毫升。

　　[制法用法]　桂圆肉、莲子仁、酸枣仁放入锅中,加 500 毫升水煮熟,然后倒入食醋,再煮 3～5 分钟。

　　[功　　效]　宁心安神助眠。

花生醋方

　　[组　　成]　花生米 40 克,嫩花生叶 50 克,粳米 40 克,食醋20～30 毫升。

　　[制法用法]　花生米和粳米捣研为末,加入嫩花生叶共捣研为细末,加 600 毫升水煮至 400 毫升,加食醋调匀。

　　[功　　效]　宁心安神助眠。

【注意事项】

　　1.劳逸适度,改变不良生活习惯。戒烟、酒,忌辛辣刺激食品,如咖啡、浓茶等。晚餐不要过饱。

　　2.适量选食一些有助于神经功能的食品。如河鱼、海鱼、牡蛎、虾、泥鳅、猪肝、猪腰、核桃、花生、苹果、蘑菇、豌豆、蚕豆、牛奶等。

　　3.睡前 30 分钟不再用脑,在安宁的环境中听听柔和优美的音乐。难以入睡者还可以做一些外出散步之类的松散活动。

　　4.上床前以 40～50℃温水洗脚后,搓揉脚底片刻。冬天更应该将脚部搓至温热。

　　5.忌用热性补药,如鹿茸、人参、附子等。

　　6.经常参加种花养草等园艺活动,陶冶性情,消除紧张焦虑情绪,使心理趋于平衡。

　　7.睡前喝一杯牛奶或吃一点甜食,有助于提高睡眠质量。

　　8.清晨迎着太阳活动,锻炼 30 分钟左右,有助于人体生物钟的调整。

十四、延年益寿

良好的延年益寿之法,以期达到健康长寿、无疾而终的目的,是历来人们的美好愿望。在中医学上,人体的生长、衰老与肾气旺盛虚衰密切相关。故补肾之法是延年益寿之关键。

【醋疗方】

大蒜糖醋方

［组　　成］　红糖150克,食醋500毫升,大蒜适量。

［制法用法］　将红糖放入醋中搅溶,再将大蒜浸泡在糖醋汁中,泡15日即成。每日早晨空腹吃糖醋大蒜1~2瓣,并喝一些糖醋汁,连服10~15日。

［功　　效］　止咳平喘,解毒散瘀,降压降脂,延年益寿。

芹菜醋方

［组　　成］　鲜芹菜500克,精盐适量,酱油适量,香油适量,米醋适量。

［制法用法］　将芹菜洗净,下沸水锅中煮沸3分钟,芹菜不断翻动,再煮3分钟,至芹菜已熟时捞出。稍冷后切成小段,盛入碗中,加精盐、酱油、米醋和香油等调料,拌匀,即成。佐餐食用。

［功　　效］　通血脉,降血压,祛风明目,醒脑利水。

橘皮花生醋方

［组　　成］　橘皮50克,连壳花生1000克,精盐、茴香各适量,米醋150毫升。

[制法用法]　将橘皮、花生倒入砂锅内,加适量水。用中火烧开15分钟后加米醋、精盐、茴香,再改用小火煮1小时,至水快烧干、花生已酥烂时离火,去橘皮渣。连壳花生必须经过几次烘晒,直至花生干透,始可贮存。每日服2～3次,每次吃花生20～30颗。

[功　　效]　行滞通脉,悦脾和胃,理气化痰,利尿止血,降血压,降胆固醇。

牛肚姜醋方

[组　　成]　牛肚1个,生姜少许,醋适量。

[制法用法]　将牛肚洗净,与生姜、醋共炖熟。佐餐食用。

[功　　效]　补虚,益脾胃,补五脏,养元气,壮身体。

五味子丸

[组　　成]　五味子30克,醋适量。

[制法用法]　将五味子炒赤为末,用醋糊为丸,每次服30丸,用醋汤送下。

[功　　效]　收敛固涩,益气生津,补肾宁心。

【注意事项】

1. 重点选择有助于心脑血管健康的体育运动,如慢跑、散步等。每次运动时间为30～60分钟,每周3～5次,不宜过于剧烈。

2. 运动量和运动幅度不要太大。刚进入春季的锻炼,应当以恢复为主,做一些活动躯体、关节的活动。

3. 运动时间不要太早。初春天气乍暖还寒,早晚的气温都很低,空气中的杂质也比较多,不适合锻炼。太阳出来,气温回升,空气中的二氧化碳浓度减少,这时才是比较适合的时间。

4. 在锻炼前适量进食。老年人的身体功能相对较差,在锻炼前适当地进食一些热牛奶、麦片等,可以补充水分,增加热量,加速血液的循环,也可以使身体协调性得到提高。但要注意一次进食不要太多,而且在进食后应该有一个休息时间,随后再锻炼。

5.注意保暖。人体在运动后发热,这时如果不做好保暖措施,就很容易受凉感冒。身体素质相对较差的老年人应多注意。

十五、滋阴补血

中医学认为"女子以气血为本",血盛则形健,面红润、皮肤光滑、毛发润泽,血不足则精神恍惚、心悸不安。气血充足不仅让女性朋友们能拥有好皮肤外,同时也能帮助女性朋友们协调身体的健康。想要有好的气血,就需要知道如何滋阴补血。滋阴补血是最根本的养生之法。滋阴补血适用于阴血亏虚的患者,临床多见头晕耳鸣,失眠健忘,神疲乏力,眼花,面色萎黄等。

【醋疗方】

二冬生地醋方

[组　　成]　天冬 15 克,麦冬 15 克,生地黄 15 克,熟地黄 15 克,川芎 15 克,五加皮 15 克,牛膝 15 克,桂枝 9 克,汾酒 10 000 毫升,蜂蜜、红糖各 100 克,陈米醋 500 毫升。

[制法用法]　将前 8 味捣碎,入布袋,置瓷坛内,加入汾酒和蜂蜜、红糖、陈米醋搅匀,豆腐皮封口,压以重物,入锅内蒸 30 分钟,取起,埋入土中 7 天以出火毒,取出即可服用。不拘时饮之。

[功　　效]　滋阴补血,补血息风。

【注意事项】

1.饮食营养要合理,食物必须多样化,食谱要广,不应偏食,否则会因某种营养素的缺乏而引起贫血。饮食要富有营养及易于消化。

2.饮食应有规律、有节制,严禁暴饮暴食。多食含铁丰富的食物,如猪肝、猪血、瘦肉、奶制品、豆类、大米、苹果、绿叶蔬菜等。

3.多饮茶能补充叶酸、维生素 B_{12},有利于巨细胞性贫血的治疗。但缺铁性贫血则不宜饮茶,因为饮茶不利于人体对铁剂的吸收。适当补充酸性食物则有利于铁剂的吸收。

4.忌食辛辣、生冷不易消化的食物。平时可配合滋补食疗以补养身体。

5.劳逸结合,进行适当的体育活动。